神経内科学ノート
Neurology Notes

国試から臨床まで

佐々木 彰一
東京女子医科大学・神経内科学准教授

医学書院

[著者略歴]

佐々木彰一　Shoichi Sasaki, M.D., Ph.D.

1949年10月	青森県生まれ
1976年3月	弘前大学医学部卒業
1976年5月	東京女子医科大学総合内科入局
1978年6月	東京女子医科大学神経内科入局
1981～1983年	ニューヨーク、モンテフィオーレ・メディカルセンター神経病理部門(平野朝雄教授)に留学(Research Fellow)
1994年10月	東京女子医科大学講師
2001年6月～	東京女子医科大学准教授

神経内科学ノート―国試から臨床まで

発　行　2013年2月1日　第1版第1刷Ⓒ

著　者　佐々木彰一（ささきしょういち）

発行者　株式会社　医学書院
　　　　代表取締役　金原　優
　　　　〒113-8719　東京都文京区本郷1-28-23
　　　　電話　03-3817-5600(社内案内)

印刷・製本　横山印刷

本書の複製権・翻訳権・上映権・譲渡権・公衆送信権(送信可能化権を含む)は(株)医学書院が保有します。

ISBN978-4-260-01506-6

本書を無断で複製する行為(複写，スキャン，デジタルデータ化など)は，「私的使用のための複製」など著作権法上の限られた例外を除き禁じられています．大学，病院，診療所，企業などにおいて，業務上使用する目的(診療，研究活動を含む)で上記の行為を行うことは，その使用範囲が内部的であっても，私的使用には該当せず，違法です．また私的使用に該当する場合であっても，代行業者等の第三者に依頼して上記の行為を行うことは違法となります．

JCOPY　〈(社)出版者著作権管理機構　委託出版物〉
本書の無断複写は著作権法上での例外を除き禁じられています．複写される場合は，そのつど事前に，(社)出版者著作権管理機構(電話 03-3513-6969, FAX 03-3513-6979, info@jcopy.or.jp)の許諾を得てください．

序

　筆者は30年以上にわたり、主に大学で神経内科の臨床と研究に携わってきた。その間、多くの学生や医師に、神経内科の最新の知見をわかりやすく伝え、また興味をもって学べるよう、心を砕いてきた。ひとつの神経学的事項を調べるために、あちこちから種々の参考書を取り出すのは億劫なものである。軽量で持ち運びが容易な1冊の本で、神経学の基礎から臨床までをカバーできるような書籍があれば便利であろうと思い、本書の執筆を思い立った。短時間で合理的に学べるように、写真、図および表などの視覚的な教材を多用して、簡潔な記述を補完した。国試や神経専門医試験の参考書として、また神経内科や関連各科の臨床医が座右において基礎的事項の見直しや確認をする際の便覧として、気軽に活用して頂くことを想定している。

　本書は3章から成る。第I章「総論」では神経学の基礎を、第II章「神経学的診察」では実地臨床に必要な神経学的診察のポイントを、第III章「疾患各論」では主な神経疾患についての最新の知見を、それぞれコンパクトにまとめた。また、知っておいてほしい関連事項やトピックスを、☞で記載した。

　ハンディでコンパクトな書籍をめざしたために、記述が網羅的でなく、物足りなく感じる読者もいるかもしれないが、所期の目的に照らし、ご容赦願いたい。また、本書は単著のため、各章を相互に有機的に関連性をもたせて記述することができたと自負する反面、単著であるが故に、見過ごされた思い込みや記述の偏向があるかもしれない。今後諸兄のご指摘、あるいはご助言を賜れば幸甚である。

　今から30年ほど前に、神経病理学を学ぶためにニューヨークに留学した。そのとき、モンテフィオーレ・メディカルセンターの平野朝雄教授から、「先生はALSの電顕をしなさい」と言われ、今日まで臨床のかたわらALSの電顕的検索を中心に研究を続けてきた。その間、平野先生ご夫妻にはいつも温かい心で接して頂き、また励まされ、公私にわたって大変お世話になった。今回も、本書を作成するにあたり、多大なご支援を賜ったことに、この場を借りて改めてお礼を申し上げたい。また、東京女子医科大学名誉教授岩田　誠先生には、数年間医局でご指導を仰ぎ、神経症候学を含む臨床神経学についての造詣の深さはもとより、自然科学の枠を越えて広く文化・芸術に通ずる該博な知識に圧倒された。今回、浅学非才の筆者が本書を書き上げることができたのは、ひとえに岩田先生が背中を押してくださったおかげであり、深謝申し上げる。

　藤島英之氏に代表される医学書院のスタッフには、1年数か月に及ぶ長期間、気の遠くなりそうな訂正・加筆の依頼をその都度快く引き受けて頂き、本当に頭が下がる。プロ意識に心から敬意を表したい。

　最後に、貴重な写真をご提供下さるなど、さまざまな面でご協力頂いた多くの先生方のご厚情に謝意を述べたい。

　本書が神経内科学を学ぶ人達にとって少しでもお役に立てれば、筆者の望外の喜びである。

2013年1月

佐々木彰一

口　絵

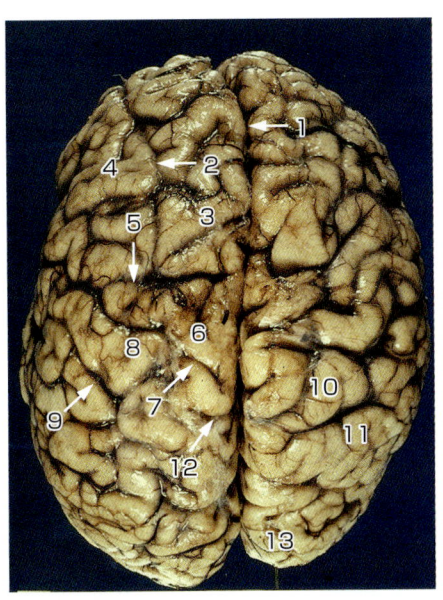

口絵-1　脳上面　（12頁）
1 大脳縦裂　2 上前頭溝　3 上前頭回　4 中前頭回　5 中心前溝
6 中心前回　7 中心溝　8 中心後回　9 中心後溝　10 上頭頂葉小葉　11 下頭頂葉小葉　12 帯状溝　13 後頭葉

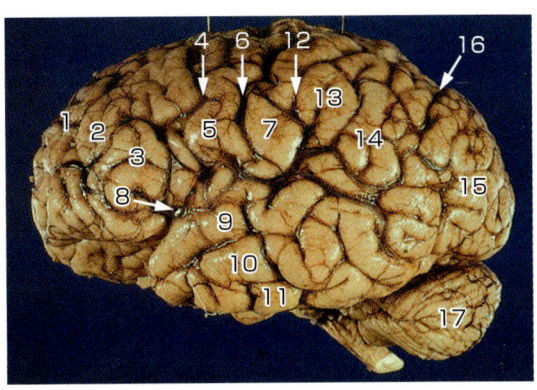

口絵-2　脳側面　（12頁）
1 上前頭回　2 中前頭回　3 下前頭回　4 中心前溝　5 中心前回　6 中心溝　7 中心後回　8 Sylvius裂　9 上側頭回　10 中側頭回　11 下側頭回　12 中心後溝　13 縁上回　14 角回　15 後頭葉　16 頭頂後頭溝　17 小脳

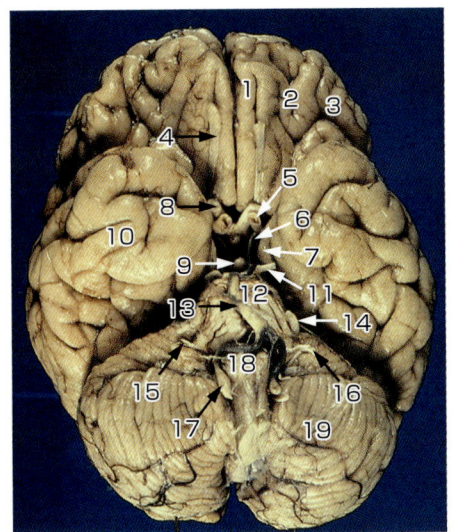

口絵-3　脳底面　（12、19頁）
1 直回　2 眼窩回　3 下前頭回　4 嗅索　5 内頸動脈　6 後交通動脈　7 鉤　8 視索　9 乳頭体　10 下側頭回　11 動眼神経　12 橋　13 脳底動脈　14 V脳神経　15 Ⅶ、Ⅷ脳神経　16 Ⅸ、Ⅹ、Ⅺ脳神経　17 椎骨動脈　18 延髄　19 小脳

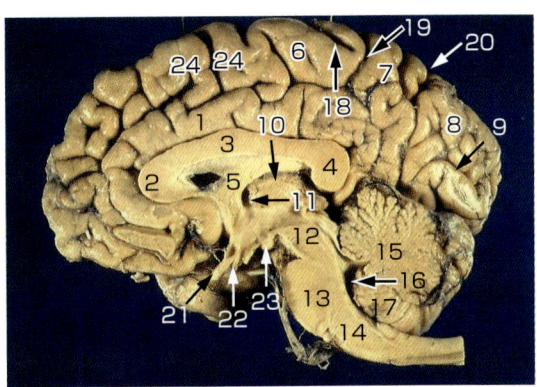

口絵-4　脳内側面　（12、17頁）
1 帯状回　2 脳梁膝　3 脳梁体部　4 脳梁膨大　5 透明中隔　6 中心前回　7 楔前部　8 楔部　9 鳥距溝　10 第3脳室　11 Monro孔(室間孔)　12 中脳　13 橋　14 延髄　15 小脳虫部　16 第4脳室　17 小脳扁桃　18 中心溝　19 帯状溝　20 頭頂後頭溝　21 視神経　22 下垂体柄　23 乳頭体　24 補足運動野

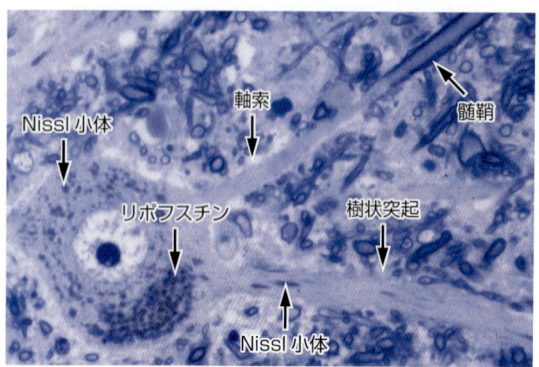

口絵-5 神経細胞とその突起(エポン包埋トルイジンブルー染色) (14、39頁)

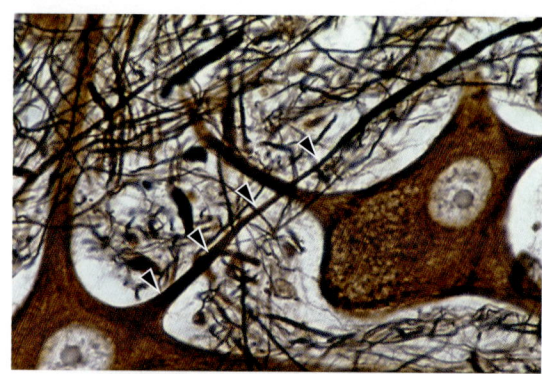

口絵-6 脊髄前角細胞の軸索:矢頭(鍍銀染色) (14、39頁)

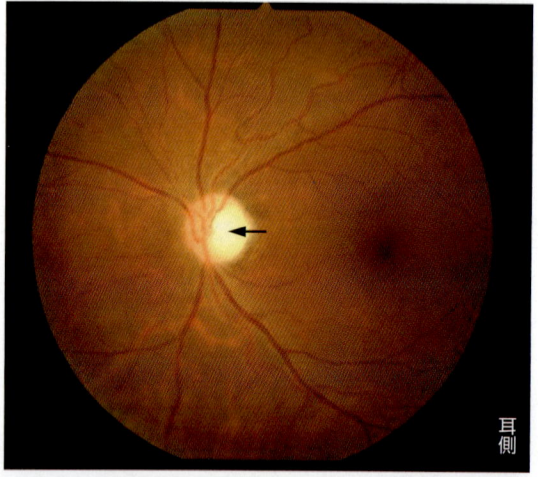

口絵-7 多発性硬化症の眼底(乳頭部の耳側蒼白:矢印) (26、51、138頁)

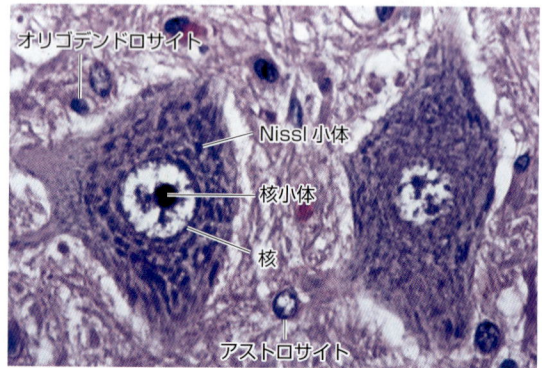

口絵-8 正常脊髄前角細胞(HE染色) (14、33頁)

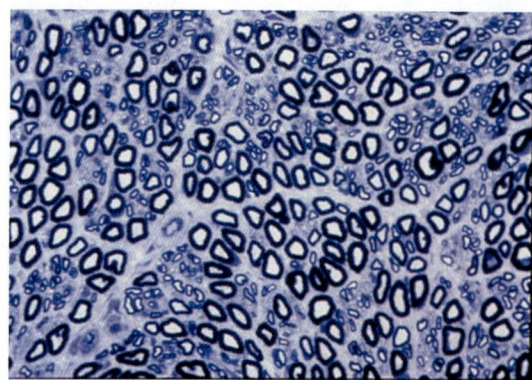

口絵-9 正常腓腹神経(末梢神経)の生検像(エポン包埋トルイジンブルー染色) (38頁)

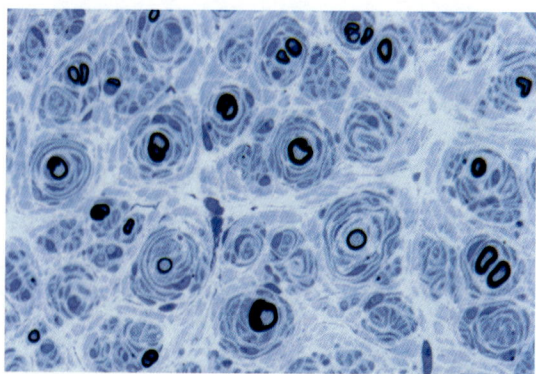

口絵-10 Charcot-Marie-Tooth病(HSMN 1型)における玉ネギ形成(onion bulb formation)(エポン包埋トルイジンブルー染色)
脱髄と再髄鞘化の繰り返しにより、軸索の周りをSchwann細胞や線維芽細胞が層をなして同心円状に取り囲むことにより形成される。(39、157頁)

口絵 7

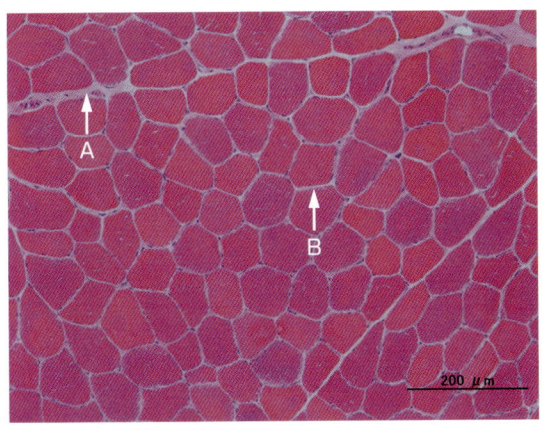

口絵-11　正常筋組織(HE 染色)　(43 頁)
A：筋周膜　B：筋内鞘

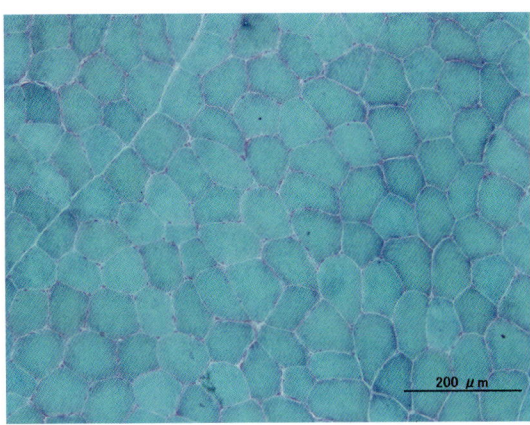

口絵-12　正常筋組織(Gomori トリクローム染色)
(43 頁)

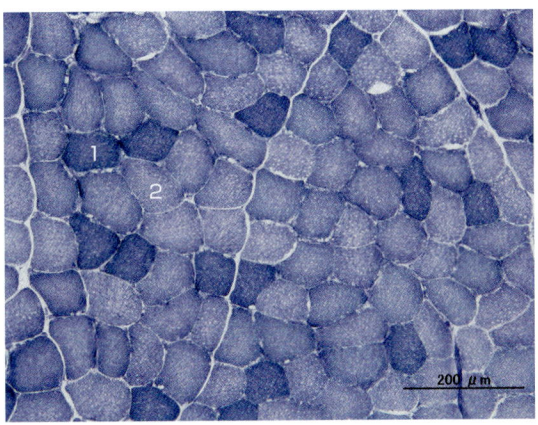

口絵-13　正常筋組織(NADH- テトラゾリウム還元酵素染色)　(43 頁)
1：タイプ 1 線維　2：タイプ 2 線維

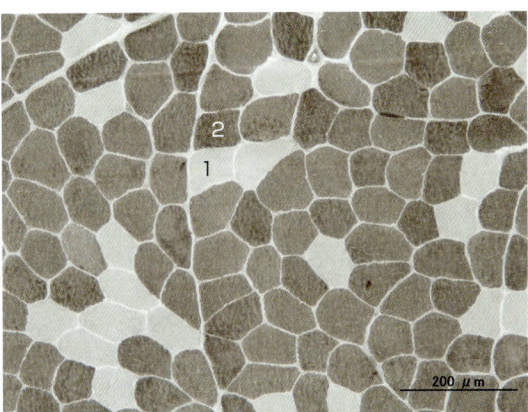

口絵-14　正常筋組織(ATPase 染色 pH 9.5)
1：タイプ 1 線維　2：タイプ 2 線維　(43 頁)

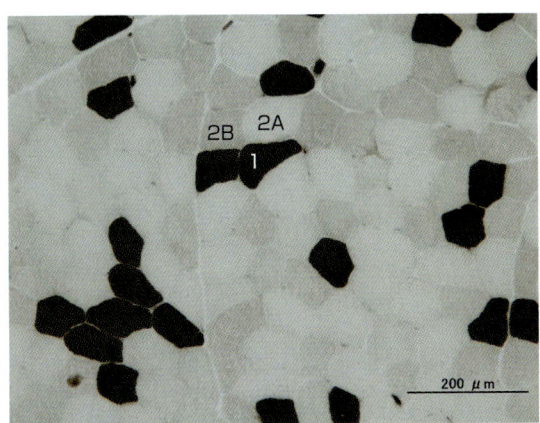

口絵-15　正常筋組織(ATPase 染色 pH 4.6)
1：タイプ 1 線維　2A：タイプ 2A 線維　2B：タイプ 2B 線維
(43 頁)

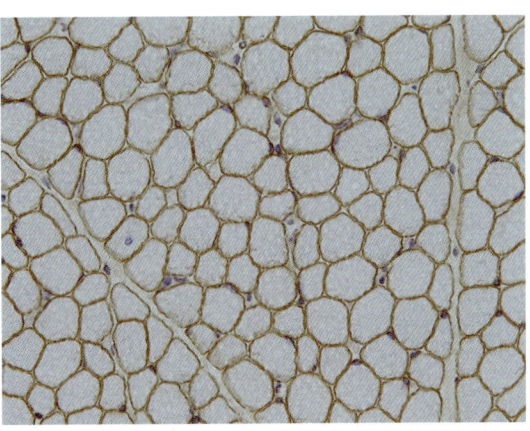

口絵-16　正常筋組織(ジストロフィン免疫染色)
すべての筋線維膜はジストロフィンに陽性である。(43, 144 頁)
(東京女子医科大学小児科　石垣景子先生 提供)

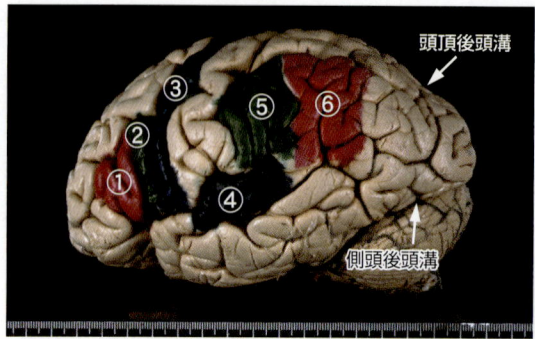
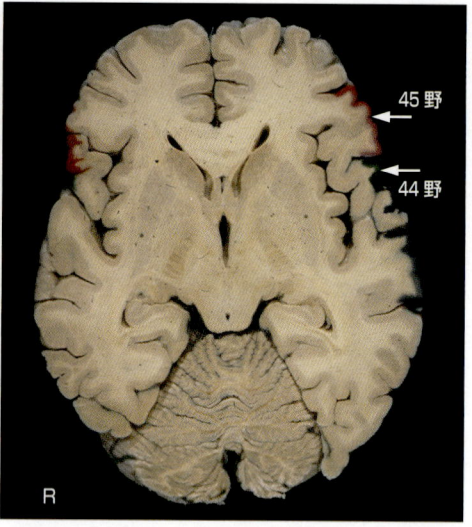

口絵-17 A 失語症病変の局在部位 （20、47頁）
① 三角部（45野）（Broca領域）
② 弁蓋部（44野）（Broca領域）
③ 中心前回
④ Wernicke領域
⑤ 縁上回
⑥ 角回

口絵-17 B Broca領域（水平断面） （20、47頁）

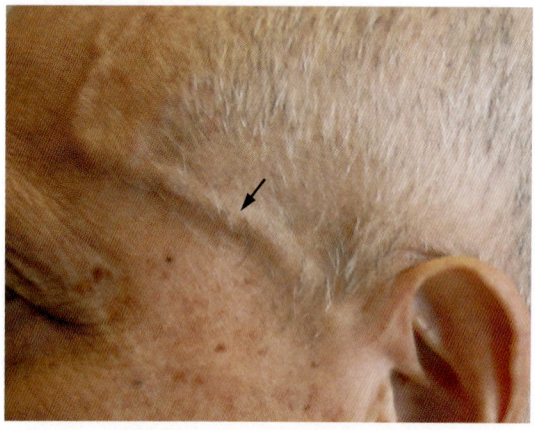
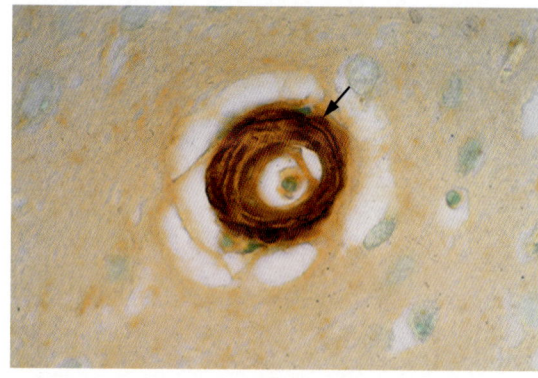

口絵-18 側頭動脈炎における側頭動脈の怒張：矢印 （51、169頁）

口絵-19 アミロイドアンギオパチー（アミロイドβ免疫染色）
血管壁にアミロイドβ蛋白の沈着がみられる：矢印 （90、128頁）

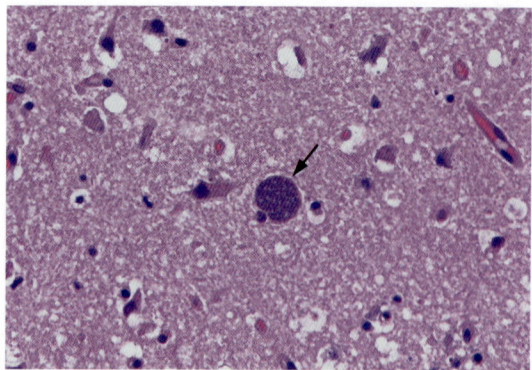
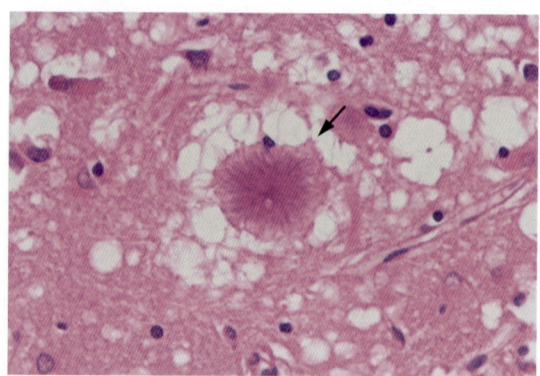

口絵-20 トキソプラズマ脳症（HE染色） （101頁）
トキソプラズマ虫体の集合がみられる：矢印

口絵-21 変異型CJDのflorid plaque（花弁状斑）：矢印（HE染色） （106頁）
（金沢大学神経内科 山田正仁教授 提供）

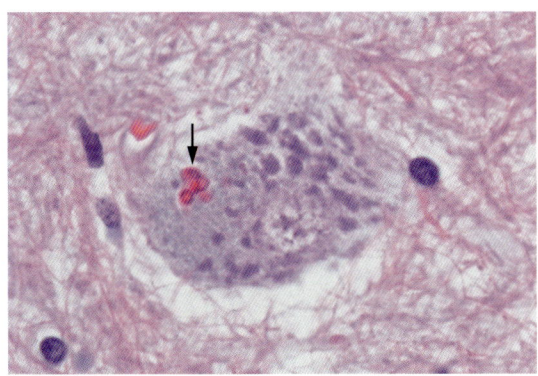

口絵-22 ALSにおけるBunina小体：矢印（HE染色）
（111頁）

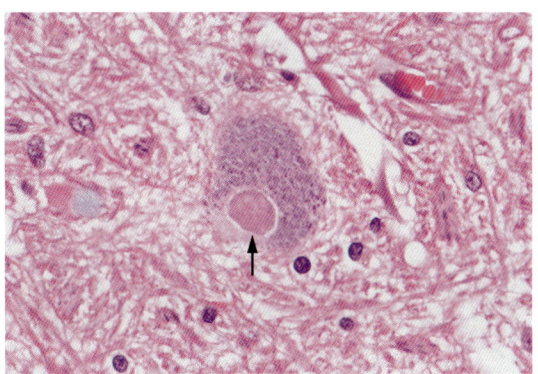

口絵-23 ALSにおけるround body：矢印（HE染色）
（111頁）

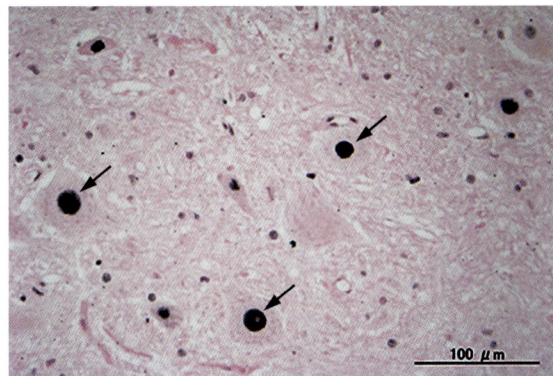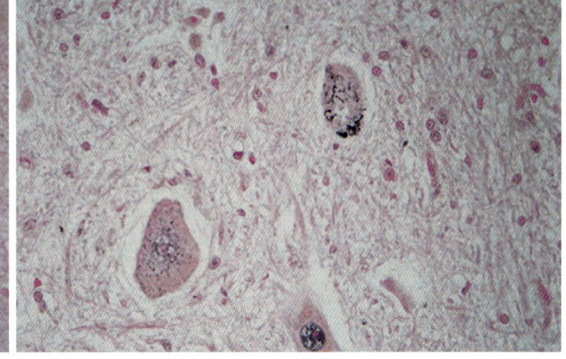

口絵-24 ALSにおけるTDP-43陽性の構造物（TDP-43免疫染色） （112頁）
左：対照例　前角細胞の核のみが染色されている：矢印
右：ALS症例　前角細胞の核のTDP-43の染色性が低下、消失し、逆に細胞質内にTDP-43陽性の構造物が増加してみられる。

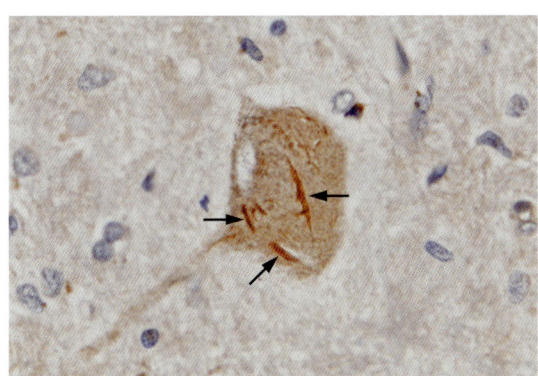

口絵-25 ALSにおけるskein-like inclusions：
矢印（p62免疫染色）（112頁）

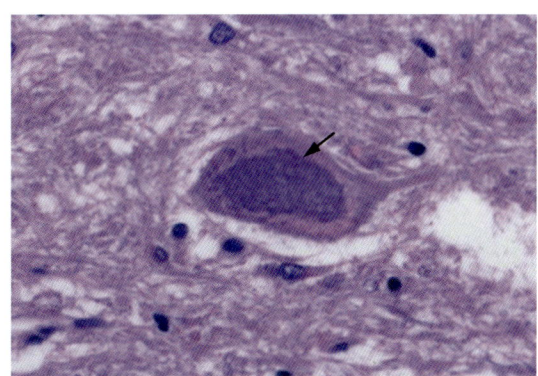

口絵-26 ALSにおける好塩基性封入体：矢印（HE染色）（113頁）

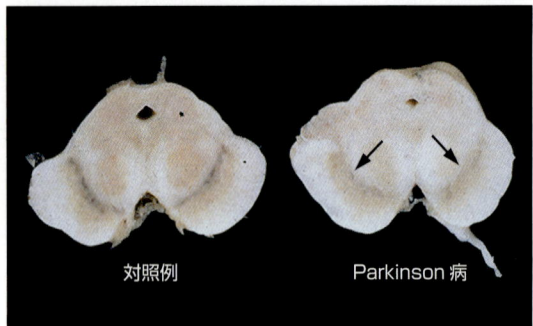

口絵-27　Parkinson 病の中脳の肉眼像　(114頁)
神経メラニン含有細胞の変性脱落により、黒質(矢印)が褪色してみえる。

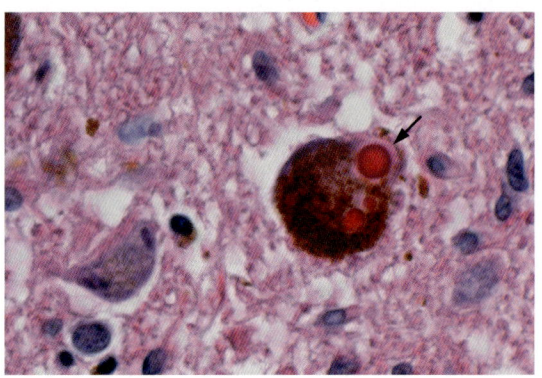

口絵-28　Parkinson 病における Lewy 小体：矢印
(HE 染色)　(114頁)

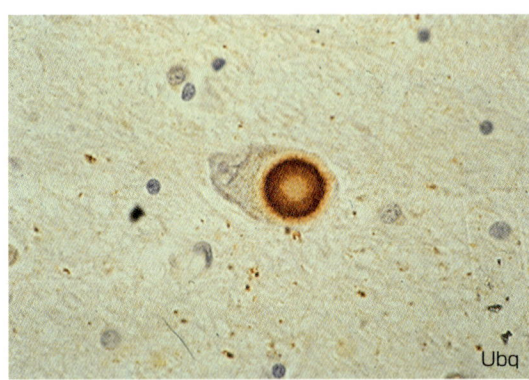
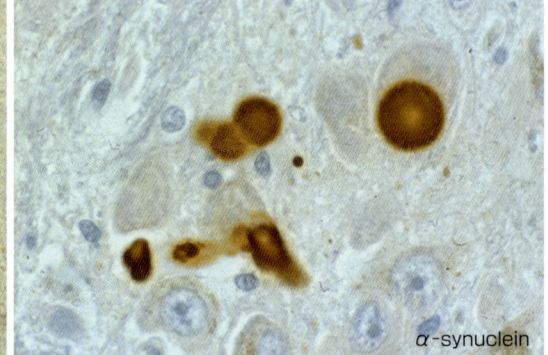

口絵-29　Parkinson 病におけるユビキチンおよびα-synuclein 陽性 Lewy 小体　(114頁)
左：ユビキチン免疫染色　　右：α-synuclein 免疫染色

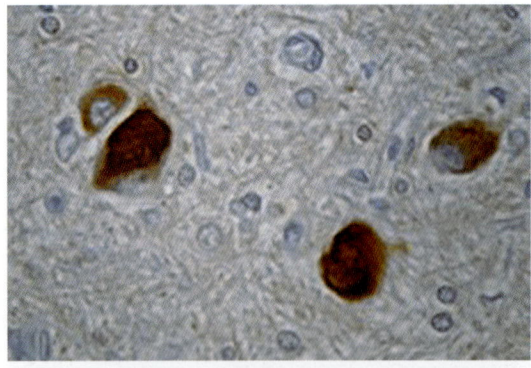
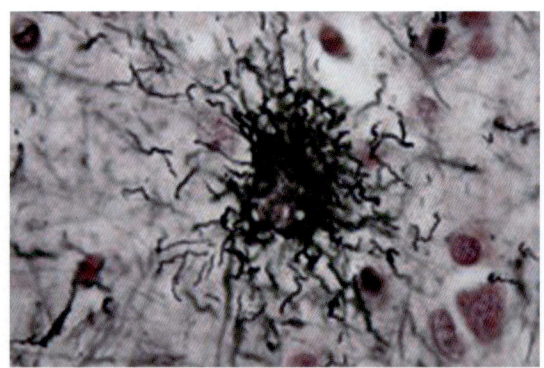

口絵-30　進行性核上性麻痺(PSP)における神経原線維変化(タウ免疫染色)　(116頁)

口絵-31　PSP における tufted astrocyte(房付き星状細胞、Gallyas-Braak 銀染色)
(117頁)

口絵 11

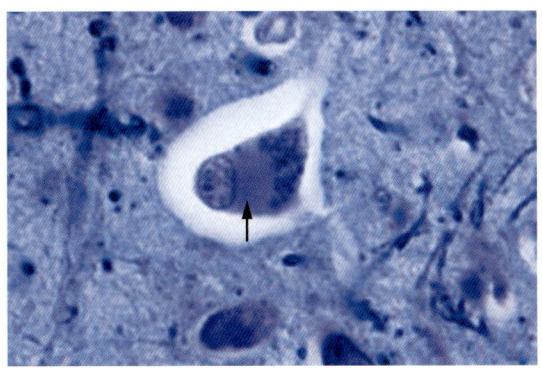

口絵-32 大脳皮質基底核変性症(CBD)における achromasia：矢印(髄鞘染色) （117 頁）

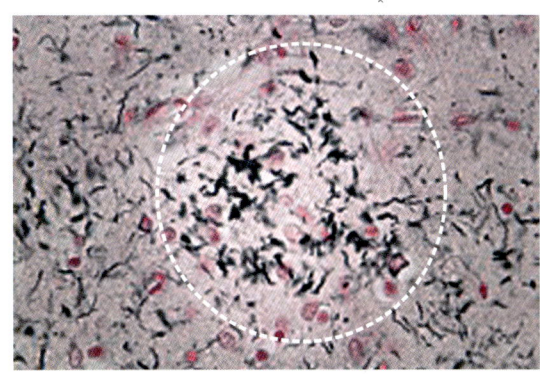

口絵-33 CBD における astrocytic plaque：破線内 (Gallyas-Braak 銀染色) （117 頁）

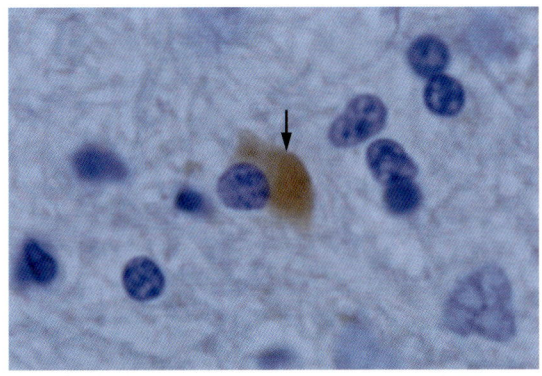

口絵-34 多系統萎縮症(MSA)におけるグリア細胞内封入体：矢印(α-synuclein 免疫染色) （117 頁）

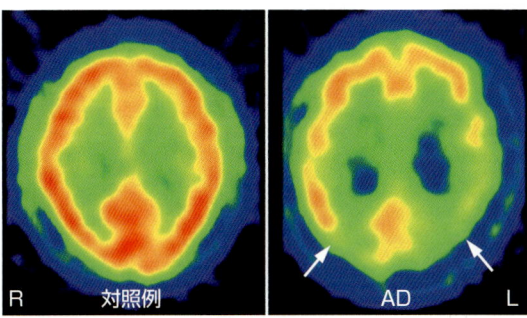

口絵-35 Alzheimer 病の SPECT 像 （126 頁）
頭頂葉の血流低下(左側優位)：矢印

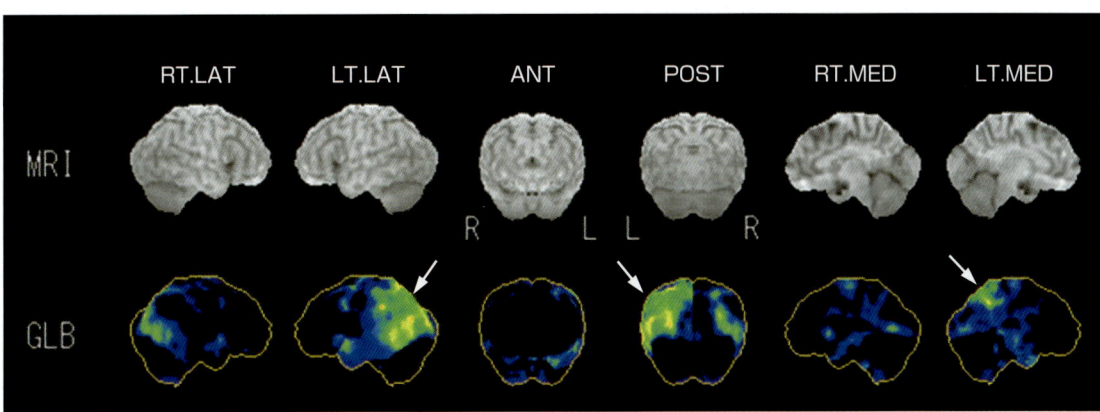

口絵-36 Alzheimer 病の SPECT 像(3D-SSP) （127 頁）
楔前部の血流低下：矢印

口絵-37 Alzheimer病における老人斑（アミロイドβ免疫染色）（127頁）
左：アミロイドの芯をもつ典型的な老人斑
右：大脳皮質内に多数の老人斑がみられる。

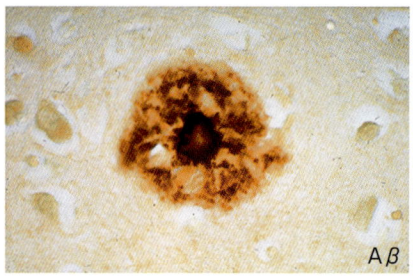
典型的老人斑

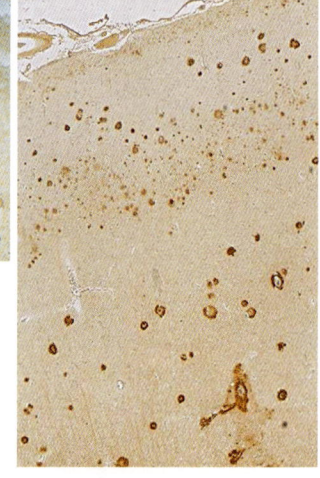
大脳皮質内老人斑

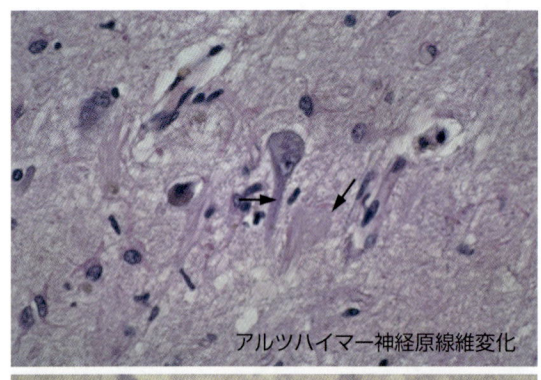
アルツハイマー神経原線維変化

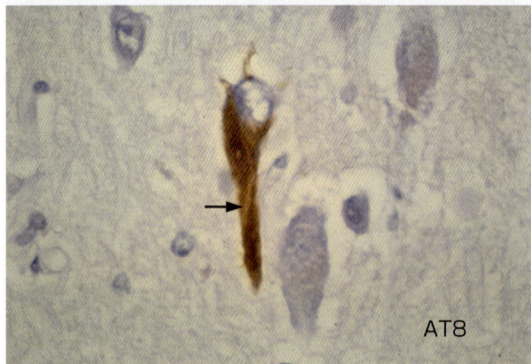

口絵-38 Alzheimer病における神経原線維変化：矢印
上：HE染色　下：タウ（AT8）免疫染色　（127頁）

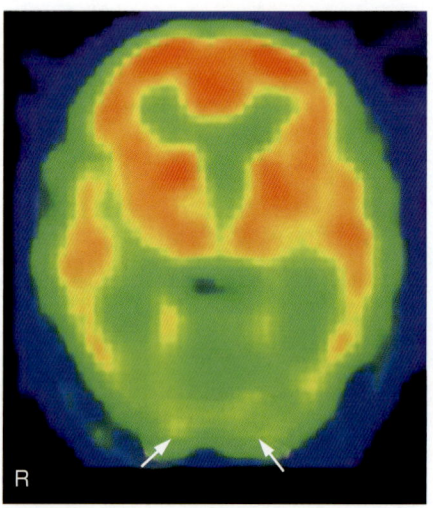

口絵-39 Lewy小体型認知症のSPECT像
後頭葉の血流低下：矢印　（128頁）

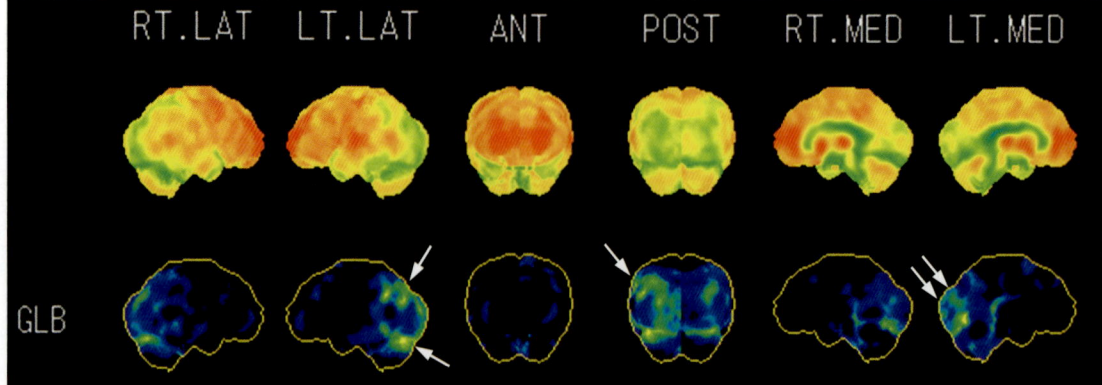

口絵-40 Lewy小体型認知症の3D-SSP像　（128頁）
側頭-頭頂-後頭連合皮質（1本矢印）および後頭葉（2本矢印）の血流低下

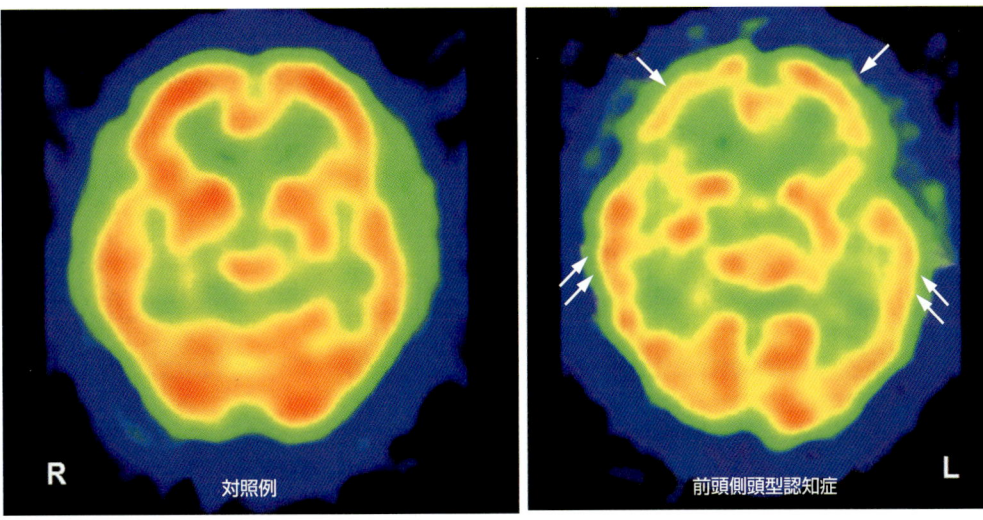

口絵-41　前頭側頭型認知症の SPECT 像　（129 頁）
前頭葉(1 本矢印)および側頭葉(2 本矢印)の血流低下

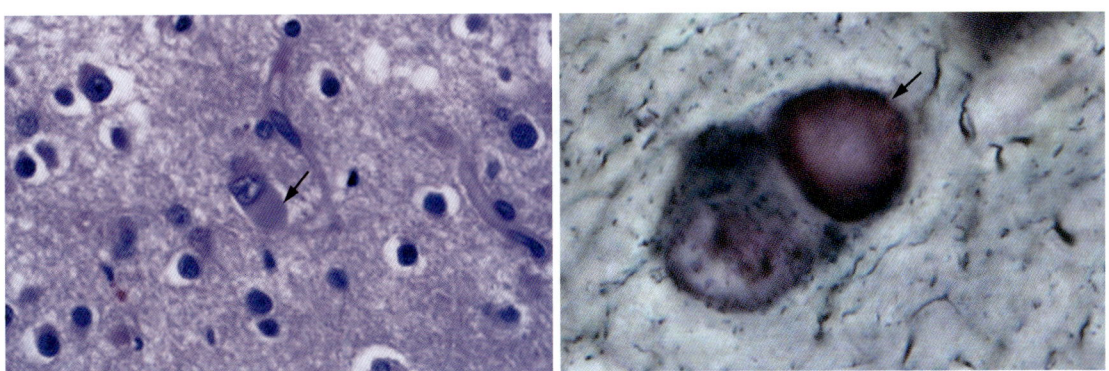

口絵-42　Pick 病の Pick 嗜銀球：矢印　（130 頁）
左：HE 染色　　　右：Bodian 鍍銀染色

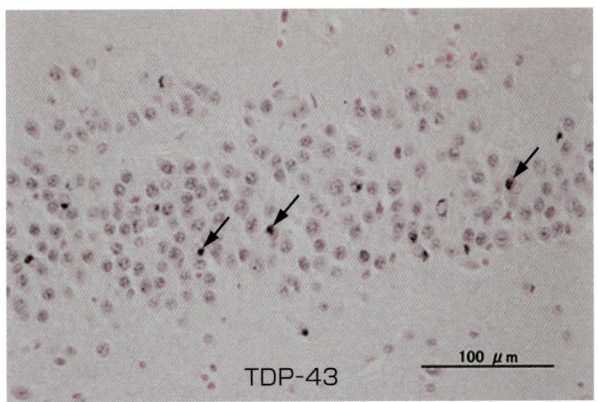

口絵-43　認知症を伴う ALS の海馬歯状回にみられる
　　　　TDP-43 陽性封入体：矢印(TDP-43 免疫染色)
　　（130 頁）

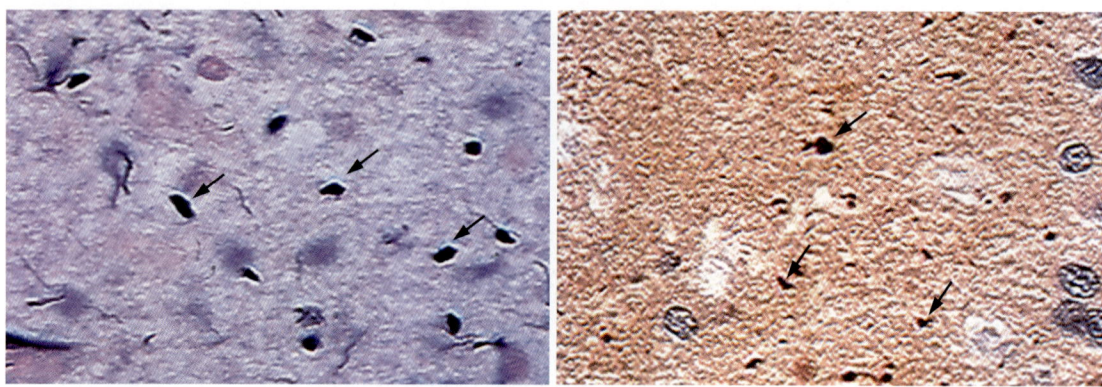

口絵-44　嗜銀顆粒性認知症における嗜銀顆粒：矢印　（130頁）
左：Gallyas-Braak 染色　　右：タウ免疫染色(Tau2)

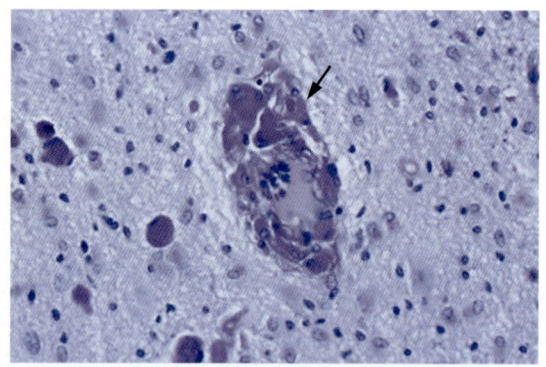

口絵-45　Krabbe 病における globoid cell：矢印
　　　　（PAS 染色）　（142頁）

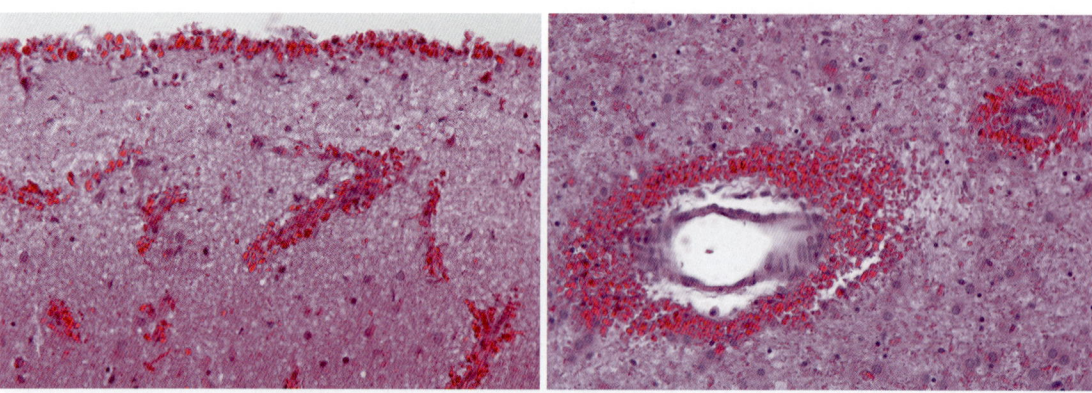

口絵-46　Alexander 病(HE 染色)　（142頁）
左：前頭葉皮質表面の髄膜と皮質内血管の周囲　右：前頭葉白質内の血管周囲
それぞれに多数の円形のエオジン好性の構造物(Rosenthal fiber)がみられる。

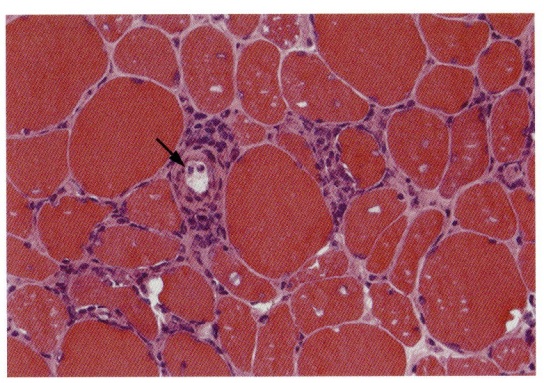

口絵-47　多発筋炎（HE染色）（143頁）
血管（矢印）周囲と筋内鞘への細胞浸潤がみられる。

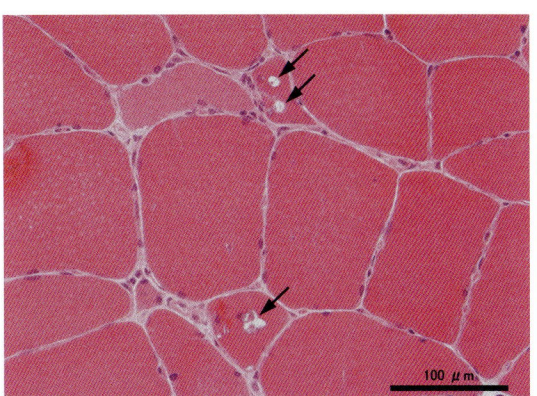

口絵-48　封入体筋炎における縁取り空胞：矢印（HE染色）（144頁）

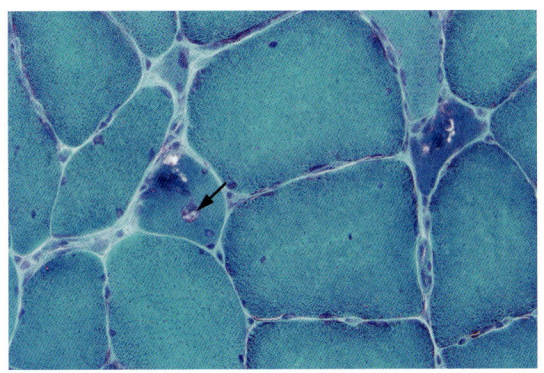

口絵-49　封入体筋炎における rimmed vacuole：矢印（Gomori トリクローム染色）（144頁）

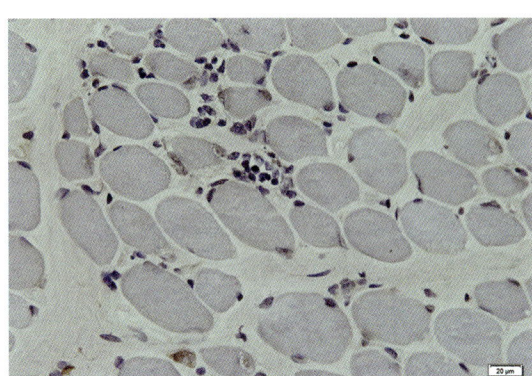

口絵-50　Duchenne 型筋ジストロフィー（ジストロフィン免疫染色）（144頁）
筋線維膜にジストロフィンが欠損しているため、筋線維膜は全く染色されない（口絵-16 参照）。
（東京女子医科大学小児科　石垣景子先生 提供）

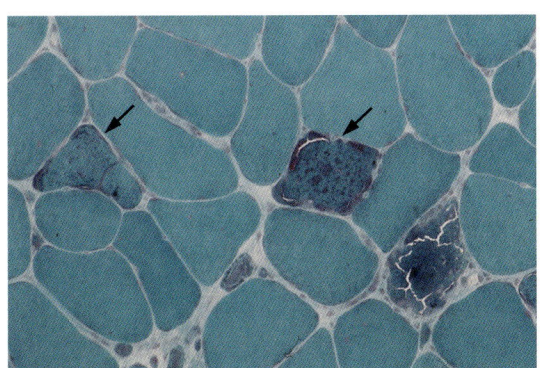

口絵-51　ミトコンドリア病における赤色ぼろ線維のみられる筋細胞：矢印（Gomori トリクローム染色）（147頁）

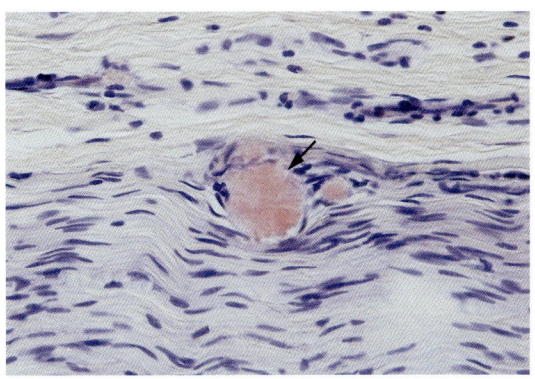

口絵-52　アミロイドニューロパチー（コンゴーレッド染色）（158頁）
末梢神経内にアミロイドの沈着がみられる：矢印

目　次

口絵 ──────────────────────────── 5〜15

I　総論　　　　　　　　　　　　　　　　　　　　　　　　　　1

A　神経学の基礎知識 ──────────────────── 2

1. 脳の画像（MRI, MRA, MRV）、頸椎・腰椎・筋のMRI　2
   - A　脳の画像　2
   - B　頸椎 MRI　9
   - C　腰椎 MRI　10
   - D　筋 MRI　10
2. 脳の解剖　12
3. 頭蓋骨底の解剖（内側面）　12
4. 硬膜と髄膜　12
5. 脳の血管　13
   - A　脳動脈系　13
   - B　脳静脈系　13
6. 神経組織の概略　13
7. 神経細胞の形態と機能　14
   - A　神経細胞の構造　14
   - B　蛋白質の生成と品質管理　14
   - C　シナプスの構造と機能　15
   - D　グルタミン酸による興奮毒性　15
   - E　神経伝達物質　16
8. 二次的な遠隔効果　16
9. 血液脳関門　16
10. 血液神経関門　17
11. 脳脊髄液　17
12. 頭蓋内圧亢進所見　18
    - A　急性頭蓋内圧亢進症　18
    - B　慢性頭蓋内圧亢進症　18

B　脳の機能解剖 ────────────────────── 19

1. 大脳　19
2. 脳幹　23
3. 小脳　25
4. 脳神経　26
5. 脊髄　32
6. 末梢神経　38
7. 自律神経　39
8. 筋　41

II 神経学的診察　45

A 神経障害の主要症状 ― 46
1. 意識障害　46
2. 意識障害と鑑別を要する状態　46
3. 脳死の判定基準　47
4. 高次脳機能検査　47
5. 遺伝性疾患の基礎的事項　51
6. 脳神経　51
7. 反射　59
8. 病的反射（錐体路病変）　60

B 運動系の異常 ― 62
1. 錐体路徴候（上位運動ニューロン徴候）　62
2. 不随意運動　62
3. 歩行障害　65
4. 筋萎縮　66
5. 姿勢異常　66
6. 錐体外路系の異常　66

C 感覚系の異常 ― 68
1. 感覚鈍麻、感覚消失　68
2. 末梢神経性感覚障害　68
3. 脊髄性感覚障害　69
4. 脳幹性感覚障害　72
5. 視床性感覚障害　72
6. 大脳皮質性感覚障害　73
7. 神経痛　73

D 小脳系の異常 ― 75

E 自律神経系の異常 ― 77
1. 循環器系の自律神経機能検査　77
2. 発汗障害　78
3. 膀胱直腸障害　78
4. 性機能障害　78
5. その他の自律神経障害　78

Ⅲ 疾患各論　79

A 脳血管障害 ──── 80
1. 脳梗塞　80
2. 一過性脳虚血発作　86
3. 可逆性脳血管れん縮症候群　87
4. 脳出血　87
5. Binswanger 病　89
6. 抗リン脂質抗体症候群　89
7. CADASIL　89
8. CARASIL　89
9. アミロイドアンギオパチー　90
10. 高血圧性脳症　90
11. くも膜下出血　90
12. 脳動脈解離　91
13. 脳動静脈奇形　92
14. 内頸動脈海綿静脈洞瘻　92
15. 慢性硬膜下血腫　92
16. 海綿状奇形　93
17. もやもや病　93
18. 線維筋性形成異常症　93
19. 静脈洞血栓症　94
20. Fabry 病　95
21. 脊髄動静脈瘻　95
22. 前脊髄動脈症候群　95
23. 鎖骨下動脈盗血症候群　95

B 感染症 ──── 96
1. 髄膜炎　96
   - A ウイルス性髄膜炎　97
   - B 急性化膿性髄膜炎　97
   - C 結核性髄膜炎　98
   - D 真菌性髄膜炎　98
   - E 癌性髄膜炎　98
   - F その他の髄膜炎　99
2. スピロヘータ感染症　99
   - A 神経梅毒　99
   - B ライム病　99
3. 脳炎　100
   - A 日本脳炎　100
   - B 狂犬病　100
   - C ウエストナイル脳炎　100
   - D インフルエンザ脳症　100
   - E トキソプラズマ脳症　100
4. 辺縁系脳炎　101
   - A 単純ヘルペス脳炎　101
   - B 傍腫瘍性辺縁系脳炎　101
   - C その他の傍腫瘍性神経症候群　101
   - D 抗 VGKC 抗体辺縁系脳炎　102
   - E 抗 NMDA 受容体脳炎　102
   - F Stiff person 症候群　102

- 5 遅発性ウイルス感染症　103
  - Ⓐ AIDS脳症・脳炎　103
  - Ⓑ 進行性多巣性白質脳症　103
  - Ⓒ 亜急性硬化性全脳炎　103
- 6 脳膿瘍　104
- 7 肥厚性硬膜炎　104
- 8 囊虫症　104
- 9 脊髄炎　104
  - Ⓐ ポリオ(急性脊髄前角炎)　104
  - Ⓑ ポリオ後症候群　105
  - Ⓒ ヒトTリンパ球向性ウイルス脊髄症　105
- 10 プリオン病　105
  - Ⓐ 孤発性CJD　105
  - Ⓑ 変異型CJD　106
  - Ⓒ 遺伝性プリオン病　106
  - Ⓓ 医原性CJD　107

Ⓒ 神経変性疾患　108

- 1 筋萎縮性側索硬化症、運動ニューロン疾患　108
  - Ⓐ 孤発性筋萎縮性側索硬化症　108
  - Ⓑ 家族性筋萎縮性側索硬化症　112
  - Ⓒ Kennedy-Alter-Sung症候群(球脊髄性筋萎縮症)　112
  - Ⓓ 脊髄性筋萎縮症　112
- 2 大脳基底核変性疾患　113
  - Ⓐ Parkinson病(本態性パーキンソニズム)　113
  - Ⓑ 家族性Parkinson病　116
  - Ⓒ 悪性症候群　116
  - Ⓓ Parkinson症候群〔症候性(二次性)パーキンソニズム〕　116
  - Ⓔ 進行性核上性麻痺　116
  - Ⓕ 大脳皮質基底核変性症　117
  - Ⓖ 多系統萎縮症　117
  - Ⓗ Wilson病　119
  - Ⓘ Menkes病　119
  - Ⓙ パントテン酸キナーゼ関連神経変性症　119
  - Ⓚ Huntington病　120
  - Ⓛ 有棘赤血球舞踏病(Levine-Critchley症候群)　120
  - Ⓜ 小舞踏病(Sydenham舞踏病)　120
  - Ⓝ 下肢静止不能症候群　121
  - Ⓞ 糖尿病性舞踏病(高血糖性舞踏病)　121
- 3 脊髄小脳変性症　121
  - Ⓐ 孤発性疾患　122
  - Ⓑ 遺伝性疾患　122

Ⓓ 認知症　125

- 1 Alzheimer病　125
- 2 Lewy小体型認知症　128
- 3 前頭側頭型認知症、前頭側頭葉変性症　129
- 4 嗜銀顆粒性認知症　130
- 5 第17番染色体に連鎖する前頭側頭型認知症パーキンソニズム　130
- 6 正常圧水頭症　131
- 7 那須-ハコラ病　131

E 機能性疾患 ———————————————————————— 132
1 頭痛　132
- Ⓐ　緊張型頭痛　132
- Ⓑ　片頭痛　132
- Ⓒ　群発頭痛　132
- Ⓓ　くも膜下出血による頭痛　133
- Ⓔ　脳脊髄液減少症(低髄液圧症候群)による頭痛　133
- Ⓕ　薬物乱用頭痛　133
2 ナルコレプシー　133

F てんかん ———————————————————————— 134
1 てんかん発作の分類　134
- Ⓐ　全般発作　134
- Ⓑ　部分発作　134
2 検査　134
- Ⓐ　脳波　134
- Ⓑ　画像　136
3 治療　136

G 脱髄性疾患、白質ジストロフィー(白質脳症) ———————————————————————— 138
1 多発性硬化症　138
2 視神経脊髄炎　139
3 Balo病(Balo同心円硬化症)　141
4 急性散在性脳脊髄炎　141
5 橋中心髄鞘崩壊　141
6 異染性白質ジストロフィー　141
7 副腎白質ジストロフィー　142
8 Krabbe病　142
9 Alexander病　142

H 筋疾患 ———————————————————————— 143
1 炎症性ミオパチー　143
- Ⓐ　多発筋炎および皮膚筋炎　143
- Ⓑ　封入体筋炎　143
2 筋ジストロフィー　144
- Ⓐ　Duchenne型　144
- Ⓑ　Becker型　145
- Ⓒ　肢帯型　145
- Ⓓ　遠位型ミオパチー　145
- Ⓔ　顔面肩甲上腕型　146
- Ⓕ　先天性筋ジストロフィー　146
3 ミオトニア症候群　146
- Ⓐ　筋強直性ジストロフィー　146
- Ⓑ　先天性筋強直性ジストロフィー　147
- Ⓒ　先天性筋強直性(先天性ミオトニア)　147
4 ミトコンドリア病　147
5 後天性代謝性ミオパチー　148
- Ⓐ　周期性四肢麻痺　148
- Ⓑ　低カリウム血性ミオパチー　149
- Ⓒ　内分泌性ミオパチー　149

I 神経・筋接合部疾患 ―150

1. 重症筋無力症　150
2. 筋無力症性急性増悪（クリーゼ）　152
3. Lambert-Eaton 症候群　152
4. 小児型重症筋無力症　153

J 末梢神経障害 ―154

1. Guillain-Barré 症候群　154
   - A 脱髄型 GBS　154
   - B 軸索型 GBS　155
   - C Fisher 症候群　156
   - D 急性汎自律神経異常症　156
   - E Bickerstaff 脳幹脳炎　156
   - F 咽頭頸部上腕型 GBS　156
2. 慢性炎症性脱髄性多発ニューロパチー　156
3. 多巣性運動ニューロパチー　157
4. 遺伝性運動感覚性ニューロパチー　157
   - A Charcot-Marie-Tooth 病　157
   - B Dejerine-Sottas 病　158
   - C 家族性アミロイドポリニューロパチー　158
5. 代謝性ニューロパチー　158
   - A 糖尿病性ニューロパチー　158
   - B 尿毒症性ニューロパチー　160
   - C ビタミンB欠乏性ニューロパチー　160
   - D その他　161
6. 癌性ニューロパチー　161
   - A 亜急性感覚性ニューロン症　162
   - B 感覚運動性ニューロパチー　162
   - C 自律神経ニューロパチー　162
7. Crow-Fukase 症候群（POEMS 症候群、高月病）　162
8. 小径線維ニューロパチー　162
9. Churg-Strauss 症候群　162
10. 亜急性脊髄視神経ニューロパチー　163
11. 単神経障害　163
    - A 顔面神経麻痺　163
    - B Ramsay Hunt 症候群　163
    - C 片側顔面れん縮　163
12. 神経痛　163
    - A 三叉神経痛　163
    - B 舌咽神経痛　164
    - C 坐骨神経痛　164
    - D 神経痛性筋萎縮症　164
13. 絞扼性ニューロパチー　164
    - A 手根管症候群　164
    - B 肘部管症候群　165
    - C 橈骨神経麻痺　166
    - D 総腓骨神経麻痺　166
    - E 胸郭出口症候群　166

K 全身性疾患に伴う脳脊髄病変 — 167

- 1 可逆性後頭葉白質脳症　167
- 2 低酸素脳症　167
- 3 低血糖　167
- 4 基底核のマンガン沈着　167
- 5 サルコイドーシス　167
- 6 全身性エリテマトーデス　167
- 7 神経 Behçet 病　168
- 8 Sjögren 症候群　168
  - Ⓐ ニューロパチー　168
  - Ⓑ 中枢病変　168
- 9 橋本脳症　169
- 10 リウマチ性多発筋痛症　169
- 11 血管炎症候群　169
  - Ⓐ 大型血管炎　169
  - Ⓑ 中型血管炎　169
  - Ⓒ 小型血管炎　169
- 12 ポルフィリン症　170

L 中毒性障害 — 171

- 1 重金属中毒　171
- 2 有機物質による中毒　171
- 3 薬物中毒　172
- 4 その他の中毒　172

M 神経内科における禁忌事項 — 173

索引 — 175

I

総論

A 神経学の基礎知識

1 脳の画像（MRI、MRA、MRV）、頸椎・腰椎・筋の MRI

A 脳の画像

1 MRI

●水平断：T1 画像

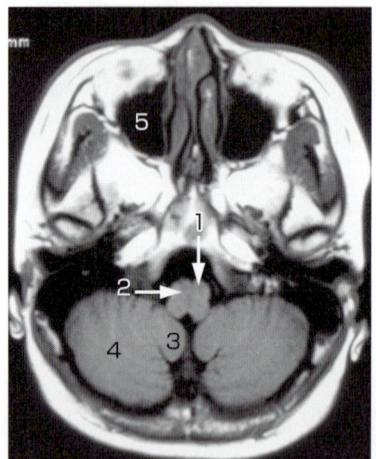

図 I-1　延髄レベル
1 錐体　2 下オリーブ核　3 小脳扁桃　4 小脳半球　5 副鼻腔

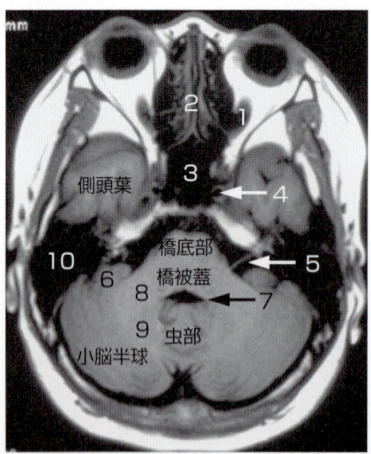

図 I-3　橋下部レベル
1 視神経　2 篩骨洞　3 蝶形骨洞　4 内頸動脈　5 顔面神経（Ⅶ）、内耳神経（Ⅷ）　6 小脳片葉　7 第4脳室　8 中小脳脚　9 歯状核　10 錐体骨洞

●水平断：T2 画像

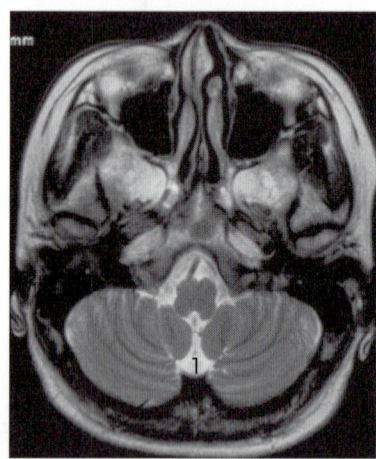

図 I-2　延髄レベル
1 大槽

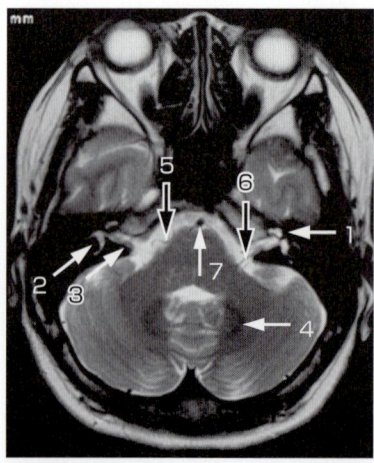

図 I-4　橋下部レベル
1 蝸牛　2 三半規管　3 内耳道　4 歯状核　5 前下小脳動脈　6 顔面神経（Ⅶ）、内耳神経（Ⅷ）　7 脳底動脈

1 MRI（続き）

● 水平断：T1画像

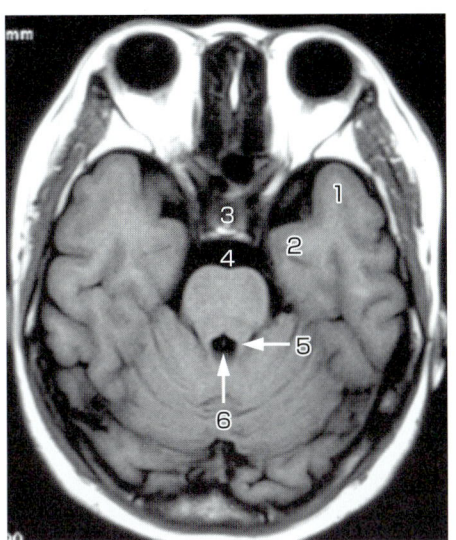

図Ⅰ-5 橋上部レベル
1 側頭極 2 扁桃体 3 トルコ鞍 4 橋前槽 5 上小脳脚 6 第4脳室

● 水平断：T2画像

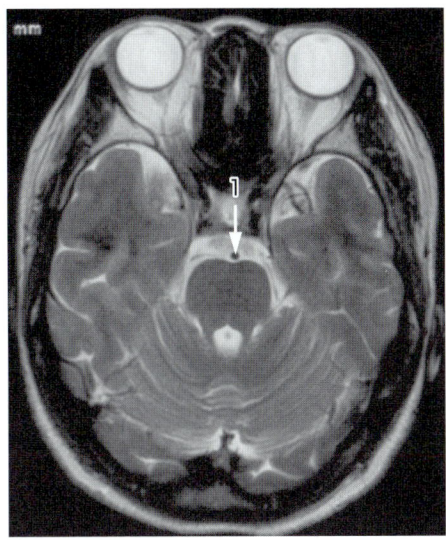

図Ⅰ-6 橋上部レベル
1 脳底動脈

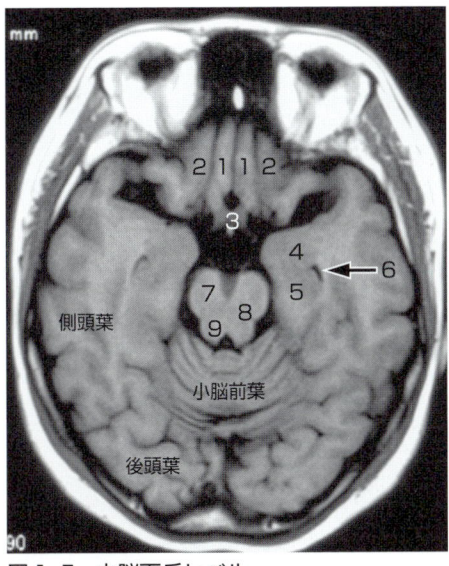

図Ⅰ-7 中脳下丘レベル
1 直回 2 眼窩回 3 視交叉 4 扁桃体 5 海馬 6 側脳室下角 7 大脳脚 8 黒質 9 下丘

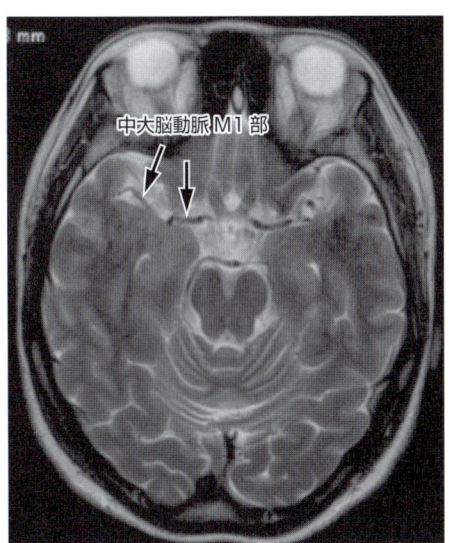

図Ⅰ-8 中脳下丘レベル

1 MRI（続き）

●水平断：T1 画像

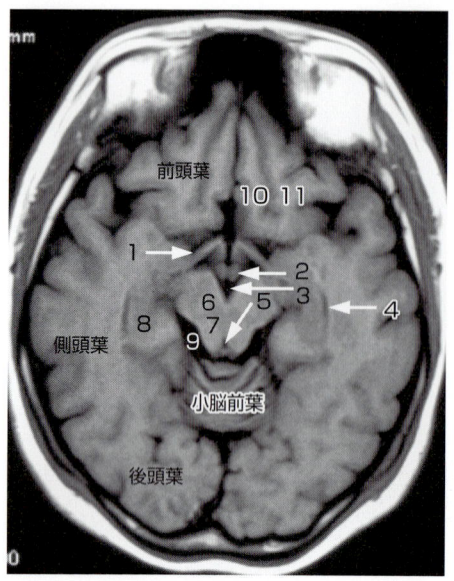

図Ⅰ-9　中脳上丘レベル
1 視索　2 乳頭体　3 脚間槽　4 側脳室下角　5 中脳水道　6 黒質　7 赤核　8 海馬　9 四丘体槽　10 直回　11 眼窩回

●水平断：T2 画像

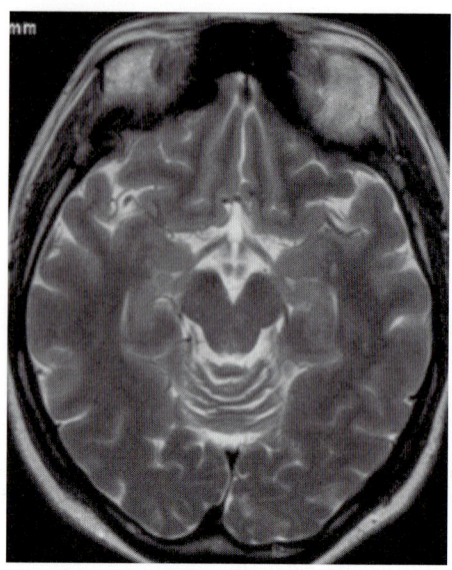

図Ⅰ-10　中脳上丘レベル

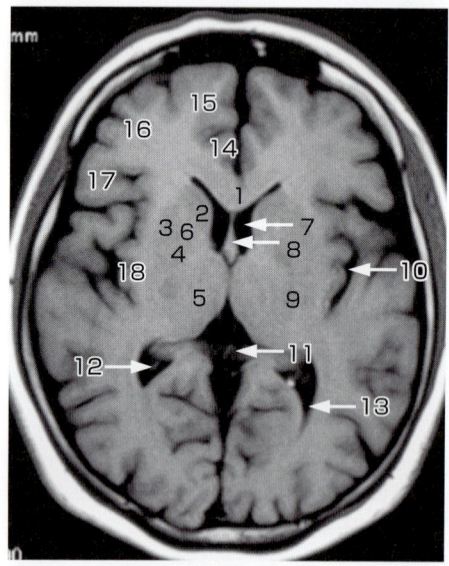

図Ⅰ-11　基底核レベル
1 脳梁　2 尾状核　3 被殻　4 淡蒼球　5 視床　6 内包前脚　7 側脳室前角　8 透明中隔　9 内包後脚　10 Sylvius 裂　11 松果体　12 脈絡叢　13 側脳室後角　14 帯状回　15 上前頭回　16 中前頭回　17 下前頭回　18 島回

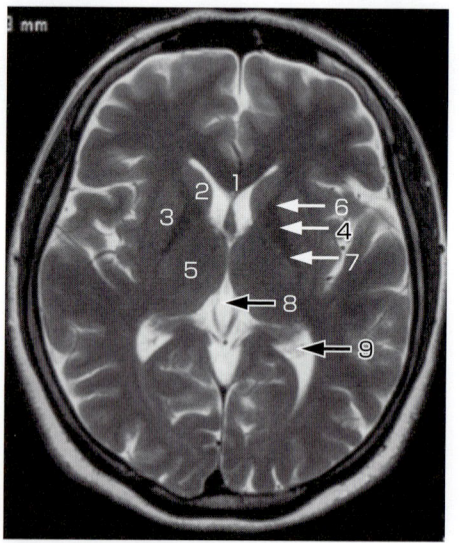

図Ⅰ-12　基底核レベル
1 脳梁　2 尾状核　3 被殻　4 淡蒼球　5 視床　6 内包前脚　7 内包後脚　8 松果体　9 側脳室三角部

1 MRI（続き）

| ●水平断：T1画像 | ●水平断：T2画像 |

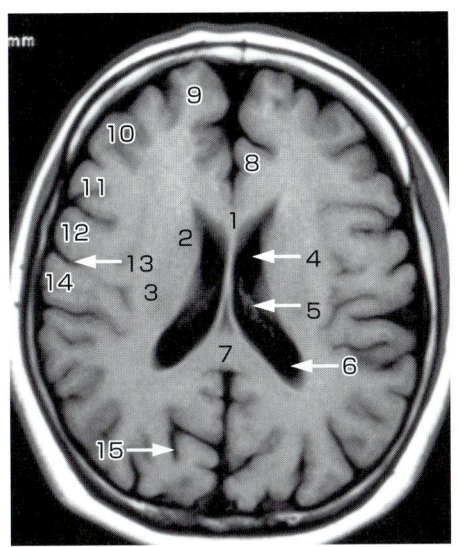

図Ⅰ-13　側脳室体部レベル
1 脳梁　2 尾状核　3 放線冠　4 側脳室体部　5 脈絡叢
6 側脳室三角部　7 脳梁膨大部　8 帯状回　9 上前頭回
10 中前頭回　11 下前頭回　12 中心前回　13 中心溝
14 中心後回　15 鳥距溝

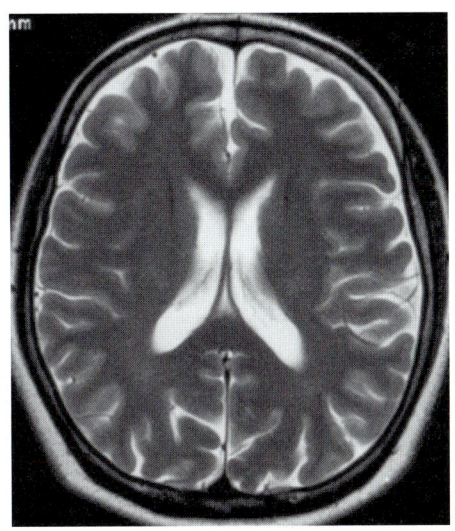

図Ⅰ-14　側脳室体部レベル

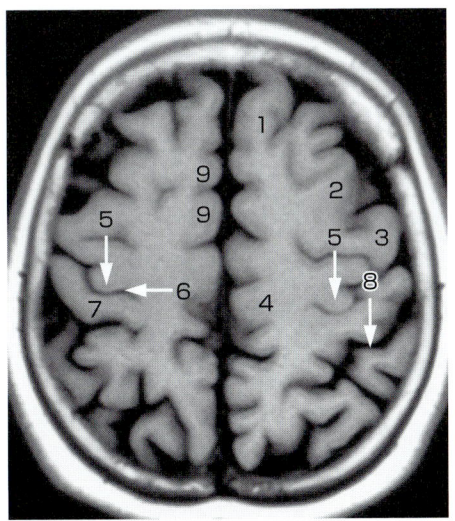

図Ⅰ-15　前頭葉と頭頂葉レベル
1 上前頭回　2 中前頭回　3 下前頭回　4 中心前回
5 運動野(precentral knob)　6 中心溝　7 中心後回
8 中心後溝　9 補足運動野

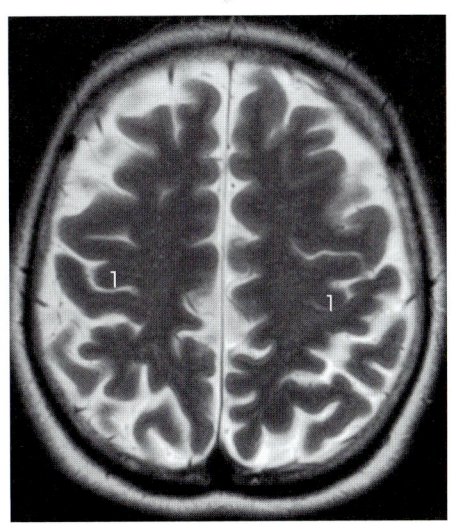

図Ⅰ-16　前頭葉と頭頂葉レベル
1 運動野(precentral knob)

1 MRI（続き）

● 冠状断：FLAIR 画像

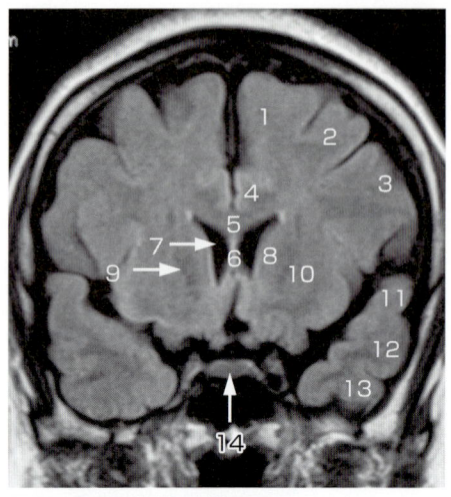

図Ⅰ-17　尾状核と被殻レベル
1 上前頭回　2 中前頭回　3 下前頭回　4 帯状回　5 脳梁　6 透明中隔　7 側脳室前角　8 尾状核　9 内包前脚　10 被殻　11 上側頭回　12 中側頭回　13 下側頭回　14 脳下垂体

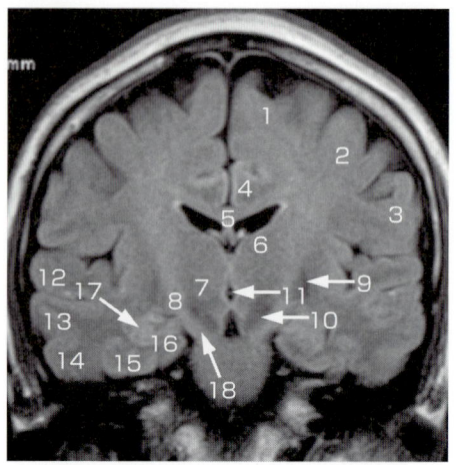

図Ⅰ-18　海馬レベル
1 上前頭回　2 中前頭回　3 下前頭回　4 帯状回　5 脳梁　6 尾状核　7 視床　8 内包後脚　9 淡蒼球　10 黒質　11 第3脳室　12 上側頭回　13 中側頭回　14 下側頭回　15 紡錘回　16 海馬傍回　17 海馬　18 大脳脚

● 矢状断：T1 画像

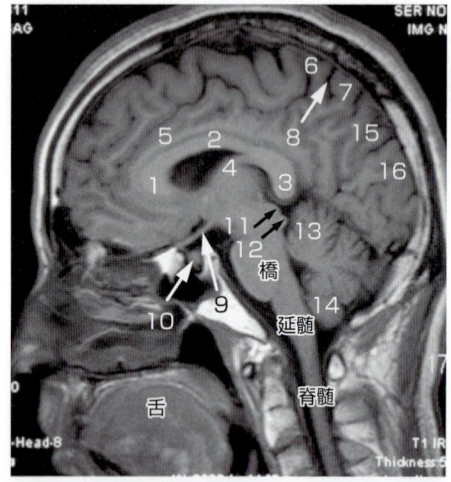

図Ⅰ-19　正中部レベル
1 脳梁膝　2 脳梁体部　3 脳梁膨大部　4 脳弓　5 帯状回　6 中心前回　7 中心後回　8 中心溝　9 視神経　10 下垂体　11 上丘　12 下丘　13 小脳前葉　14 小脳扁桃　15 楔前部　16 楔部

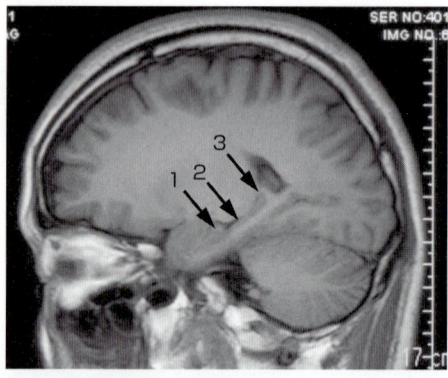

図Ⅰ-20　海馬レベル
1 海馬頭部　2 海馬体部　3 海馬尾部

2 MRA

● 冠状断

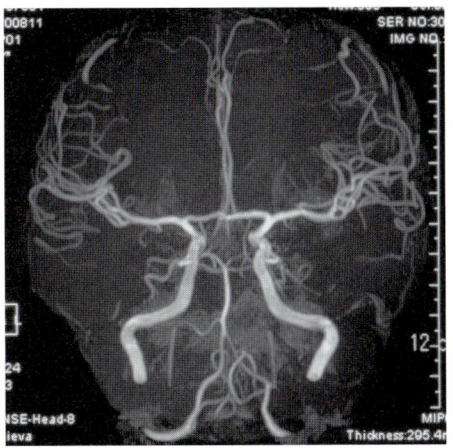

図Ⅰ-21　正面像

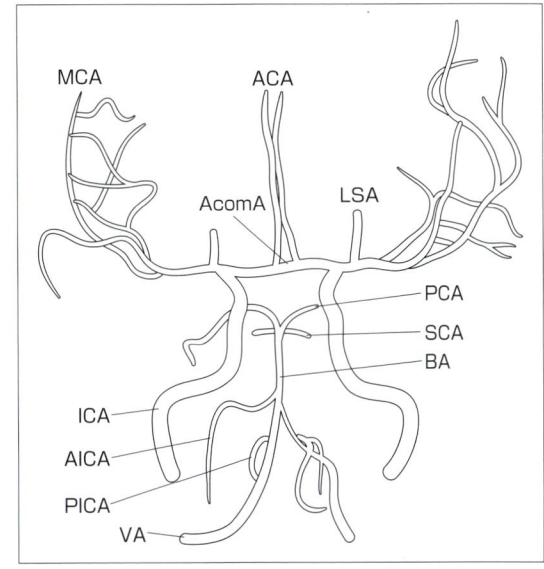

図Ⅰ-22　正面像の模式図
ACA：前大脳動脈　AcomA：前交通動脈　AICA：前下小脳動脈　BA：脳底動脈　ICA：内頸動脈　LSA：レンズ核線条体動脈　MCA：中大脳動脈　PCA：後大脳動脈　PICA：後下小脳動脈　SCA：上小脳動脈　VA：椎骨動脈

● 矢状断

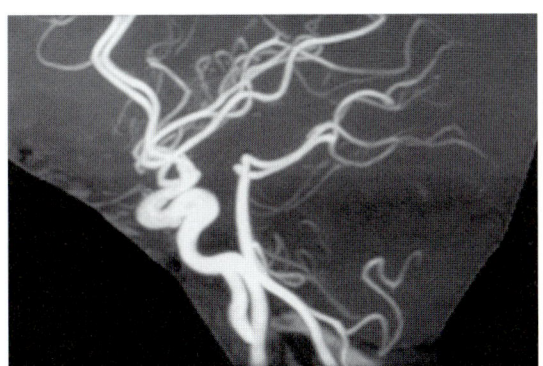

図Ⅰ-23　側面像

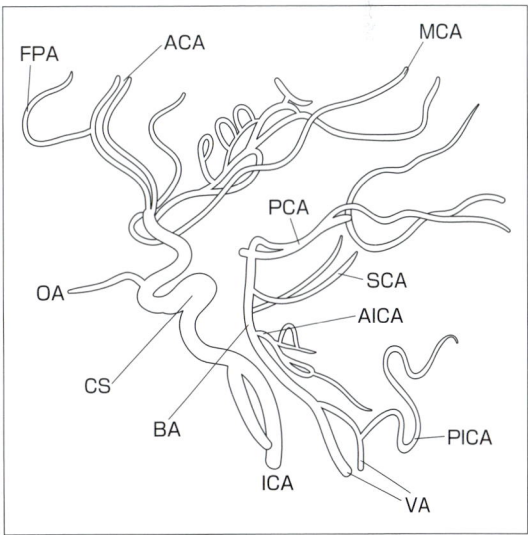

図Ⅰ-24　側面像の模式図
ACA：前大脳動脈　AICA：前下小脳動脈　BA：脳底動脈　CS：内頸動脈サイフォン部　FPA：前頭極動脈　ICA：内頸動脈　MCA：中大脳動脈　OA：眼動脈　PCA：後大脳動脈　PICA：後下小脳動脈　SCA：上小脳動脈　VA：椎骨動脈

3 MRV

● 矢状断

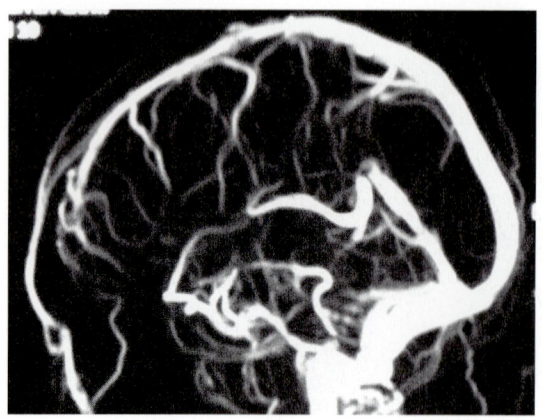

図Ⅰ-25 側面像

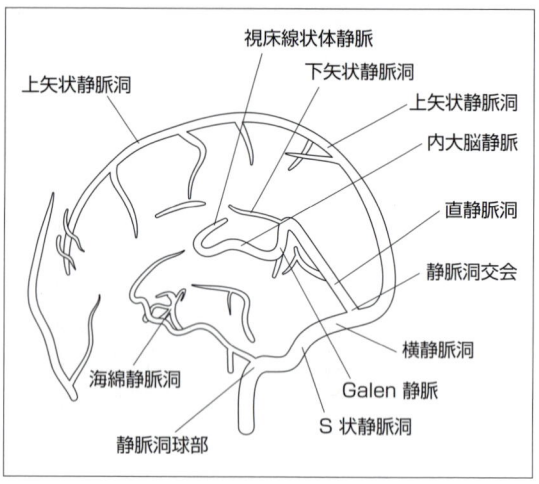

図Ⅰ-26 側面像の模式図

● 冠状断

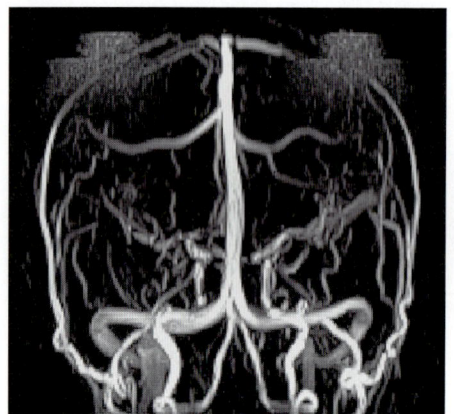

図Ⅰ-27 正面像

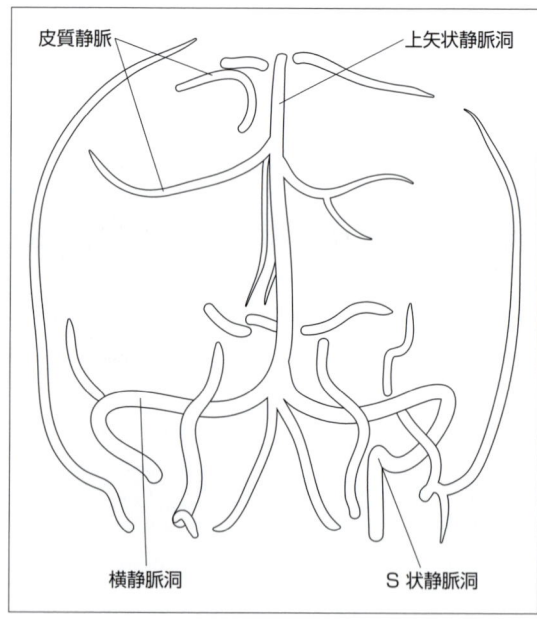

図Ⅰ-28 正面像の模式図

3 MRV（続き）

● 水平断

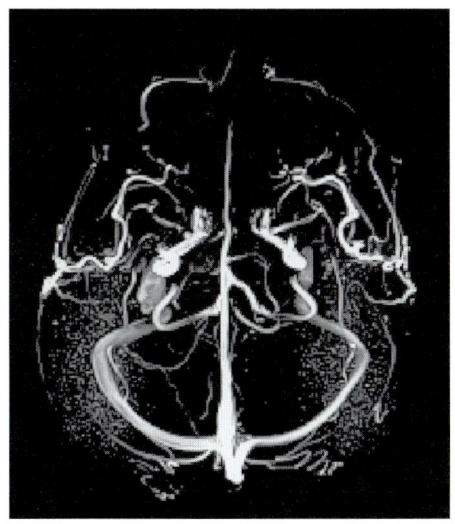

図Ⅰ-29 軸位断像

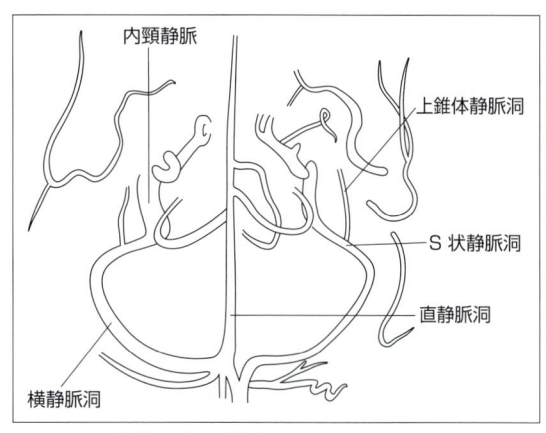

図Ⅰ-30 軸位断像の模式図

B 頸椎 MRI

● 矢状断：T2 画像

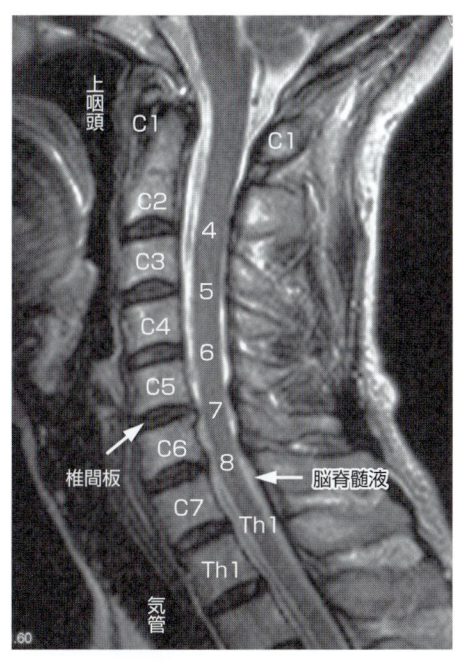

図Ⅰ-31 側面像

● 横断：T2 画像

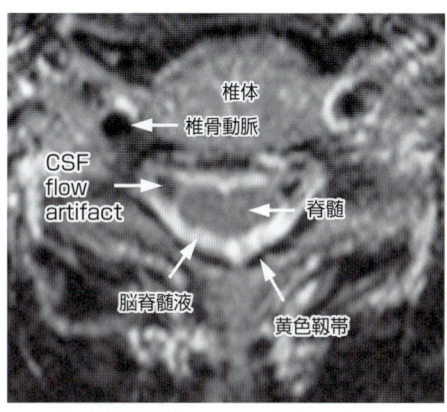

図Ⅰ-32 軸位断像

C 腰椎 MRI

● 矢状断：T1 画像

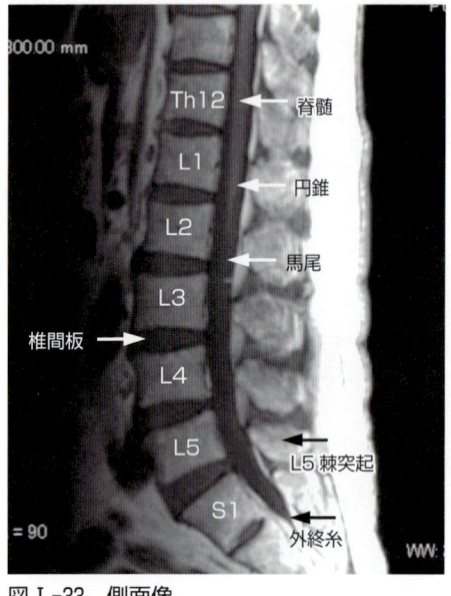

図 I-33　側面像

● 横断：T2 画像

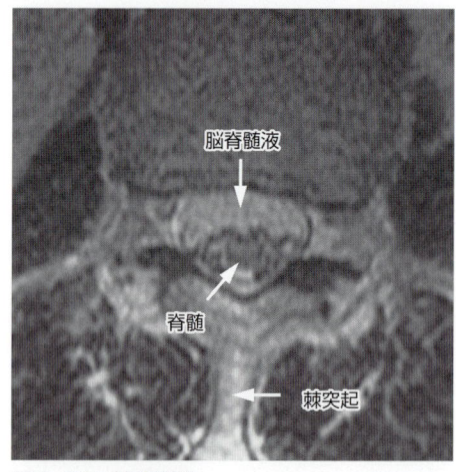

図 I-34　軸位断像

D 筋 MRI

● 上腕筋（上腕中央部）：T1 画像

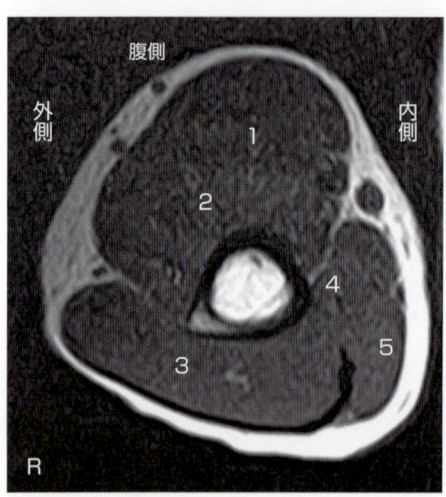

図 I-35　横断像
1 上腕二頭筋　2 上腕筋　3 上腕三頭筋（外側頭）　4 上腕三頭筋（内側頭）　5 上腕三頭筋（長頭）

● 前腕筋（前腕中央部）：T1 画像

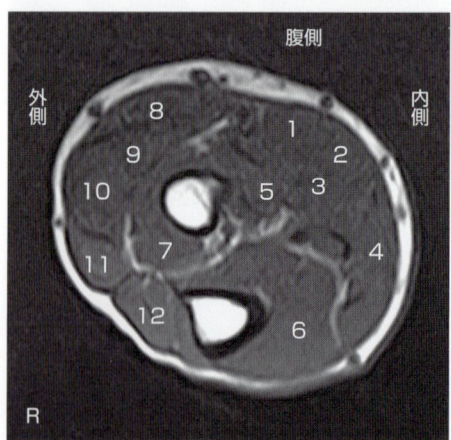

図 I-36　横断像
1 橈側手根屈筋　2 長掌筋　3 浅指屈筋　4 尺側手根屈筋　5 長母指屈筋　6 深指屈筋　7 長母指外転筋　8 腕橈骨筋　9 長橈側手根伸筋　10 短橈側手根伸筋　11 総指伸筋　12 尺側手根伸筋（小指伸筋）

D 筋MRI（続き）

●大腿筋（大腿中央部）：T1画像

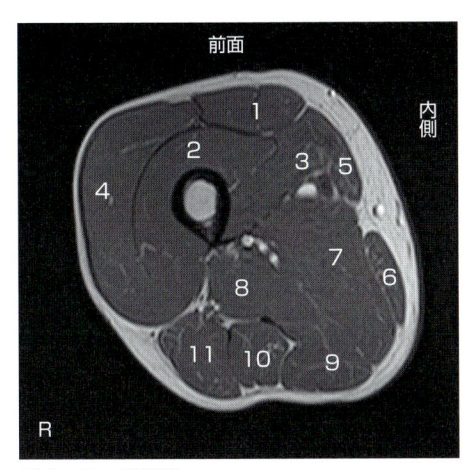

図Ⅰ-37 横断像
1 大腿直筋　2 中間広筋　3 内側広筋　4 外側広筋　5 縫工筋　6 薄筋　7 長・短内転筋　8 大内転筋　9 半膜様筋　10 半腱様筋　11 大腿二頭筋

●大腿筋（大腿中央部）：T2画像

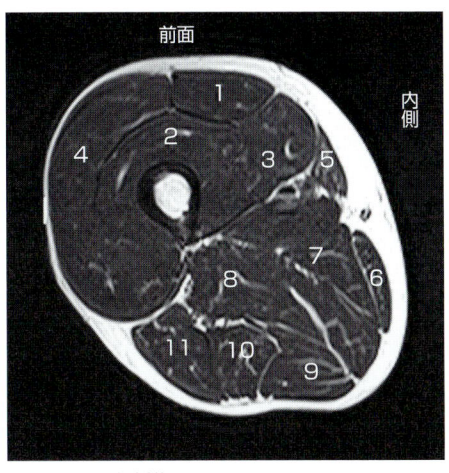

図Ⅰ-38 横断像
1 大腿直筋　2 中間広筋　3 内側広筋　4 外側広筋　5 縫工筋　6 薄筋　7 長・短内転筋　8 大内転筋　9 半膜様筋　10 半腱様筋　11 大腿二頭筋

●下腿筋（下腿中央部）：T2画像

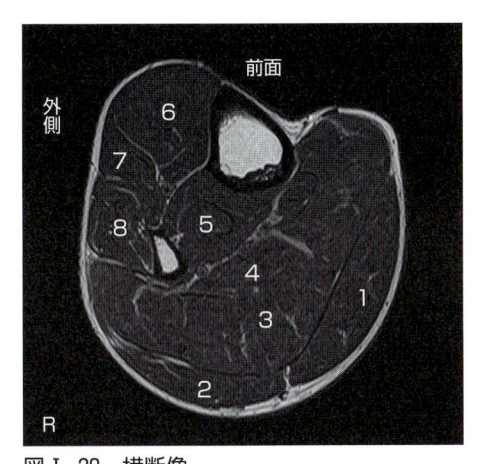

図Ⅰ-39 横断像
1 腓腹筋内側頭　2 腓腹筋外側頭　3 ヒラメ筋　4 長母趾屈筋　5 後脛骨筋　6 前脛骨筋　7 長趾伸筋　8 腓骨筋

2 脳の解剖(口絵-1〜4)

3 頭蓋骨底の解剖(内側面)(図I-40)

4 硬膜と髄膜(図I-41)

頭蓋骨のすぐ下には硬膜があり、硬膜を取ると髄膜で覆われた脳実質がみられる。
- ▶ **硬膜** 脳の防御機構として重要である。中に血管、リンパ管、神経線維を含む。
- ▶ **髄膜** 外側のくも膜(arachnoid)と内側の脳実質を覆う軟膜(pia mater)からなり、その間の腔はくも膜下腔と呼ばれ、脳脊髄液を満たす。軟膜は脳の表面すべてを覆い、すべての脳溝(sulci)に入り込んでいる。くも膜は大脳・小脳・脳幹・脊髄の表面を覆い、脳溝の中には入らず、Sylvius裂溝のような深い切れ目にも入り込んでいない。
- ▶ **くも膜下腔** 脳脊髄液のほかに線維芽細胞や少数のリンパ球がみられ、加齢とともにコラーゲンが増加する。動脈、静脈もみられ血液脳脊髄液関門(blood-cerebrospinal fluid barrier)を形成している〔脳実質内では血液脳関門(BBB：blood-brain barrier)〕。

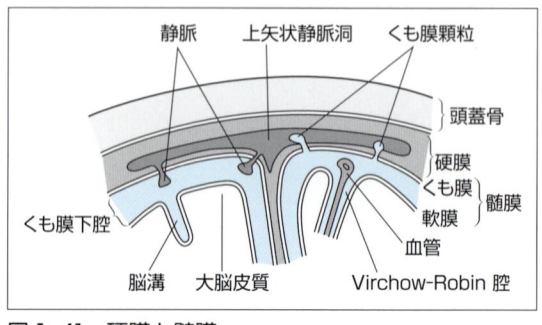

図I-41 硬膜と髄膜

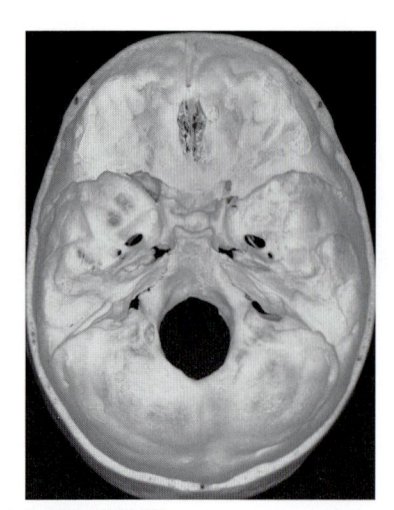

図I-40 頭蓋骨底内側面(写真提供：東京女子医科大学解剖学教室)

1. トルコ鞍：脳下垂体
2. 海綿静脈洞：III、IV、V第1枝(眼神経)、VIが通る。
3. 卵円孔：V第3枝(下顎神経)
4. 棘孔：中硬膜動脈
5. 内耳道：VII(顔面神経、中間神経)、VIII。
6. 舌下神経管：XII
7. 大後頭孔：脳幹
8. 視神経管(視神経孔)：II、眼動脈。
9. 上眼窩裂：海綿静脈洞の最も前方部で、III、IV、V第1枝、VIが通る。
10. 正円孔：V第2枝(上顎神経)
11. 破裂孔：内頸動脈、内頸動脈神経叢。
12. 頸静脈孔：IX、X、XI。

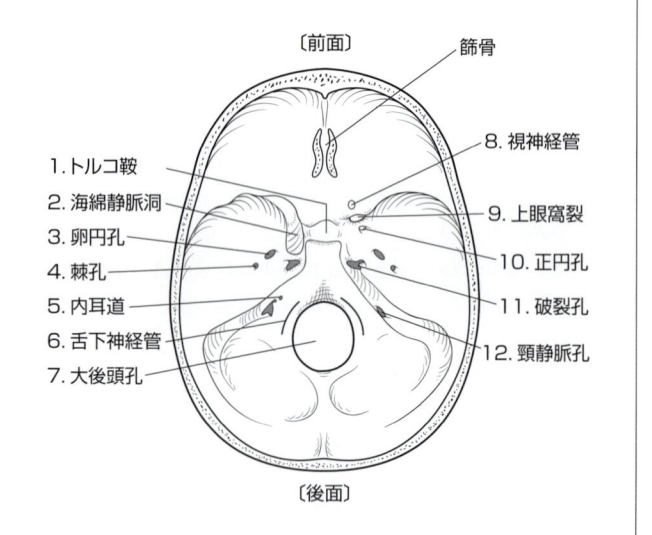

前頭蓋窩〜頭蓋外：I、II
中頭蓋窩〜頭蓋外：III〜VI
錐体骨〜頭蓋外：VII、VIII
後頭蓋窩〜頭蓋外：IX、X、XII(XI：僧帽筋はC3〜C4、胸鎖乳突筋はC2〜C3に中枢があり、いずれも神経根は頸髄から出る)。

I：嗅神経、II：視神経、III：動眼神経、IV：滑車神経、V：三叉神経、VI：外転神経、VII：顔面神経、VIII：内耳神経、IX：舌咽神経、X：迷走神経、XI：副神経、XII：舌下神経

5 脳の血管

A 脳動脈系

1 組織学的分類

- 弾性動脈　中膜の弾性線維が発達した動脈。総頸動脈、硬膜外椎骨動脈など。
- 筋性動脈　中膜には弾性線維が少ないが、平滑筋が発達し、血管内径を変化させて血流量を調節できる（交感神経支配）。内頸動脈、硬膜内椎骨動脈など。
- 小動脈　内径100〜400 μm、連続した内弾性板と3〜4層の中膜平滑筋層を有する。脳底穿通動脈など。
- 細動脈　終末動脈で内径100 μm以下、非連続性の内弾性板と1〜2層の中膜平滑筋層を有する。

2 分布による分類

- 主幹動脈　頭蓋内の内頸動脈、前大脳動脈、中大脳動脈水平部、頭蓋内椎骨動脈、脳底動脈、後大脳動脈近位部。
- 軟膜皮質動脈　前・中・後大脳動脈の枝で、脳表に分布。その分枝は皮質内動脈、皮質下動脈、髄質動脈。
- 皮質内動脈　皮質に直角に入り、皮質内に分布する短枝群。
- 皮質下動脈　皮髄境界のU-fiber域で直角に方向を変え、皮質下白質に向かう。
- 穿通動脈　脳底部の中大脳動脈から脳実質に穿入するレンズ核線条体動脈（基底核と内包）、後大脳動脈の穿通枝である視床膝状体動脈〔視床の後内側腹側核（VPM：ventral posteromedial nucleus）・後外側腹側核（VPL：ventral posterolateral nucleus）、22頁参照〕、脳幹から入る脳幹穿通動脈がある。
- 終末動脈　皮質には枝を出さずに髄質内を直進して側脳室角に終わる髄質動脈、脳底・脳幹の穿通動脈などの実質内を走向する動脈で、ほかの動脈分枝と吻合しない。

> 脳の表面から入った皮質下動脈は、皮髄境界部で直角に方向を変えるため、その部位で血流がよどむことになる。転移性脳腫瘍や結核腫などの血行性伝播による病巣が皮髄境界部に好発するのはそのためである。

> Willis（ウィリス）動脈輪の定義（図Ⅲ-4、81頁参照）
> 前交通動脈、両側前大脳動脈、両側内頸動脈、両側後交通動脈、両側後大脳動脈で形成される動脈輪であり、中大脳動脈は含めない。

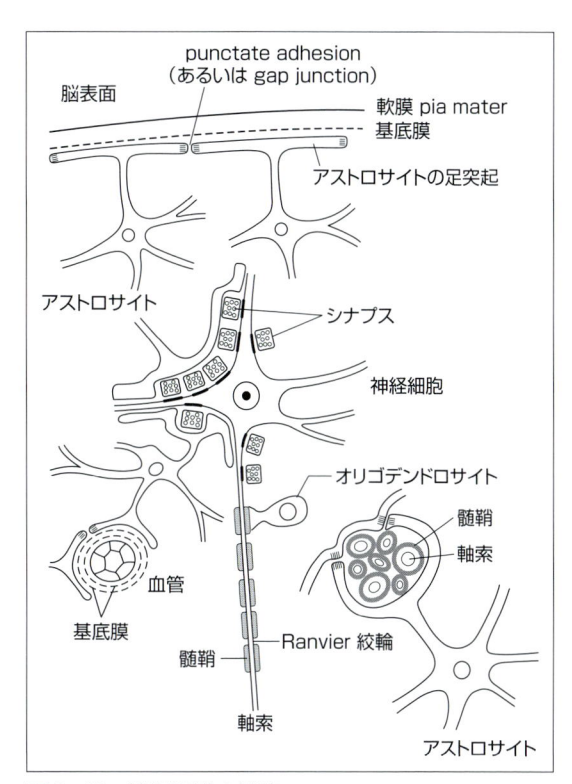

図Ⅰ-42　神経組織の概略

B 脳静脈系

脳実質表層の皮質〜皮質下白質の静脈は、表在の皮質静脈を介して静脈洞へ、深部白質の髄質静脈は、上衣下静脈を介して内大脳静脈や脳底静脈などの深部静脈系に、それぞれ還流する。

6 神経組織の概略（図Ⅰ-42）

神経細胞の胞体、樹状突起および近位部軸索〔軸索小丘（axon hillock）および初節部（initial segment）〕には神経細胞に特異的な構造物であるシナプス装置がみられるが、それ以外の部位はアストロサイト（astrocyte、アストログリア、星状膠細胞）の足突起で覆われている。アストロサイトの足突起は、さらに血管の周囲（vascular foot）、くも膜下腔に面する脳軟膜（脳表面）などを覆っている。神経組織は神経細胞のほか、グリア細胞〔アストロサイト、オリゴデンドロサイト（oligodendrocyte、オリゴデンドログリア、乏突起膠細胞）、ミクログリア〕、血管系および神経線維などの組織から構成されている。灰白質では、神経細胞の間の部分をニューロピル（neuropil）と呼んでいる。神経細胞が密に存在する灰白質では、それぞれの神経細胞

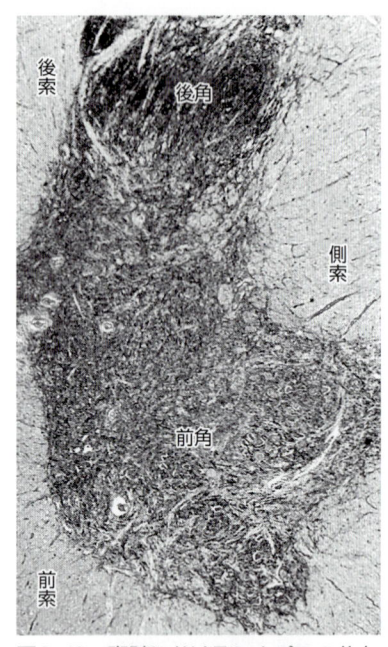

図I-43 脊髄におけるシナプスの分布
（synaptophysin 免疫染色）
前角と後角を含めた灰白質が陽性に染色されている。

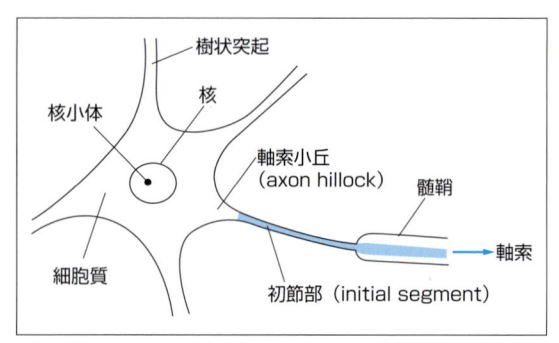

図I-44 脊髄前角細胞の構造

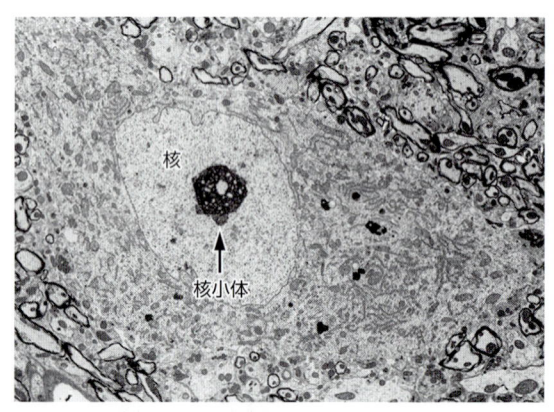

図I-45 神経細胞の電顕像

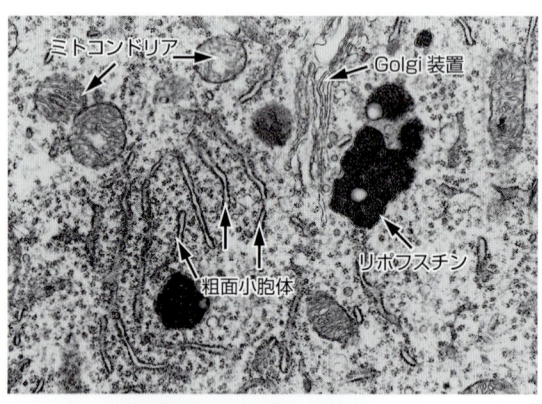

図I-46 神経細胞の細胞質の電顕像

や多数の神経突起がシナプス（図I-43）やその他の接着装置で密接に結合しており、さらに多数の軸索やグリア細胞の突起があらゆる方向に複雑に組み合わさって入り込んでいるため、間隙は狭く、浮腫が起こりにくい。一方、白質では、シナプスはなく、神経線維が同方向に並んで束をなして走行しているので、神経線維は解離しやすい構造になっている。そのため、一般に転移性脳腫瘍などでは灰白質の浮腫は軽度であるが、白質では浮腫液の貯留が目立つのみならず、出血や腫瘍細胞の浸潤も白質の神経線維の方向にそって起こりやすい。

7 神経細胞の形態と機能

A 神経細胞の構造

神経細胞は細胞体、樹状突起、軸索の 3 つの構成成分に分けられる（図I-44、口絵-5、6、8）。細胞体は核と細胞質からなる。神経細胞の核にはゲノム（DNA）が存在し、核内にはリボゾームの生成と産生に関与する核小体がある（図I-45）。細胞質内には Nissl（ニッスル）小体（粗面小胞体が集合したもの）、Golgi（ゴルジ）装置、リポフスチン（一種の老廃物）、ミトコンドリア、ニューロフィラメント（neurofila-ment、神経細糸）、微小管（microtubule）などの小器官が存在する（図I-46）（図I-94、39頁参照）。

B 蛋白質の生成と品質管理

細胞内での蛋白質の生成は、RNA ポリメラーゼ（真核生物では RNA ポリメラーゼⅡ）が DNA 上の特定の塩基配列（プロモーター）に結合することで始まる。DNA から転写されたエクソンとイントロンを含む

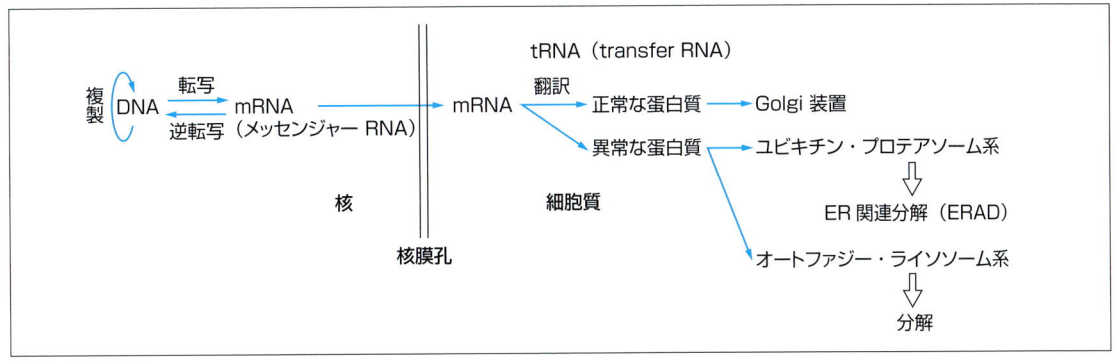

図 I-47　細胞内での蛋白質の品質管理

RNA は、核内でスプライシングにより成熟メッセンジャー RNA（mRNA）となる（プロセシング）。核内で形成された成熟 mRNA は核膜孔を通過して細胞質に輸送され、そこで転写（transcription）により写し取られた mRNA の遺伝情報（アミノ酸の配列）が転移 RNA（tRNA：transfer RNA）と結合し、粗面小胞体上のリボゾームからアミノ酸が形成され、小胞体の腔内で折り畳まれた蛋白質（folded protein）が合成される（翻訳、translation）。正しく折り畳まれた蛋白質はその後 Golgi 装置、細胞膜あるいはライソームなどに輸送されるが、正しく折り畳まれなかった不良な蛋白質（misfolded あるいは unfolded protein）は小胞体腔から細胞質内に出され、ユビキチン・プロテアソーム系（ER 関連分解、ERAD：endoplasmic reticulum associated degradation）あるいはオートファジー・ライソーム系によって分解され再利用される。このように正常神経細胞では有害な蛋白質が除去されて蛋白質の正常な恒常性が維持されており、これを蛋白質の品質管理と呼んでいる（図 I-47）。塩基には A（アデニン）、T（チミン）、G（グアニン）、C（シトシン）、U（ウラシル）があり、DNA はプリン塩基である A と G、ピリミジン塩基である C と T から構成され、RNA は A、U、G、C で構成されている。

C　シナプスの構造と機能

神経細胞体、樹状突起および近位部軸索の表面には、神経細胞に特異的な構造物で神経伝達に関与するシナプスがみられる（図 I-48）。シナプスはシナプス小胞を含む前シナプスと、活動帯と呼ばれる電子密度の高い膜からなる後シナプス（細胞体の膜）からなり、インパルスは前シナプスから後シナプスに伝達される。前シナプス終末に活動電位が達すると、前シナプス終末からシナプス小胞とともにグルタミン酸が放出される。グルタミン酸は中枢神経系で最も強力な神経興奮性作用を有するが、アストロサイト内に存在する EAAT2（excitatory amino acid transporter 2、別名 GLT-1：glutamate transporter 1）によってアストロサイト内へ取り込まれ、細胞外でのグルタミン酸濃度が上昇しないように恒常性が維持されている。

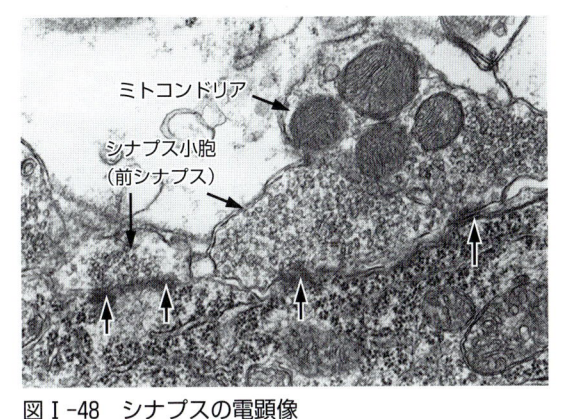

図 I-48　シナプスの電顕像
白フチ矢印：postmembranous density（後シナプスの活動帯）

D　グルタミン酸による興奮毒性

ALS などの神経変性疾患では、細胞外のグルタミン酸が異常に増加しており、AMPA（α-amino-3-hydroxy-5-methyl-4-isoxazole-propinonate）受容体（GluR2 あるいは GluA2）を介して Ca^{2+} が細胞内へ逆流することにより、細胞内の Ca^{2+} が増えて蛋白分解酵素が活性化される結果、神経細胞の変性が生じるとの仮説が唱えられている。運動ニューロンはほかのニューロンに比較して calbindin D-28K や parvalbumin のようなカルシウム結合蛋白に乏しいため、カルシウム濃度の上昇には特に敏感かつ脆弱である。

E 神経伝達物質

1 興奮性神経伝達物質

グルタミン酸、アスパラギン酸、アセチルコリン。神経伝達物質がシナプス後膜にある受容体に結合すると、イオンチャネルが開口して後シナプス細胞に電位変化が起こる。興奮性シナプスでは、主に Na^+ チャネルが開口して過分極(抑制性シナプス後電位)が起こる。グルタミン酸受容体には AMPA 型、NMDA (*N*-methyl-D-aspartate)型、カイニン酸型がある。

2 抑制性神経伝達物質

GABA(*γ*-aminobutyric acid)、グリシン。

抑制性シナプスでは、主に Cl^- チャネルが開口することにより過分極(抑制性シナプス後電位)が起こる。

☞ 核酸のハイブリダイゼーション(hybridization)を利用して特定の塩基配列をもった DNA を検出する方法をサザンブロットという(Southern が考案)。それをもじって、同じ原理で RNA を検出する方法をノザンブロット、特定のエピトープをもった蛋白質を抗原抗体反応で検出する方法をウェスタンブロットと呼ぶ。

8 二次的な遠隔効果

1 Waller 変性

軸索損傷に引き続いて起こる二次性の遠位部軸索および髄鞘の前向性変性である。例えば、脳梗塞などで、あるレベルの錐体路が傷害されると、それ以下(遠位)の神経線維に続発性の変性が生じる。

2 下オリーブ核の偽性肥大

赤核-下オリーブ核-対側の小脳歯状核を結ぶ Guillain-Mollaret triangle(ギラン-モラレ三角)のいずれかの部位の傷害により、下オリーブ核に偽性肥大(神経細胞の空胞変性とアストロサイトの腫大を伴うグリオーシス)がみられる二次的な経シナプス変性(trans-synaptic degeneration)である。

3 Crossed cerebellar diaschisis(交叉性遠隔性小脳機能障害)

テント上の脳損傷に際し、その損傷部位と線維連絡のある遠隔部位に生じる機能抑制現象を遠隔機能障害(diaschisis)という。例えば、前頭葉に損傷があると、線維連絡のある対側の小脳半球の脳代謝(PET で検査)あるいは脳血流(SPECT で検査)が低下する。遠隔機能障害とは機能解離の意味で、形態的な変化を伴わないと考えられている。

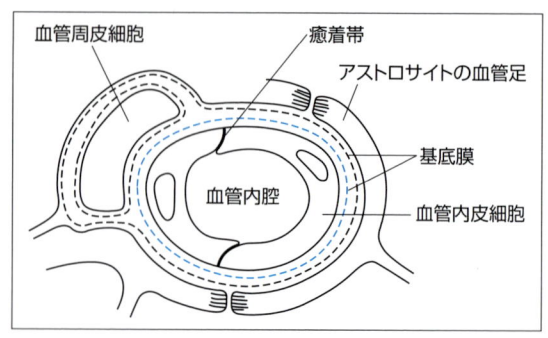

図Ⅰ-49 脳の毛細血管の内皮(血液脳関門)

9 血液脳関門(BBB：blood-brain barrier)(図Ⅰ-49)

脳の毛細血管の内皮は肝臓や肺などの他の一般臓器の内皮と異なり、小孔(pore)あるいは小窓(fenestration)がなく、また内皮細胞の間には癒着帯(tight junction)があって、血管内外の物質の交換が制限されている。さらに、血管の外側は 2 枚の基底膜〔血管を取り囲む基底膜と、中胚葉(血管系)と外胚葉(神経系)を隔てる基底膜〕で覆われ、さらにその外側はアストロサイトの突起すなわち血管足(vascular foot)で包まれている。このように脳の血管では物質の自由な通過あるいは交換ができないために、通常では投与された抗生物質などは脳血管内から血管外に通過できないが、脳炎や血管炎などにより血管、特に血管内皮が傷害されると、血管内物質の血管外への移行が生じる。最近、血管を取り囲む血管周皮細胞(pericyte)が血管内皮細胞とアストロサイトの機能を制御し、BBB を規制していることがわかってきた。

▶ BBB のない部位　脈絡叢、松果体、下垂体、最後野(延髄の嘔吐中枢)、灰白結節、正中隆起。これらの部位では血管内皮に小孔がみられる。

▶ BBB 通過物質　グルコース、H_2O、CO_2、O_2、CO、エタノール、アミノ酸、L-dopa など。

▶ BBB 非通過物質　アルブミンなどの血漿蛋白質、ドパミンなど。

☞ ステロイドホルモンは脂溶性(疎水性)で、細胞膜を通過して細胞内に入り、細胞質の受容体と結合して作用を発揮する。甲状腺ホルモン(サイロキシン)も細胞内に入り、核にある受容体に結合する。アミノ酸誘導体やペプチドホルモン(副腎髄質ホルモン、副甲状腺ホルモン、視床下部ホルモン、下垂体ホルモ

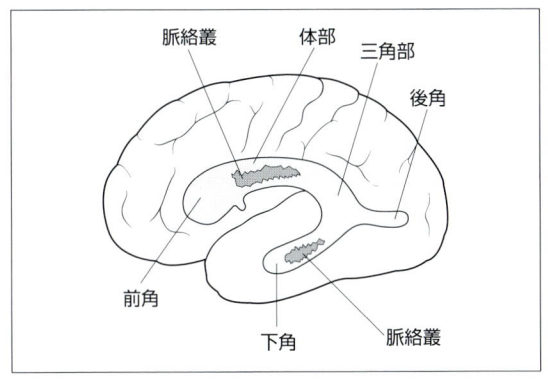

図Ⅰ-50　側脳室における脈絡叢の位置関係

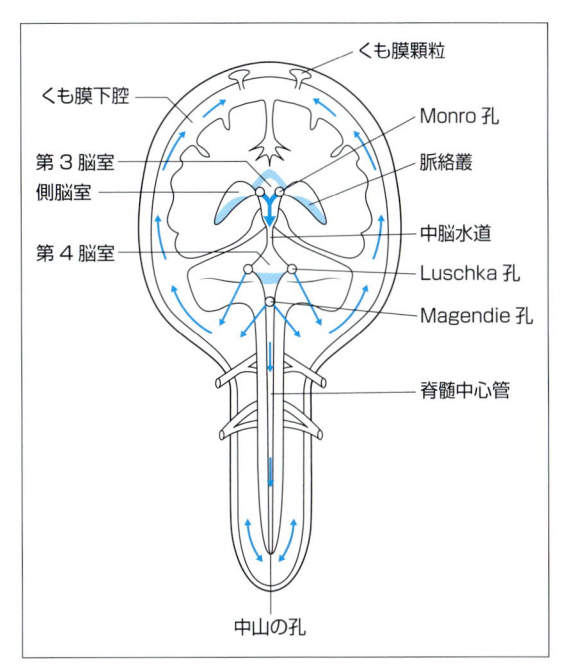

図Ⅰ-51　脳脊髄液の産生と循環

注：Luschka は外側（Lateral）、Magendie は内側（Medial）と覚える。

10 血液神経関門（BNB：blood-nerve barrier）

末梢神経幹は2か所のBNBにより保護されている。神経内膜内微小血管（血管内スペースと末梢神経実質を隔てる）と神経周膜、特にその最内層（末梢神経外の細胞外組織と神経内膜組織を隔てる）である。後根神経節や自律神経節では、神経周膜層は極めて強固であるが、微小血管内皮細胞の細胞間には小孔（小窓）がみられ、これらの部位にはBNBがない。

11 脳脊髄液（CSF：cerebrospinal fluid）

髄液（CSF）は、主に側脳室（体部と下角）、第3脳室（天井部）および第4脳室（下半分）の脈絡叢で産生、分泌される（側脳室＞第3・第4脳室）。

▶脈絡叢　側脳室では体部（三角部は脈絡糸球と呼ばれる、図Ⅰ-13、5頁参照）と下角（側角）にあり、前角と後角には存在しない（図Ⅰ-50）。脈絡叢は健常成人では石灰化しやすいが、前角や後角に石灰化が存在するときは、脳室内上衣腫などが疑われる。

▶髄液の流れ（図Ⅰ-51、口絵-4）　側脳室→Monro孔（室間孔）→第3脳室→中脳水道（Sylvius水道）→第4脳室→小脳のLuschka孔（外側孔）・Magendie孔（正中孔）→大槽・迂回槽→脳表くも膜下腔、脊髄くも膜下腔→主に上矢状静脈洞のくも膜顆粒、脊髄くも膜顆粒→静脈血中に吸収（一部の髄液は第4脳室から脊髄中心管を下行して、中心管末端の中山の孔を出て、脊髄のくも膜下腔を流れる）。

髄液は1日で約500 mL産生され、1日に3〜4回の入れ替わりがある。髄液の総量は約150 mLで、脊椎管内に約20〜30 mL〔脊髄の下端（L1）以下の部分に約5 mL〕、残りは頭蓋内にある。

▶腰椎穿刺　Jacoby線（両側の腸骨稜の最上端を結ぶ線）が第4腰椎棘突起に一致するので、第4〜5腰椎間腔あるいは第3〜4腰椎間腔で側臥位にて行う。穿刺後は頭部を低くして、髄液の漏出を防止するため腹臥位とし、少なくとも30分は安静にさせる。その後、2〜3時間は仰臥位で臥床させておく（低髄液圧による頭痛の防止）。

Queckenstedt試験
頭蓋内と脊髄腔内の交通をみる方法で、脊柱管腔内のブロックと脳静脈洞血栓（横静脈洞血栓）が疑われるときにのみ意義がある。MRIを中心とする画像診断の発達で、脊柱管腔内のブロック病変の検出に本試験の意義が小さくなった。横静脈洞血栓や頸静脈血栓では、病変側では頸部を圧迫しても髄液圧は上昇せず、健常側の圧迫では上昇する（Tobey-Ayer徴候）。

> **腰椎穿刺後の頭痛予防**
> 腰椎穿刺後の長時間の安静には頭痛予防の効果はないとの報告がある。髄液採取後に内筒（スタイレット）を再度格納してから抜針したり、より細い針を用いたり、standard needle（Quincke針）ではなく atraumatic（"blunt"）needle（Sprotte針など）を使用するなどの工夫がなされている。

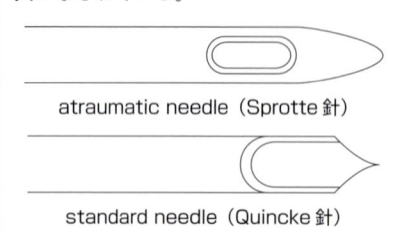

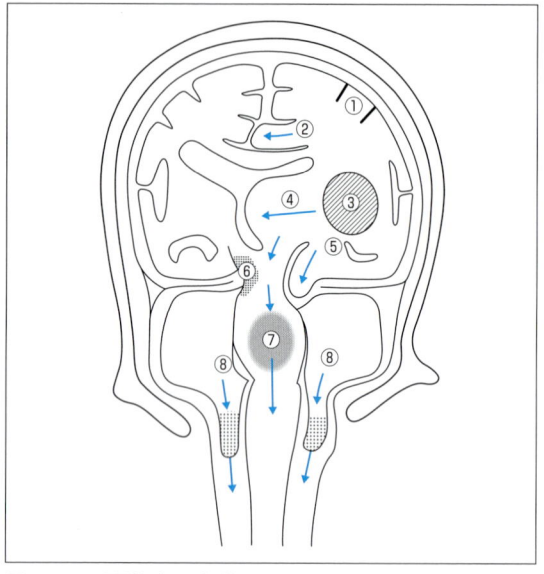

atraumatic needle（Sprotte針）
standard needle（Quincke針）

12 頭蓋内圧亢進所見(図Ⅰ-52)

A 急性頭蓋内圧亢進症

Cushing現象（血圧上昇、徐脈、緩徐呼吸）および意識障害。

B 慢性頭蓋内圧亢進症

3主徴は早朝頭痛、嘔吐（噴出性嘔吐）、両側外転神経麻痺。

1 帯状回ヘルニア
上部大脳半球の拡大性病変で、帯状回のヘルニアを起こす。

2 テント切痕ヘルニア
大脳半球の下部の拡大性病変（側頭葉の腫瘍など）。
▶鉤ヘルニア　側頭葉の占拠性病変によって側頭葉内側にある鉤が腫大して突出すると、鉤と後交通動脈の間にある動眼神経（Ⅲ）が外側から圧迫されるため、瞳孔散大と対光反射消失が起こる。さらに圧迫されると、眼球運動障害が生じる。
▶Kernohan（カーノハン）圧痕　テント上病変によって中脳が反対側に移動して、中脳の大脳脚がテント縁に押しつけられて圧迫性壊死を起こしたもの。
▶Duret（デュレー）出血　頭蓋内圧亢進に伴う二次的な脳幹（橋）出血。

3 小脳扁桃ヘルニア（大後頭孔ヘルニア）
小脳扁桃が大後頭孔に下降、陥入して生じる。延髄圧迫で致命的。

4 上行性ヘルニア
小脳半球や後頭蓋窩病変で小脳虫部が小脳テントより上方に陥入する。

図Ⅰ-52　頭蓋内圧亢進と脳ヘルニア
①脳回の平坦化と脳溝狭小　②帯状回ヘルニア　③腫瘤性病変
④脳室圧排および偏位　⑤鉤ヘルニア　⑥Kernohan圧痕
⑦Duret出血（橋出血）　⑧小脳扁桃ヘルニア

> 意識障害患者で鉤ヘルニアの存在が疑われるときは、開眼させて瞳孔散大と対光反射消失を確認する。頭蓋内圧亢進症のときは、腰椎穿刺は脳ヘルニアを増強するので禁忌。

B 脳の機能解剖

1 大脳(図Ⅰ-53)

　大脳は神経細胞の存在する皮質と神経細胞の神経線維からなる白質からなっている。皮質は表在層、外顆粒層、錐体細胞層、内顆粒層、神経細胞層、多形細胞層の6層からなる。運動皮質(運動野)の幅は感覚皮質(感覚野)の幅よりも広い(約1.5倍)。運動野の第5層には運動神経の起始細胞であるBetz巨細胞がある。視覚野では第4層の顆粒細胞の発育がよく有髄線維が多いため、肉眼的にも皮質内に白いGennari(ジェンナリ)線条としてみられる。脳の表層はアストロサイトの層で完全に包まれ、その外側表面は基底膜、さらに外側は軟膜で覆われている(図Ⅰ-42、13頁参照)。

A 前頭葉

▶ 前頭前皮質(前頭前野)　運動野とその前部に隣接する運動前野よりも前部に存在する前頭葉領域。
  ・精神・認知機能障害：遂行機能障害、ワーキングメモリーの障害、両側性障害で記憶や計算の障害、見当識障害、常識の障害、道徳的障害、人格変化、感情の障害(抑うつ)をきたす。
  ・異常反射：把握反射、吸引反射、緊張性足底反応。
  ・運動失調：前頭葉と小脳との連絡線維の遮断による。
▶ 前頭葉眼窩部(眼窩回)(口絵-3)　異常行動、人格変化、認知機能障害。
▶ 運動野
  ・単麻痺、片麻痺、病的反射、腱反射亢進。
  ・焦点性運動発作(ジャクソンてんかん)
  ・肢節運動失行(手指失行、顔面失行)
▶ 高次運動野　外側面は運動前野、内側面は補足運動野。
  ・複雑な運動に関与し、損傷で運動が円滑にできない(運動麻痺は起こらない)。

☞ ワーキングメモリー
　作業記憶とも呼ばれ、ある認知活動に必要な情報を一時的に保持する(短期記憶)と同時に、保持している情報を必要に応じて操作する過程や機構。

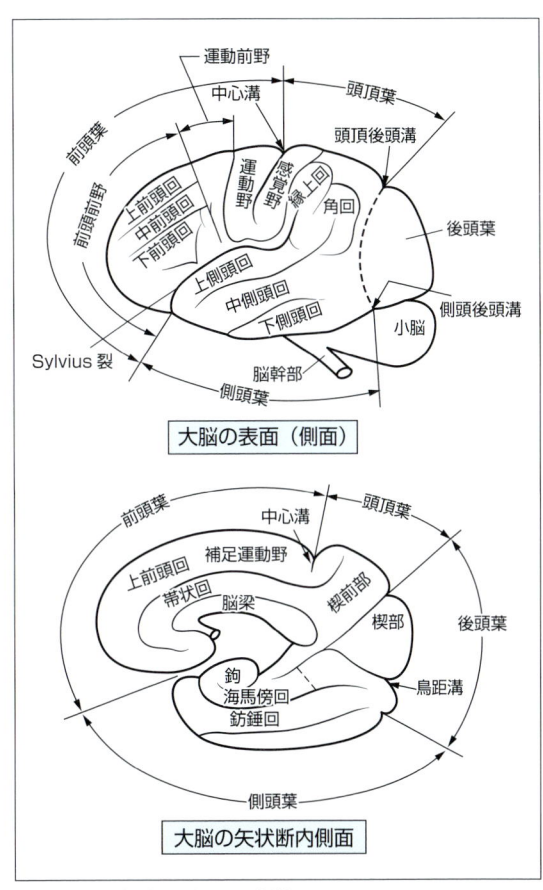

図Ⅰ-53　大脳の脳回と脳溝

☞ 運動野(precentral knob)は中心前回の手の運動に関与する部位で、90%は逆オメガ型(Ʊ)、10%はイプシロン型(ε)の形態をなす(図Ⅰ-15、16、5頁参照)。Precentral knobの内側半分は尺側、外側半分は橈側の手指に一致する。同部位の限局性脳梗塞で、手指に限局した運動麻痺(単麻痺)を呈する。

▶ 運動線維の経路　中心前回→放線冠→内包後脚→中脳大脳脚→橋の腹側部→延髄錐体→錐体交叉〔約90%は交叉して外側皮質脊髄路(側索)、約10%は非交叉で前皮質脊髄路(前索)〕→皮質脊髄路(図Ⅰ-84、35頁参照)。

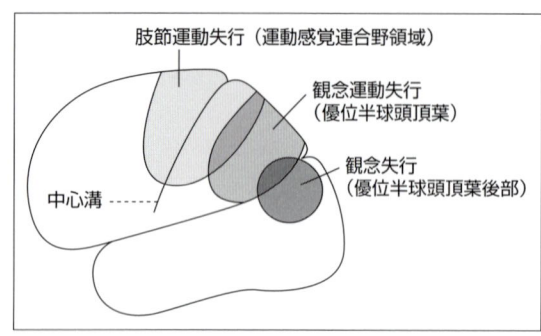

図Ⅰ-54　失行の病巣部位

> 錐体路は、大脳皮質運動野から反対側の脳幹部運動諸核に連絡する皮質球路と、脊髄前角細胞に連絡する皮質脊髄路に分けられる。

注：中心前回から下行する皮質球路(皮質核路あるいは皮質延髄路ともいう)、皮質脊髄路は上位運動ニューロンである。舌下神経や脊髄前角細胞から随意筋に至る運動神経は、下位運動ニューロンである。

- Broca野　運動性失語(口絵-17)
- 前頭葉下面　嗅覚消失、Foster-Kennedy症候群。
- 帯状回前部　注意の障害、無気力状態。
- 帯状回後部　左障害で健忘症候群、右障害で地誌的障害。
- 脳梁離断症候群　左手の失行・失書・触覚呼称障害、左視野の失読、右手の構成障害。

注：失行とは、麻痺や失調がなく理解の障害や失認がないのに、指示された運動ができず、手渡された物品を誤って使うことをいう。

> 古典的失行の分類と病巣部位(図Ⅰ-54)
> 1) 観念失行：運動形式の障害で、例えば金槌と釘を置いて一連の動作をするように命じてもできないなど、系列動作が障害される。優位半球頭頂葉後部病変。
> 2) 観念運動失行：運動形式から神経支配パターンへの変換障害で、例えば兵隊さんの敬礼などの口頭命令による動作遂行が障害される。優位半球頭頂葉病変。
> 3) 肢節運動失行：神経支配パターンの障害による手指の巧緻性の障害。物を指で摘んだりすることができなくなるなど。中心溝(Rolando溝)を挟んだ運動感覚連合野領域の病変。

B 頭頂葉

- 焦点性感覚発作　身体の一部に異常感覚を訴える部分てんかん発作の一種であるが、その部位が拡大していくことも多い。
- 皮質性感覚障害(複合感覚障害)　2点識別(感)覚障害、皮膚書字覚障害、立体(感)覚消失(触覚性失認)、2点同時刺激識別(感)覚障害(消去現象)。
- 優位半球障害　観念運動失行、観念失行、構成失行、失読失書。
- 非優位半球障害　半側身体失認(左側)、半側視空間失認(左方)、病態失認(左片麻痺の否認)。
- 視野欠損　反対側の同名性下四分盲。
- 運動失調(協調運動障害)　深部感覚障害によるものが主体。

● 優位半球頭頂葉－後頭葉接合部(角回)
- Gerstmann症候群　手指失認、左右失認、失書、失計算。

C 側頭葉

- 側頭葉てんかん　精神運動発作、鉤発作(嗅覚発作)。
- 感覚性失語(Wernicke失語)　復唱、言語理解、物品呼称が障害されるが、発話は流暢。
- 記銘・記憶障害　海馬病変では、主に短期記憶が障害される。
- 聴覚性失認　皮質聾、純粋語聾。
- 視野欠損　同名性上四分盲、同名性半盲。
- Klüver-Bucy(クリューヴァー-ビューシー)症候群　両側側頭葉前部の損傷により、視覚性失認、口運び傾向、性的行動の亢進、情動変化の低下、大食、異食などがみられる。
- 辺縁系　帯状回、海馬傍回(鉤を含む)、海馬体、扁桃体、視床下部、視床前核などが含まれる。視床前核と海馬は記憶、扁桃体は本能や情動(恐怖など)に関与する。

> 海馬の血管支配
> 海馬の大部分(後方部2/3)は後大脳動脈から最初に分枝した海馬動脈で支配され、前端部は前脈絡叢動脈で支配されている。海馬動脈はさらにsector artery(SA)とdorsal Ammon's horn artery(DA)の2つに分岐する。

D 後頭葉

- 黄斑回避を伴う同名性半盲　後頭葉を栄養する血管として、後大脳動脈と中大脳動脈の2つが存在する。後頭葉は後大脳動脈が主に栄養しているが、中大脳動脈も後頭葉の端を栄養している(黄斑に関

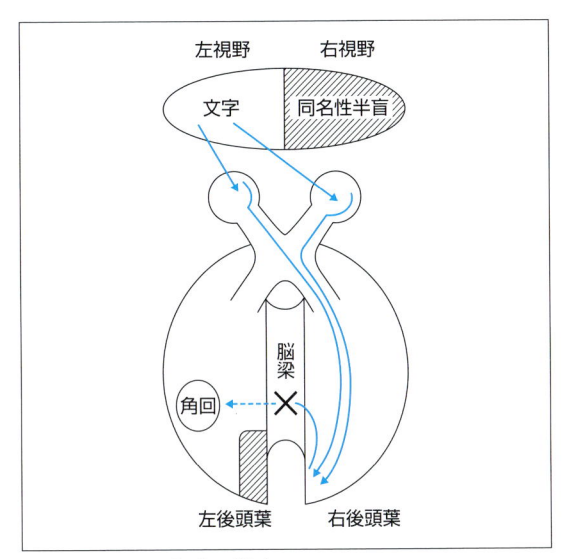

図Ⅰ-55　純粋失読の機序
右同名性半盲のため、文字言語の視覚情報は左視野から右後頭葉のみに達する。しかし、脳梁膨大部損傷のため、この情報が左半球の文字言語の中枢である角回に達しない結果、失読が起こる。

連）。後大脳動脈の閉塞により後頭葉の梗塞を起こしても、中大脳動脈の存在により黄斑機能が保たれる。
▶ **皮質盲**　Anton症候群（盲の否認）、対光反射や輻輳反射での縮瞳は保持。
▶ **視覚性失認**　見えてはいるが、それが何かわからない病態。両側性後頭葉障害。
▶ **相貌失認**　人の顔を見ても誰であるか認知できない病態（病巣は、右利きでは、右側の紡錘状回の側頭部から後頭移行部付近）。
▶ **色彩失認（大脳性色盲）**　色彩認知の障害。両側後頭葉障害。
▶ **純粋失読**　読み（音読と理解の両方）の障害があるが、書字は可能。優位半球後頭葉と脳梁膨大部の障害（図Ⅰ-55）。約50％に右同名性半盲を伴う。
▶ **視覚性てんかん**　閃光や幻覚の出現。

● **Balint症候群**
両側後頭・頭頂葉移行部損傷で起こり、以下の症状を呈する。
▶ **精神性注視麻痺**　視線が1つの対象物に固着し、視線を自発的にほかの対象物に移すことが困難な状態。外眼筋麻痺はなく、眼球運動を発動させる自発性がないために起こる。言語性指示によって視線を動かすことは可能である。
▶ **視覚運動失調**　両側あるいは中心の視野内でのつかみとり試験の障害（固視した対象でもスムーズに手を伸ばしてつかむことができない）。

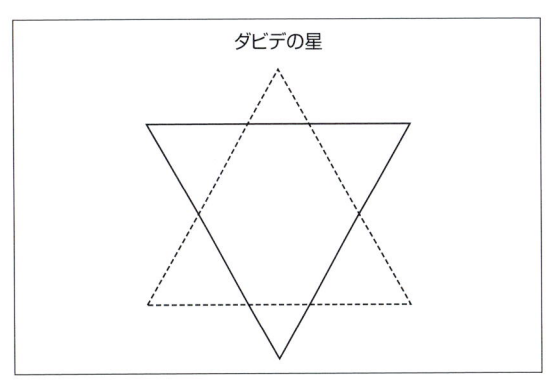

図Ⅰ-56　視覚性注意障害
ダビデの星の1つの三角形しか見えない。

▶ **視覚性注意障害**　注視した狭い視野にしか注意を払わない。例えば、ダビデの星の1つの三角形しか見えない（図Ⅰ-56）など。

☞ **黄斑回避**
頭頂葉、側頭葉では黄斑部に対応する視放線の広がりが大きいので、黄斑部線維が全面的には障害されにくく、この部位の視放線病変による四分盲（あるいは半盲）では黄斑回避を伴う。黄斑回避を伴う同名性半盲はまず視覚野の病変（後頭葉病変）を疑わせ、その診断に有用である。

E　内包

膝部から後脚にかけて皮質球路や皮質脊髄路が走行し、内包後脚を前方から4等分すると、前方から3番目を錐体路が走行する（図Ⅰ-57）。その後部には感覚線維や視放線が存在する。
- 痙性片麻痺
- 錐体路徴候：腱反射亢進、病的反射出現、腹壁反射消失。
- 中枢性の顔面および舌下神経麻痺。
- 半身感覚鈍麻（後脚の後部障害）

F　基底核

軸位断および冠状断で、淡蒼球内節、淡蒼球外節および被殻は3層のレンズ状の形態をとるためレンズ核、尾状核と被殻は線条の形態をとるため線条体と呼ばれる（図Ⅰ-57）。被殻はラクナ梗塞の好発部位であり、通常、静止時振戦を伴わないパーキンソニズムがみられる。一酸化炭素中毒では、両側淡蒼球に病変がみられる。

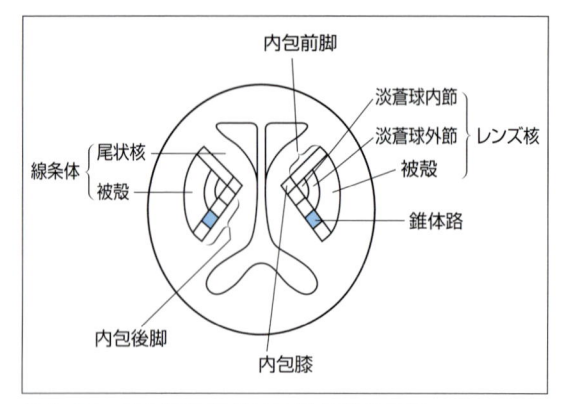

図Ⅰ-57 内包部位における錐体路の走行

G 島皮質

随意的嚥下、情動機能(嫌悪)、痛覚、味覚の認知と認識などに関与している。右側病変では同側の味覚の認知と認識の障害、左側病変では両側性の味覚の感受性低下と認識の障害をきたす。

H 視床

視床前核は乳頭体からの線維(乳頭視床路)が入力するため、記憶や健忘に関与、背内側核は記憶に関与するほか、感情、情動および行動などの辺縁系としての機能がある。Wernicke脳症(160頁参照)では、乳頭体と背内側核の双方が障害されるため、記憶障害が起こる(Wernicke-Korsakoff症候群)。視床前核は記憶に関与するパペッツ回路(Papez circuit：海馬体→脳弓→乳頭体→視床前核→内包膝→帯状回→海馬傍回→嗅内野→海馬体)の一部である。

● 反対側の半身の全感覚鈍麻
▶ 手口感覚症候群(図Ⅰ-58) 後内側腹側核(VPM：ventral posteromedial nucleus)と後外側腹側核(VPL：ventral posterolateral nucleus)の限局性病変で、一側の手掌と口周辺にしびれやピリピリ感などの異常感覚を訴えるが、他覚的感覚障害はない(橋や中脳の脳幹病変や頭頂葉病変でも生じる)。
▶ ヒペルパチー(hyperpathia) 痛覚鈍麻があるにもかかわらず、強い刺激で不快な疼痛を訴える。
▶ 視床痛 病変と反対側の激しい自発性疼痛。
▶ Dejerine-Roussy(デジュリン-ルシー)症候群(視床症候群) 視床の後外側部病変で、反対側の半身の表在および深部感覚障害、自発痛、深部感覚性および小脳性運動失調、舞踏アテトーゼ不随意運動、軽度の片麻痺からなる。

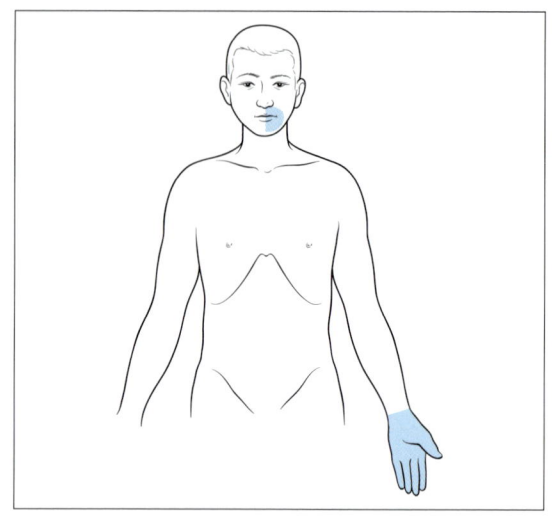

図Ⅰ-58 手口感覚症候群におけるしびれの部位

▶ ピアノ演奏の指 閉眼で手指を伸展させて前方挙上させると、ピアノを弾くかのように手指がバラバラに勝手に下方に動き、固定した姿位を保てない。高度の深部感覚障害によると考えられている。
▶ 視床手 開眼していても手指を一平面上に並べて伸展することのできない病態。アテトーゼ様の手指の奇妙な動きである。病変が視床後腹側核よりも前方領域(視床外側腹側核や視床前腹側核)をも障害すると、視床手が生じる。
▶ 視床性失立失歩 筋力低下や深部感覚障害を伴わない起立歩行障害。視床外側核背側部病変(65頁参照)。
▶ 視床性認知症 視床前核(乳頭体からの神経線維が入力)障害により、記憶障害を中核とする健忘症候群が起こる。
▶ 視床性失語 左視床後部病変で起こる。復唱は良好で超皮質性失語に類似している。自発言語の減少、語句の省略傾向などがみられる(49頁参照)。

☞ 脳定位手術で視床中間腹側核(Vim：ventral intermediate nucleus of thalamus)を破壊すると振戦が消失することから、Vimが振戦のリズム形成部位であると考えられている。

I 視床下部

・交感神経中枢の障害：Horner症候群
・体温異常
・SIADH(ADH不適合分泌症候群)。
・肥満または痩せ。

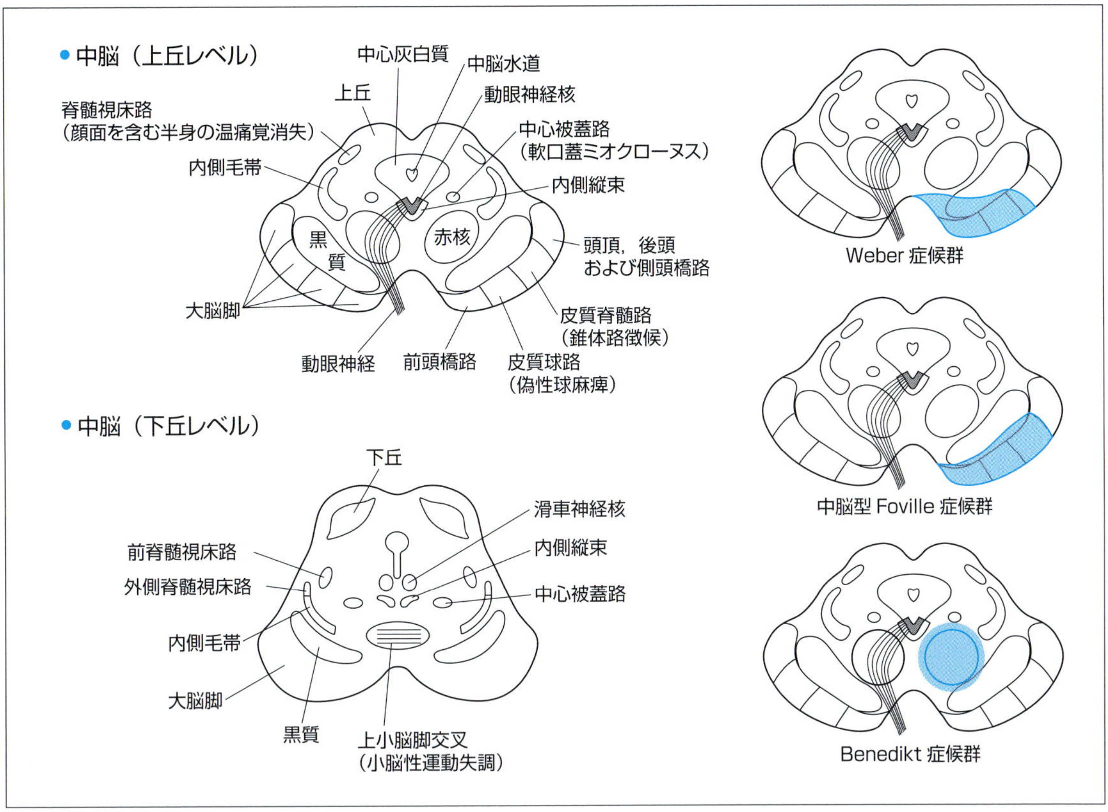

図Ⅰ-59　中脳の横断面図（青色の部分は病変部を現す）

- 睡眠・意識障害：hypocretin（orexin）の異常（ナルコレプシーでは低下する）。

注：間脳は視床と視床下部からなり、大脳半球と脳幹を中継する。

2　脳幹

A　中脳（図Ⅰ-59）

▶ Benedikt 症候群　病変側の動眼神経麻痺と健常側体肢の振戦、舞踏アテトーゼ運動。動眼神経麻痺側の赤核を中心とする病変。

▶ Claude（クロード）症候群　病変側の動眼神経麻痺、健常側体肢の小脳症状を示す。上小脳脚が交叉する中脳下部の赤核病変。

▶ Parinaud（パリノー）症候群　主症状は垂直性注視麻痺で、中脳背側病変（松果体部腫瘍）による。

▶ Weber 症候群　大脳脚病変による病変側の動眼神経麻痺と反対側の体肢と顔面と舌を含む片麻痺。

▶ 中脳型 Foville（フォヴィル）症候群　病変と反対側への側方注視麻痺〔大脳から中脳までの傍正中橋網様体（PPRF：paramedian pontine reticular formation）の核上性線維が交叉する前に障害〕（前頭橋路障害）と、反対側の顔面と舌を含む片麻痺（錐体路障害）。

B　橋（図Ⅰ-60）

▶ 内側縦束症候群（MLF 症候群：medial longitudinal fasciculus syndrome）　病変と反対側への水平注視で病変側の眼球が内転せず、健常側の外転眼には単眼性の眼振がみられ、輻輳は可能である（54 頁参照）。病変は内転障害側にある。

▶ 傍正中橋網様体症候群　水平注視の中枢である PPRF が障害され、病変側への水平注視ができない。

▶ 一眼半水平注視麻痺症候群（one-and-a-half syndrome）　片側の MLF と PPRF が同時に障害されたもの。病変側の眼球は水平注視が全くできなくなるが、病変と反対側の眼球は内転のみが障害され外転および輻輳は可能である（54 頁参照）。

▶ 閉じ込め症候群（locked-in syndrome）　意識は清明であるが、随意運動が障害されているため意識障害

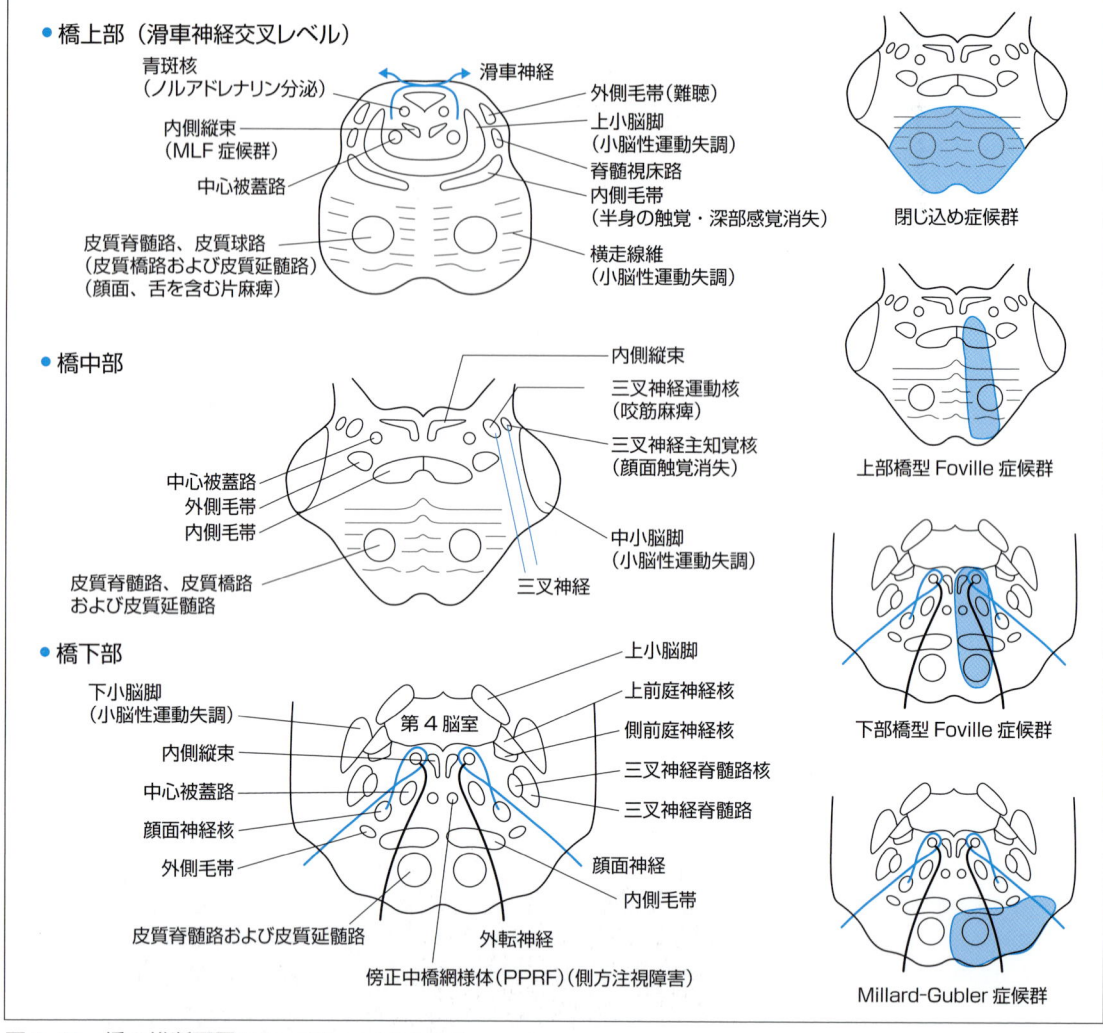

図Ⅰ-60 橋の横断面図(青色の部分は病変部を現す)

のようにみえる状態。橋底部病変により起こるが、ALSでも同様の状態がみられる(46頁参照)。
▶ Millard-Gubler(ミヤール-ギュブレール)症候群
病変側の末梢性顔面神経麻痺と、反対側の舌と上下肢の片麻痺。顔面神経麻痺側の橋底部病変による。病変側の外転神経麻痺を伴うことがある。
▶ 上部橋型Foville症候群 病変と反対側への水平注視麻痺と反対側の顔面と舌を含む片麻痺。
▶ 下部橋型Foville症候群 病変側の外転神経麻痺と末梢性顔面神経麻痺、反対側の舌と体肢の片麻痺。PPRFの障害による病変側への水平注視麻痺。PPRFとMLFが同側で同時に障害された場合は、one-and-a-half syndromeとMillard-Gubler症候群が合併したものとみることができる。
▶ 小脳橋角症候群 小脳橋角腫瘍で病変側のⅤ、Ⅶ、Ⅷの障害、反対側方向に著明なBruns眼振(病変側注視で振幅大の遅い眼振、健常側注視で振幅小の速い眼振)が主体。
▶ 構音障害・手不器用症候群(dysarthria and clumsy hand syndrome) 橋底部のラクナ梗塞により、構音障害と反対側上肢の巧緻運動障害を生じる。

C 延髄(図Ⅰ-61)

▶ Wallenberg症候群 延髄背外側部病変による。病変側の口蓋、咽頭、喉頭の麻痺、Horner症候群、顔面の温痛覚障害および体肢の小脳症状、反対側の首以下の温痛覚障害からなる。しばしば回転性めまいと眼振(前庭神経核障害)を伴う。椎骨動脈の解離(dissection)に伴って、その分枝である後下小脳動

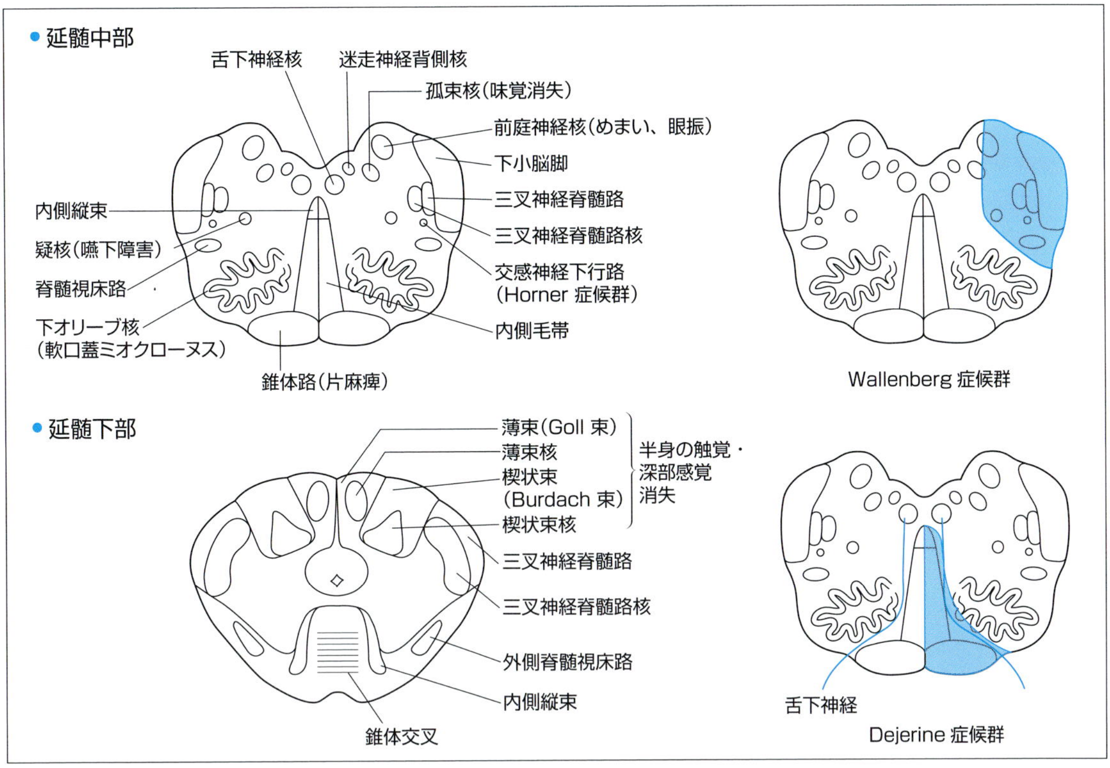

図Ⅰ-61　延髄の横断面図(青色の部分は病変部を現す)

> **Wallenberg症候群での対側顔面神経麻痺について**
> 顔面神経核に至る皮質球路の神経走行は、一説によると皮質球路が顔面神経核のある橋下部よりもさらに延髄まで下行してきたのち、正中交叉、上行して対側の顔面神経核に至る。延髄外側病変で皮質球路が障害されると、対側の核上性顔面麻痺が起こりえる。また、核上性顔面麻痺が健常側、病変側ともに観察されるときは、延髄での皮質球路の障害が、前者では皮質球路交叉前の下行部において、後者では対側からきた線維が交叉後に上行する部位でそれぞれ発生していると考えられる。逆に、延髄病変が大きくて上方の橋内の顔面神経線維まで及ぶと、病変側の核(下)性顔面麻痺がみられる。この場合、顔面神経核とその髄内線維は錐体路と近接しているので、交叉性片麻痺を生じやすい。

脈の閉塞が起こることによって生じることが多い。
▶Dejerine症候群(延髄内側症候群)　病変側舌下神経麻痺と、反対側の深部感覚障害および識別感覚障害を生じる。

3 小脳(図Ⅰ-62)

A 小脳求心路

　小脳に入る神経線維は苔状線維(mossy fiber)と登上線維(climbing fiber)の2つである。苔状線維は、後脊髄小脳路から下小脳脚を通って顆粒層で顆粒細胞の樹状突起とシナプスを形成する経路と、橋核から中小脳脚を経て顆粒細胞とシナプス結合する経路がある。顆粒細胞の軸索は上行して分子層に入り、T字形に分かれて平行線維となり、Purkinje細胞の樹状突起についている棘(spine)とシナプスを形成する。登上線維は主に下オリーブ核から下小脳脚を通り、Purkinje細胞の樹状突起についているspineとシナプスを形成する。前脊髄小脳路からの求心性線維は脊髄と小脳(上小脳脚に入ったあと)で交叉し、同側の虫部(前葉)に入る。大脳から小脳への入力は、大脳運動連合野、感覚連合野から橋核を介して苔状線維によって伝播される。Purkinje細胞層にはBergmann glia(バーグマン・グリア)と呼ばれるアストロサイトがみられ、Purkinje細胞の病変により増生する。

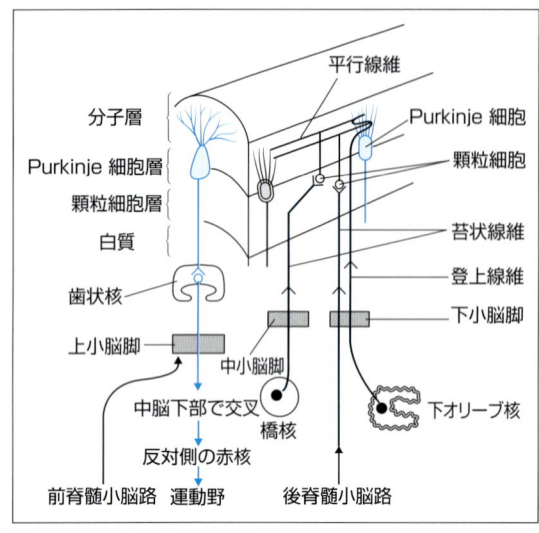

図Ⅰ-62 小脳の正常構造

4 脳神経

A 嗅神経（Ⅰ）（図Ⅰ-63）

　一次ニューロンは鼻粘膜の嗅上皮に存在する双極細胞（嗅覚受容体）である。中枢側軸索は無髄線維で、嗅神経となって嗅球に達して僧帽細胞とシナプスを形成する。その後、前嗅覚核を通り、嗅索となって嗅溝を走行して側頭葉内側面の梨状回、海馬、嗅内野、扁桃体などの辺縁系に分布する。僧帽細胞層の内方にある内顆粒細胞は僧帽細胞と連絡し、嗅覚刺激を増強すると考えられている。嗅溝は髄膜腫の好発部位であるため、圧迫による嗅覚消失をきたす。嗅索の髄鞘はオリゴデンドロサイト（乏突起膠細胞）由来で、中枢神経系に属する（末梢性髄鞘の起源はSchwann細胞である）。

B 小脳遠心路

　小脳皮質にはPurkinje細胞が存在し、無数の樹状突起を分子層に出している。また、軸索は歯状核に行き、上小脳脚を通過して、中脳下部で交叉して反対側の赤核（小脳赤核路）および視床（小脳視床路）を経て大脳運動野に至る。

B 視神経（Ⅱ）

　視覚受容体は光受容体細胞であり、黄斑部に分布して明視力を司る錐状体細胞と、網膜周辺部に存在して暗視力を司る桿状体細胞の2種類がある。一次ニューロンは双極細胞で、視細胞から受けたインパルスは網膜内層にある二次ニューロンの視神経細胞とシナプス結合し、二次ニューロンの神経線維は網膜中心部に集まって視神経乳頭を形成し、視神経となって視神経孔を通って頭蓋内に入る。網膜中心窩にある黄斑は中心視力を司り、そこから出た神経線維は耳側乳頭に入り（黄斑乳頭神経束）、球後では視神経の中央部を走行する（図Ⅰ-64）。多発性硬化症（MS）における視神経炎や球後視神経炎では、脱髄性炎症が視神経中央部に起こることが多いため、二次的に軸索まで障害されると逆行性に軸索変性が起こり、耳側の乳頭部が蒼白に見える（耳側蒼白）（口絵-7）。軸索まで障害されると視力の回復は不良である。

●視覚路の血流支配

　内頸動脈からの分枝である眼動脈は視神経とともに視神経孔を通って眼窩内に入り、視神経に血液を供給するほか、網膜中心動脈として網膜を灌流する。網膜中心動脈の閉塞によって視力消失（盲）が起こる。視交叉は前大脳動脈の枝から、視索と外側膝状体は内頸動脈から分枝する前脈絡叢動脈から、視放線は中大脳動脈（Sylvius動脈）から、視覚皮質は後大脳動脈から、それぞれ血液の供給を受けている。

Point
1) 小脳病変では、病変側に症状が出現する（前庭神経も同様）。
2) 小脳半球病変では、四肢の運動失調、構音障害、眼振が起こる。虫部病変では、体幹運動失調が出現する。片葉小節葉（flocculonodular lobe）は前庭核と連絡しており、歩行時の平衡障害、体幹運動失調が起こるほか、病変側への側方注視時に下眼瞼向きの眼振が出現する。
3) 小脳前葉（上虫部）病変では、下肢の運動失調がみられる。
4) 小脳後葉（小脳半球、小脳外側）病変では、上下肢の運動失調、構音障害、眼振などがみられる。
5) 小脳は前頭葉と線維連絡があるため、脳梗塞などの前頭葉の病変では、しばしばSPECTにより病変と反対側の小脳の血流低下がみられ、遠隔機能障害と呼ばれる。

　脊髄小脳変性症では、歩行障害のほか構音障害もみられる。アルコール性運動失調症では、主に虫部の前葉（上部）が障害されるため失調性歩行が著明であるが、構音障害は目立たないことが多い。

図Ⅰ-63　嗅神経の模式図

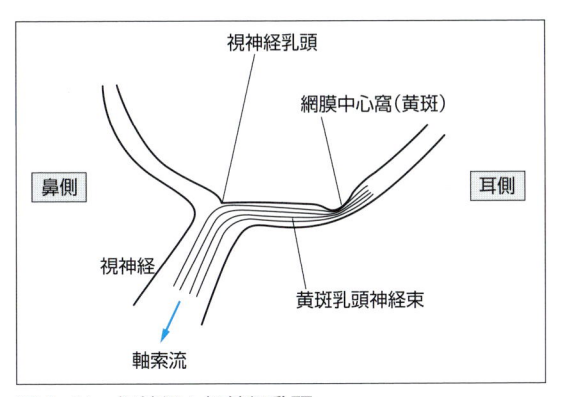

図Ⅰ-64　視神経と視神経乳頭

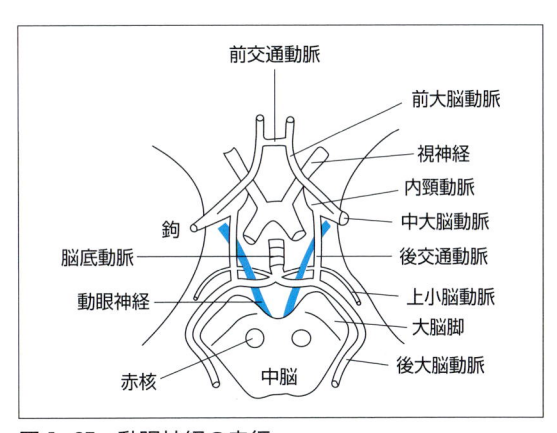

図Ⅰ-65　動眼神経の走行

C　動眼神経（Ⅲ）

髄外に出た動眼神経は後大脳動脈と上小脳動脈の間を通り、間もなく後交通動脈の下を交叉性に横切る（図Ⅰ-65）。その後、後交通動脈と鉤の間を通り、さらに海綿静脈洞の外側壁の上部を走り、上眼窩裂から眼窩内に入り（図Ⅰ-40、12頁参照）、内直筋、上直筋、下直筋および下斜筋を支配する。

● 対光反射の経路

網膜→視神経（視交叉）→視索→視蓋前域→Edinger-Westphal核→動眼神経→毛様体神経節→瞳孔括約筋→縮瞳（図Ⅰ-66）

注：Edinger-Westphal核（副交感神経節前ニューロン、縮瞳に関与）。

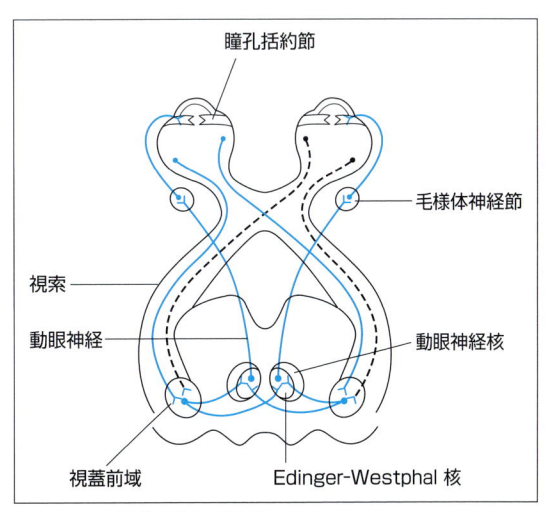

図Ⅰ-66　対光反射の経路

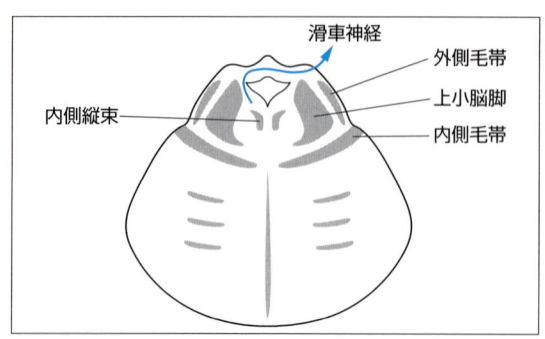

図I-67　滑車神経の走行

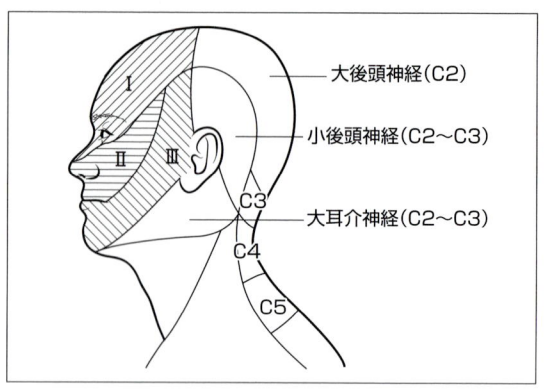

図I-68　頭頸部の感覚神経支配
Ⅰ：三叉神経第1枝（眼神経）　　Ⅱ：三叉神経第2枝（上顎神経）　　Ⅲ：三叉神経第3枝（下顎神経）

> **対光反射について**
> 片側の網膜への光刺激で両側の瞳孔が縮瞳する。例えば、右眼に光を当てると両側の瞳孔が縮瞳するが、左眼に光を当てたとき両側の瞳孔に縮瞳がみられないときは、左眼の視神経障害（視力障害）による反射入力の障害である。左右どちらの眼に光を当てても左眼のみが縮瞳し、右眼に縮瞳がみられないときは、右眼の動眼神経（副交感神経）の反射の出力側の障害である。

D 滑車神経（Ⅳ）（図Ⅰ-67）

中脳の下丘レベルの後部（背側部）で交叉し、反対側の中脳後方から髄外に出て、海綿静脈洞を通って上眼窩裂から眼窩内に入り、上斜筋を支配する。視神経以外の脳神経の中では交叉する唯一の神経である（図Ⅰ-60、24頁参照）。脳神経系の中で唯一背側から出る脳神経で、脳神経系の中では頭蓋内の走行が最も長い。

E 外転神経（Ⅵ）

橋被蓋の第4脳室壁に位置し（図Ⅰ-60）、髄外に出た線維は脳底動脈からの分枝である内耳動脈と前下小脳動脈の間を通って、海綿静脈洞から上眼窩裂を経て眼窩に入り、外直筋を支配する。脳神経の中では滑車神経に次いで長い距離を走るので、頭蓋内圧亢進状態ではしばしば間接的に圧迫を受け、外転神経麻痺をきたす。

F 三叉神経（Ⅴ）

顔面の感覚と運動を司り、最も太い脳神経である。脊髄から上行してくる感覚伝導路には、脳幹レベルで顔面部の感覚入力が加わる。三叉神経の感覚神経は顔面および前頭部の皮膚（第1枝、第2枝、第3枝）（図Ⅰ-68）、口腔粘膜の一部、脳髄膜の大部分に分布している。一次ニューロンは半月神経節〔Gasser（ガッセル）神経節〕に存在する。半月神経節からは温痛覚に関連する小径線維と皮膚触覚を司る大径線維に分かれる（図Ⅰ-69）。温痛覚の小径線維は三叉神経脊髄路として下行し、第2頸髄（第4頸髄）あたりまで達するが、その過程で二次ニューロンである三叉神経脊髄路核とシナプス結合する。同核から出た二次ニューロンは交叉して反対側の脊髄視床路に合流し（腹側三叉神経視床路）、第三次ニューロンの視床の後内側腹側核（VPM）に至る。触覚を司る大径線維は橋被蓋にある三叉神経主知覚核の二次ニューロンとシナプスを形成し、その後大部分は交叉して反対側の脊髄路核からきた神経線維とともに三叉神経視床路として上行して内側毛帯に加わり、一部は交叉せず背側三叉神経視床路を上行して、ともに視床のVPMに達する。したがって、三叉神経が髄外で障害された場合は、すべての皮膚表在感覚（温痛覚および触覚）が障害されることが多く、髄内病変で脊髄路と主知覚核へ向かう線維に分岐したあとでは、温痛覚と触覚のどちらか一方が選択的に障害されることが多い（解離性感覚障害）。特に、触覚は正常に保たれ、温痛覚のみが障害される解離性感覚障害は、病変が脳幹内にあることを示す。脊髄路核は上下に長く分布しているので部分的に障害されることが多く、温痛覚障害の分布も部分的であることが多い。

1 第1枝（眼神経）

眼窩上壁を後方に走り、上眼窩裂、海綿静脈洞を通って中頭蓋窩で半月神経節に達する。頭蓋内では前頭蓋窩の髄膜や小脳テントからの侵害受容を伝達するため、後頭蓋窩の病変で前頭部痛が生じることがある（関連痛）。

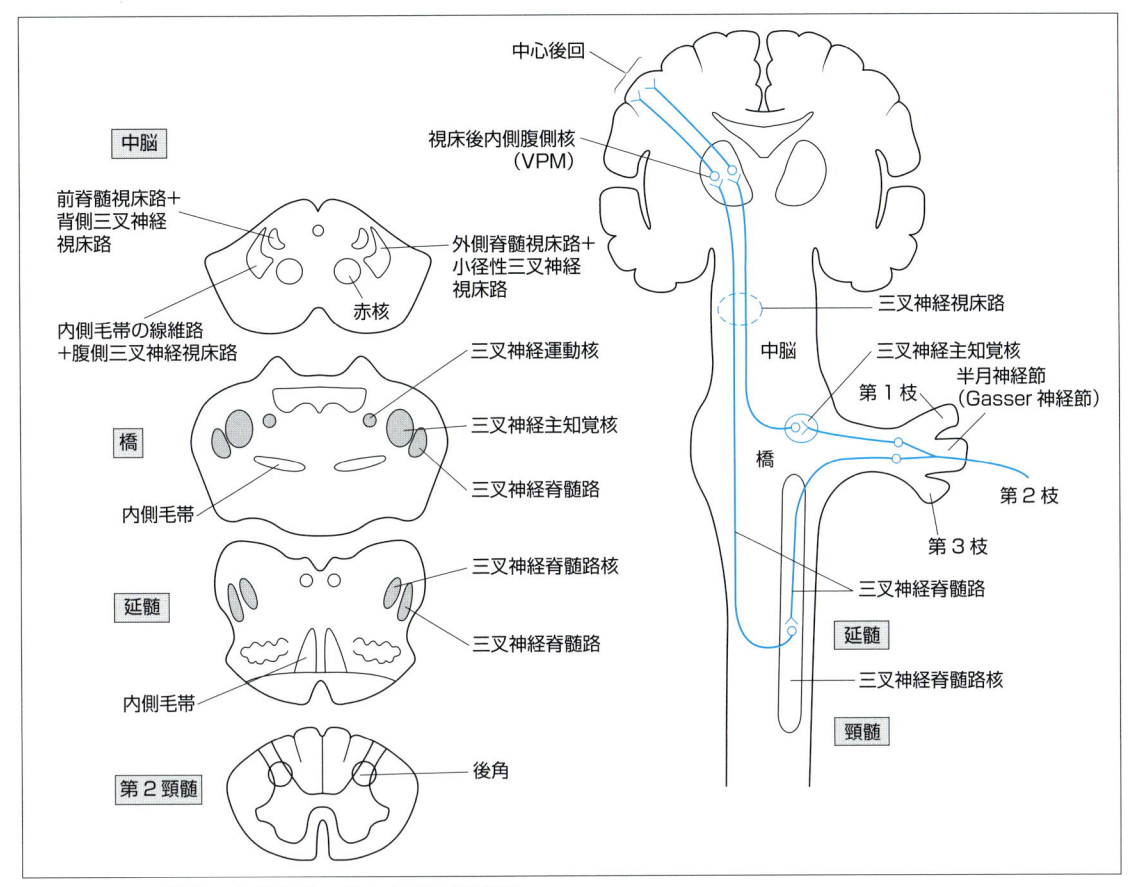

図I-69 三叉神経の各神経路の分布を示す模式図

2 第2枝（上顎神経）

上口唇から頬の皮膚、鼻粘膜、上顎粘膜を支配し、正円孔から頭蓋内に入り、半月神経節に至る。

3 第3枝（下顎神経）

下顎からこめかみにかけての皮膚と下顎粘膜を支配し、卵円孔から頭蓋内に入り、半月神経節に至る。

4 玉ネギ様の感覚解離（図I-70）

三叉神経脊髄路核には体性機能局在があり、頸髄空洞症が上方進展するにつれて温痛覚障害が頸部から後頭部、次いで顔面周辺へ拡大し、さらに顔面の中心へ求心性に玉ネギ状に進行する。他方、顔面の触覚は保たれる。

中枢神経部が長く伸びているので、MS で脱髄斑がみられることがある。脳幹からの出入り口は中枢神経から末梢神経に移行する部分（REZ：root entry zone）で、血管圧迫による障害を受けやすい。三叉神経痛の原因としては上小脳動脈による圧迫が最も多く、次いで前下小脳動脈、椎骨動脈によることが多い（図I-71）。

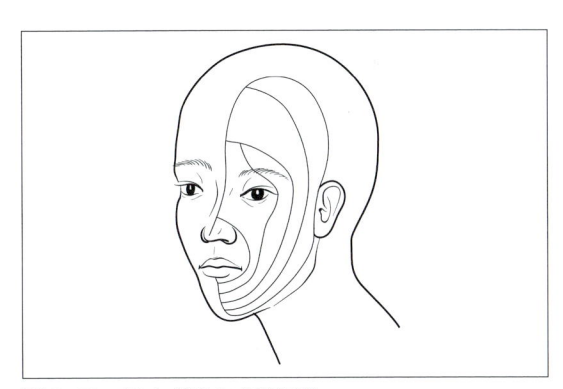

図I-70 玉ネギ様の感覚解離

👉 脳幹への脳神経の出入り口は、感覚神経では root entry zone（REZ）、運動神経では root exit zone（REZ）と呼ばれる。ここは中枢性髄鞘と末梢性髄鞘の移行部で、中枢性髄鞘は結合織が疎で圧迫に脆弱であるため、症状が出現しやすい。脳神経の中枢性髄鞘は、三叉神経感覚枝では脳幹辺縁から約3mm以内

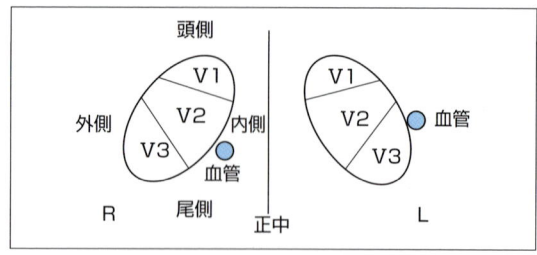

図Ⅰ-71　三叉神経根 REZ の線維分布と血管圧迫
第2枝は内側に幅広く、第3枝は外側に幅広く分布するため、内側圧迫で第2枝症状が、外側圧迫で第3枝症状が出現しやすい。V1：第1枝　V2：第2枝　V3：第3枝

(三叉神経痛)、顔面神経では 2.5 mm 以内(片側顔面れん縮)、内耳神経では 8〜10 mm(内耳道入口付近まで)、舌咽神経では 1.0〜1.5 mm(舌咽神経痛が稀な理由の可能性あり)である。

G 顔面神経（Ⅶ）（図Ⅰ-72）

　神経核は橋被蓋に存在し、神経核から出た顔面神経は背側に向かって走行し、外転神経核を外側から内側に取り囲んでから腹側に走り、髄外に出る(図Ⅰ-60、24頁参照)。後頭蓋下窩の小脳橋角部から内耳神経とともに内耳道に入り、顔面神経管を通ってあぶみ骨筋に分枝を出し(鼓膜の緊張を緩和)、膝神経節を通過して茎乳突起孔から頭蓋外に出る。その後、耳下腺内を通り、分枝してそれぞれ同側の前頭筋、眼輪筋、口輪筋および広頸筋を支配する。顔面れん縮は、蛇行した血管の圧迫(前下小脳動脈＞後下小脳動脈＞椎骨動脈の順に多い)により、二次的に脱髄が生じた結果として起こると考えられている。動脈の直接の圧迫によるものではないので、けいれんは脈拍と同期しない。ボツリヌス療法や手術療法の適応がある。

1 体性感覚神経
　耳介内面から外耳道にかけての皮膚を支配している。一次ニューロンは膝神経節にある双極細胞で、同部位の皮膚からの感覚入力を橋に伝え、温痛覚線維は三叉神経脊髄路から脊髄路核に、触覚線維は三叉神経主知覚核に達し、それぞれの二次ニューロンから出た神経線維はともに交叉して、反対側の三叉神経視床路を通って視床の後内側腹側核(VPM)に至る。

2 味覚
　舌の前部2/3の味覚を司る。味蕾に発した味覚は舌神経から鼓索神経を通って一次ニューロンの膝神経節(双極細胞)に入り、そこから出た軸索は延髄の孤束核に至る。

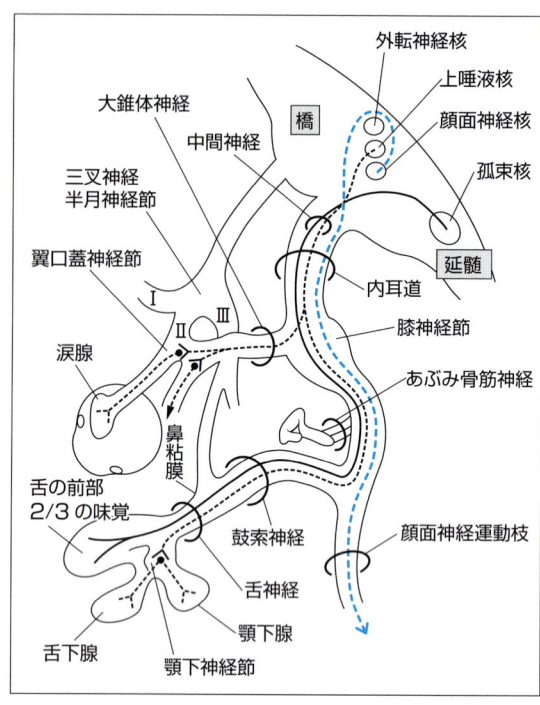

図Ⅰ-72　顔面神経の経路

3 流涙と唾液分泌
　橋被蓋に存在する上唾液核から出た節前線維は中間神経を形成し、顔面神経とともに内耳道に入る。涙腺に向かう神経線維は膝神経節に入る直前で大錐体神経として分枝し、翼口蓋神経節に達し、そこから出た節後線維が涙腺を支配する。唾液腺を支配する節前線維は内耳道を通って顔面神経管に入り、鼓索神経を通って顎下神経節に達する。そこから出た節後線維は舌下腺と顎下腺を支配し、唾液の分泌が起こる。

> 第七脳神経の機能の覚え方「お七(第Ⅶ脳神経)涙(涙腺)に味(味覚)もたせ、舌下(舌下腺)顎下(顎下腺)のつばを吐くなり」

> 顔面神経は顔面筋とあぶみ骨筋を司る運動根と、味覚性線維、涙腺、顎下腺を支配する副交感神経の線維からなる感覚根(中間神経)をもつ。中間神経は涙腺(大錐体神経)と、舌の前部2/3の味覚および顎下腺、舌下腺の分泌(鼓索神経)に関与する。

H 内耳神経（Ⅷ）

1 聴覚
　受容器は内耳の蝸牛の Corti(コルチ)器官にある有

毛細胞である。一次ニューロンは蝸牛内のらせん神経節（双極細胞）で、そこから出た神経線維は聴神経として前庭神経とともに内耳神経を形成し、内耳道を走行して小脳橋角部から髄内に入る。二次ニューロンは延髄背側の蝸牛神経背側核と腹側核で、腹側核から出た神経線維は同側の上オリーブに入り、上オリーブの三次ニューロンから出た神経線維は交叉して反対側の外側毛帯を、一部は交叉しないで同側の外側毛帯をそれぞれ上行し、下丘に到達する。一方、蝸牛神経背側核から出た神経線維は上オリーブを経由しないで、そのまま交叉して反対側の外側毛帯に入って上行し、対側の下丘に到達する。下丘のニューロンから出た神経線維は同側および一部交叉して反対側の内側膝状体に入り、その後同側の聴放線を通り、上側頭回の聴覚皮質〔Heschl（ヘシュル）回〕に至る。聴神経は小脳橋角腫瘍の好発部位である。

▶脳幹聴覚誘発電位　クリック音刺激の立ち上がり時点から10ミリ秒以内に、Ⅰ波：聴神経、Ⅱ波：蝸牛神経核付近または聴神経、Ⅲ波：上オリーブ付近、Ⅳ波：外側毛帯、Ⅴ波：下丘付近、Ⅵ波：内側膝状体付近、Ⅶ波：聴放線、に由来する7つの陽性波形がみられる。

2 平衡覚

受容器は三半規管、球形嚢および卵形嚢の中にある有毛細胞である。三半規管は頭部の回旋方向の加速を感知する。球形嚢と卵形嚢は頭部の位置や姿勢および直線的な加速を受容し、特に球形嚢は前後方向の、卵形嚢は重力方向の加速をそれぞれ感知する。平衡覚に関する入力は内耳道にある一次ニューロンである前庭神経節（双極細胞）に入り、そこからの神経線維は前庭神経として聴神経とともに内耳道から延髄被蓋の前庭神経核群に至る。前庭神経核は脊髄、脳幹網様体、上丘、小脳片葉と前葉からも求心性の入力を受け、反対側の視床の後外側腹側核（VPL）を通して皮質に投射している。また、前庭神経核から出た遠心性神経線維は、脊髄前角、外眼筋を支配する運動核、小脳にも投射している。

Ⅰ 副神経（Ⅺ）

延髄の後外側溝から出る延髄根の一部と、頸髄の側面から多数出てくる脊髄根が合流している。脊髄根はC1～C5（C6）の頸髄前角から起こり、胸鎖乳突筋（C2～C3）および僧帽筋（C3～C4）を支配する。脊髄根と合流しなかったほうの延髄根は迷走神経と合流し、喉頭を支配する。

☞ 僧帽筋の筋電図でみられる脱神経所見は、ALSの早期診断で最も有用性の高い所見である。筋電図検査で、頸椎症では胸鎖乳突筋あるいは僧帽筋で脱神経所見（線維束性収縮電位）がみられず、またALSとの鑑別で問題となるKeeganタイプ（主にC5およびC6の前根障害）の頸椎症でも、それらの筋に異常はみられない。僧帽筋は脳神経に分類されるが部位的には頸筋に属するため、この筋で筋電図異常がみられれば、ALSの診断基準を満たすべく他の頸筋の検索をする必要はない。

J 舌咽神経（Ⅸ）、迷走神経（Ⅹ）

発声、構音、嚥下機能に関与する。舌咽神経（核はもたない）と迷走神経の運動核は延髄にある疑核で、両者は延髄外側から髄外に出て、頸静脈孔を通って頭蓋外に出る。舌咽神経の運動神経は主に軟口蓋と咽頭筋を支配し、その障害により鼻声と嚥下障害をきたす。迷走神経の運動神経障害は喉頭が麻痺して嗄声をきたし、高度障害では無声および呼吸困難を生じる。舌咽神経と迷走神経は髄内外とも並行して走行するので、両神経が同時に障害されやすい。迷走神経の関与する神経核は、迷走神経背側核、疑核、孤束核である。

1 咽頭・喉頭の体性感覚

咽頭、口蓋垂、扁桃腺、舌の後部1/3、耳管および喉頭粘膜の体性感覚は、舌咽神経によって支配されている（口腔内と舌の体性感覚は、大部分が三叉神経支配）。舌咽神経の感覚神経は咽頭反射（催吐反射）の求心路としてはたらき、孤束核を介して舌咽神経と迷走神経の運動枝を遠心路とする反射弓を形成する。

2 味覚

舌の後部1/3の味覚は舌咽神経が支配している。一次ニューロンは上神経節あるいは錐体神経節にあり、延髄に入ったのち、顔面神経からの味覚線維と同様に、孤束および孤束核に到達する。

3 唾液分泌

延髄の下唾液核にある舌咽神経の副交感神経遠心線維は、耳神経節を経由し耳下腺の唾液分泌を促進する。

4 内臓の自律神経支配

迷走神経背側運動核の迷走神経には副交感神経遠心路があり、心血管系、気管支・肺、食道、胃、小腸、大腸などの内臓運動を支配している。

5 内臓からの求心路

舌咽神経と迷走神経は内臓からの求心路として重要なはたらきをしている。内頸動脈壁の頸動脈洞の圧受容器から出る内臓求心路は、舌咽神経を通って上神経節および錐体神経節にある内臓感覚神経細胞に達し、

Point

1) 嗅神経と視神経の髄鞘は末梢性ではなく、中枢性由来（オリゴデンドロサイト）である。ほかの脳神経、脊髄神経根（前根と後根）および末梢神経は末梢性の髄鞘（Schwann細胞）からなり、末梢神経系に属する。
2) 視神経はMSでみられる脱髄斑の好発部位である。
3) ⅠとⅡ以外の脳神経および脊髄神経根の出入部分は中枢神経組織であるが、脳幹あるいは脊髄から数mmから1〜2cm外に出てから末梢神経になる。
4) 体性感覚神経を含むのは、Ⅴ、Ⅶ、Ⅸ、Ⅹである。
5) 副交感神経系の遠心線維を含むのは、Ⅲ、Ⅶ、Ⅸ、Ⅹである。
6) 運動神経の核はすべて脳幹の髄内にあり、感覚神経の一次ニューロンはいずれも髄外の神経節内に存在する。

脳神経系の反射	求心路	遠心路
対光反射	視神経（Ⅱ）	動眼神経（Ⅲ）
角膜反射（瞬目反射）	三叉神経（Ⅴ）	顔面神経（Ⅶ）
咽頭反射（催吐反射）	舌咽神経（Ⅸ）	迷走神経（Ⅹ）
軟口蓋反射	三叉・舌咽神経（Ⅴ、Ⅸ）	迷走神経（Ⅹ）

延髄孤束核に終わり、迷走神経背側運動核に中継して反射弓を形成する。また、大動脈弓にある大動脈受容体からのインパルスは、迷走神経を通って内臓感覚神経細胞に伝達されて孤束核に至り、同様の反射弓を形成する。この2つの反射弓は血圧調節に重要であり、この調節が障害されると起立性低血圧が生じる。

☞ 迷走神経背側核は嗅球と並んで、Parkinson病で最も早期に障害される部位である。

K 舌下神経（Ⅻ）

延髄にある舌下神経核は舌の運動を司る。舌下神経は延髄錐体の外側から髄外に出て、舌下神経管を通って頭蓋外に至り、同側の舌筋を支配する。舌下神経核以下の一側性末梢性障害により、障害側の舌半分に筋萎縮がみられ、また、挺舌の作用を司る頤（おとがい）舌筋が麻痺するため、挺舌により健常側の頤舌筋が打ち勝ち、その結果舌が障害側に偏倚する。

5 脊髄

A 概観

各レベルにおける椎骨（図Ⅰ-73）および脊髄の横断

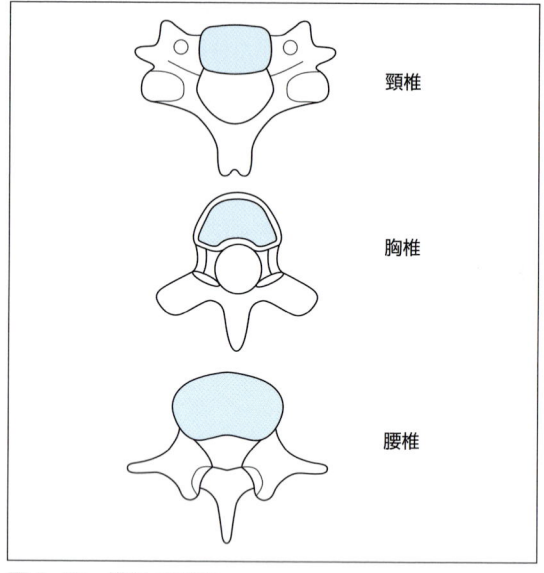

図Ⅰ-73 椎骨の形態

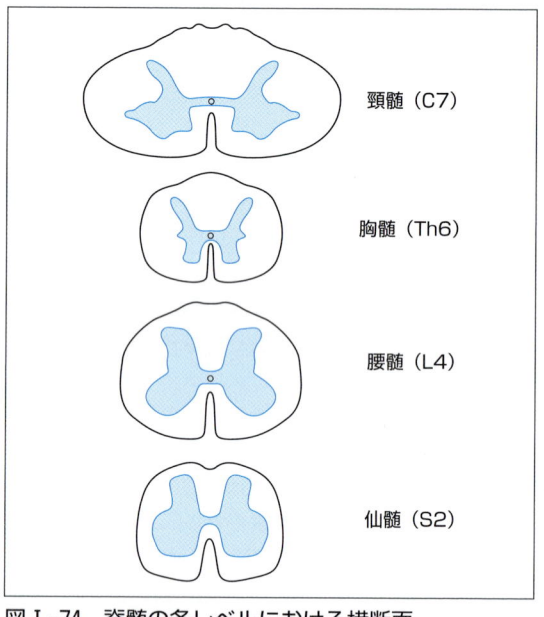

図Ⅰ-74 脊髄の各レベルにおける横断面
頸髄の横断面は楕円形で、前角が大きい。胸髄は円形で、灰白質（前角および後角）は白質に比較して小さくH型を呈する。腰髄はほぼ円形で、灰白質は胸髄に比べて大きい。仙髄はほぼ円形で、前角の占める割合は腰髄よりもさらに大きい。

面（図Ⅰ-74〜76）には特徴ある構造がみられる。頸椎と頸髄には約1.5椎体のずれがある（図Ⅰ-77）。C1の神経根は第1頸椎の上から出るため、椎間板から出る神経根は下方の椎体レベルに一致する（図Ⅰ-77）。例えば、C5〜C6椎間の障害ではC7の髄節症候、C6の神経根症が出現する。脊髄の下端はL1（ないしL2）で

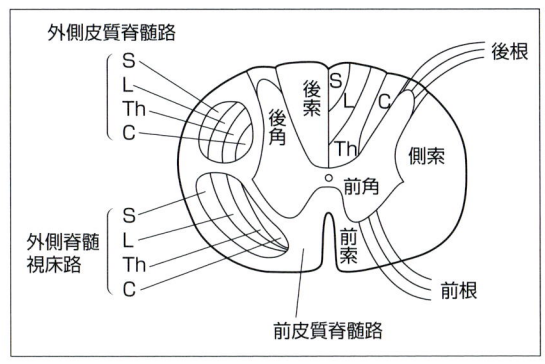

図Ⅰ-75 頸髄における運動系と感覚系の部位
S：仙髄、L：腰髄、Th：胸髄、C：頸髄

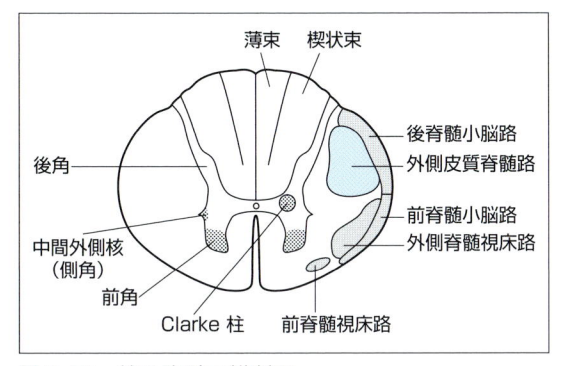

図Ⅰ-76 第5胸髄の横断面

円錐形となって終わり、それ以下は馬尾を形成する（第3～5仙髄および尾髄を円錐という）。

☞ 代表的疾患と脊髄病変（図Ⅰ-78）

B 血管支配

前根動脈からの1本の前脊髄動脈は脊髄前部の2/3を、後根動脈からの2本の後脊髄動脈は後部の1/3をそれぞれ支配し、周辺の白質は回旋枝動脈の穿通枝で支配されている（図Ⅰ-79）。腰髄から入る根動脈は特に太くてAdamkiewicz（アダムキーヴィッツ）動脈と呼ばれ（図Ⅰ-80）、Th9（Th9～L2）のレベルで脊髄の左側から入ることが多い。腰部の前脊髄動脈の血流はAdamkiewicz動脈だけで供給されているために、前脊髄動脈閉塞による前脊髄動脈症候群が起こりやすい。

C 運動系（図Ⅰ-75、76、表Ⅰ-1、2）

脊髄前角細胞（口絵-8）、前根、運動性末梢神経からなり、障害により下位運動ニューロン症状である筋力

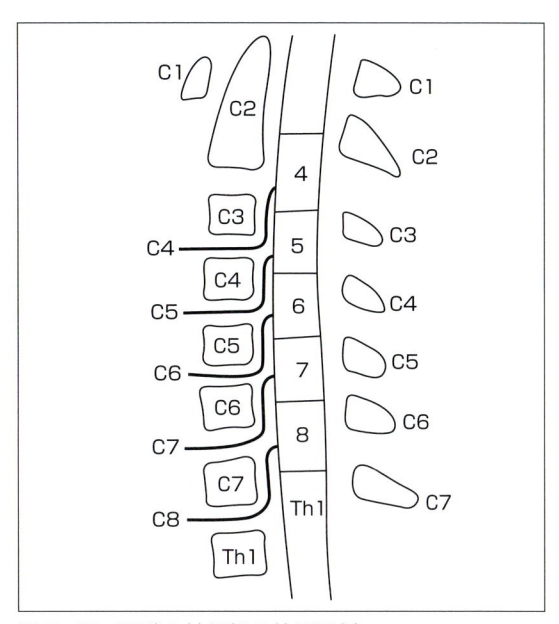

図Ⅰ-77 頸髄と神経根の位置関係
C5～C6椎間の障害では、C7（C $\frac{5+6}{2}$ +1.5=7）髄節の症候およびC6の神経根症が出現する。

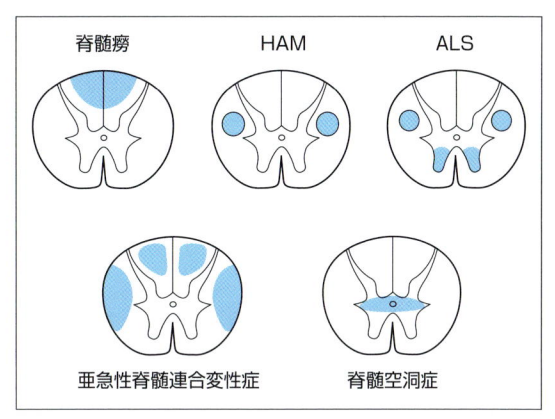

図Ⅰ-78 代表的疾患と脊髄病変
HAM：ヒトTリンパ球向性ウイルス脊髄症（HTLV-1関連脊髄症） ALS：筋萎縮性側索硬化症

表Ⅰ-1 徒手筋力試験による評価

5：強い抵抗を与えても、重力に打ち勝って完全に運動できる。
4：いくらか抵抗を与えても、重力に打ち勝って完全に運動できる。
3：抵抗を与えなければ、重力に打ち勝って完全に運動できる。
2：重力を除けば、完全に運動できる。
1：関節は動かないが、筋収縮は触れる。
0：筋収縮は全くない。

Point

1) C1 は一般的には運動線維であり、感覚神経は含まない。
2) 坐骨神経は L4〜S3 からなる。
3) 後角の lamina I と II は末梢性痛覚線維を受け、substance P の免疫染色陽性である。
4) 側索の脊髄視床路は外側から仙髄、腰髄、胸髄、頸髄の順に配列しているため、椎間板ヘルニアなどの外部からの圧迫では下肢末端の感覚障害が出現し、圧迫が強くなるにつれて感覚障害が上行する。
5) 後索では中心部からそれぞれ外側に向かって仙髄、腰髄、胸髄および頸髄の順に配列している。
6) 頸髄前角外側から内側に向かって手、前腕、上腕、肩、体幹の順に配列し、腹側に伸筋群、背側に屈筋群が存在する。腰髄前角外側は下肢遠位部、内側は下肢近位部を支配している。
7) 横隔膜運動に関与する横隔神経は、C3〜C5 の前角の内側核群と外側核群の間かつ腹側に位置している。
8) 交感神経系の節前神経細胞は、C8 から L2 あるいは L3 の中間外側核にある。
9) Onufrowicz（オヌフロヴィッツ）核〔Onuf（オヌフ）核〕は S2 の前角腹側のほぼ中間部にある随意筋を支配する運動神経核であり、外肛門括約筋や尿道括約筋を支配し、膀胱・直腸機能に関与する。

表 I -2　筋力と支配神経（中枢）の関係（図 I -81）

筋力	中枢
・頸部屈曲	C1〜C6
・頸部伸展	C1〜Th1
・三角筋	C5〜C6（C5 が主体）
・上腕二頭筋	C5〜C6
・腕橈骨筋	C5〜C6（C6 が主体）
・上腕三頭筋	C6〜C8（C7 が主体）
・手関節背屈	C6〜C8
・手関節掌屈	C6〜C8、Th1
・母指球筋	C8〜Th1（Th1 が主体）
正中神経（母指球筋：母指対立筋、短母指外転筋、短母指屈筋）	
・小指球筋	C8〜Th1（C8 が主体）
尺骨神経（小指球筋：小指対立筋、小指外転筋、短小指屈筋）	
・手指（II〜V）伸展	C7（図 I -82）
・手指（II〜V）屈曲	C8〜Th1（図 I -83）
・腸腰筋	L1〜L4（L2 が主体）
・大腿四頭筋	L2〜L4（大腿神経）（L3〜L4 が主体）
・前脛骨筋	L4〜L5（L5 が主体）
・下腿三頭筋	L5、S1〜S2（S1 が主体）
・長母趾伸筋	L5

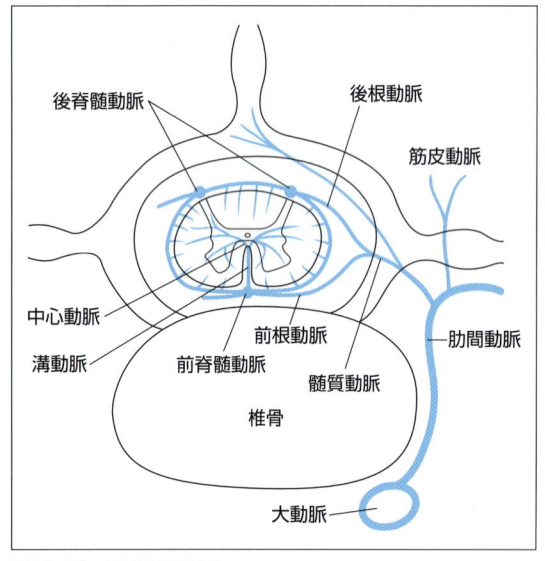

図 I -79　脊髄の動脈

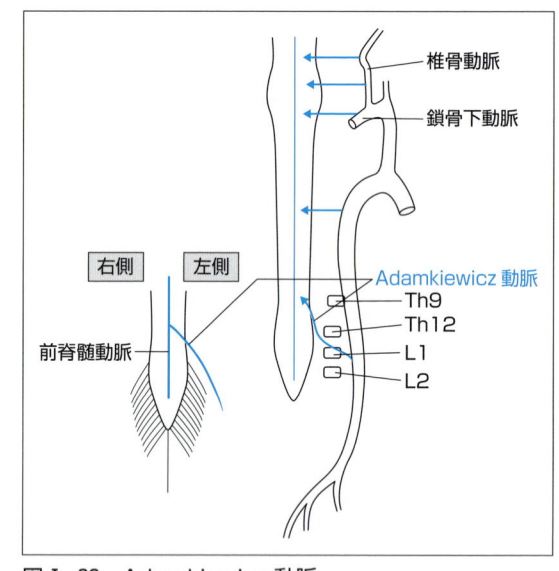

図 I -80　Adamkiewicz 動脈

低下、筋萎縮、線維束性収縮、および腱反射の低下、消失などがみられる。皮質脊髄路（錐体路）（図 I -84）障害により、上位運動ニューロン症状である痙性麻痺、腱反射亢進、病的反射（Babinski 徴候など）の出現がみられる（上位運動ニューロン障害による筋萎縮は軽度で、廃用性の要素が強い）。足の筋を支配する

α運動線維は長い場合は1mにも達し、また運動皮質から腰仙髄までの皮質脊髄路も極めて長い。軸索内には粗面小胞体が存在しないため蛋白質の産生はなされず、エネルギー産生は主にミトコンドリアが担っているが、長い軸索内では軸索輸送の保持は極めて劣悪な環境にある。

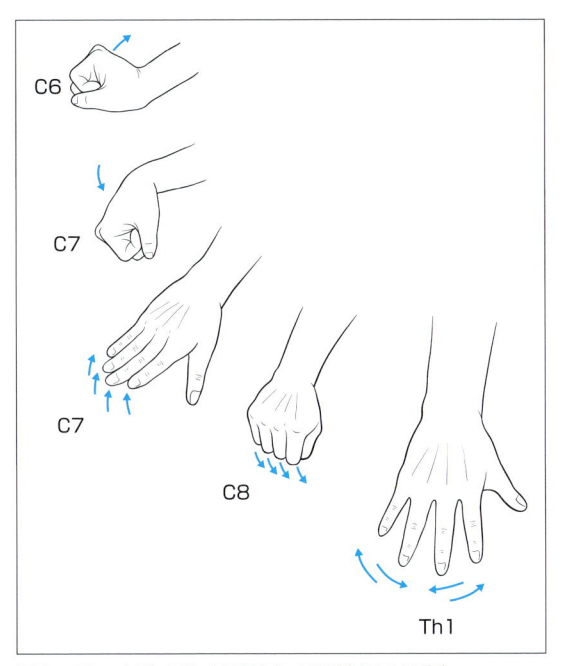

図Ⅰ-81　上肢の筋力試験と支配神経の関係

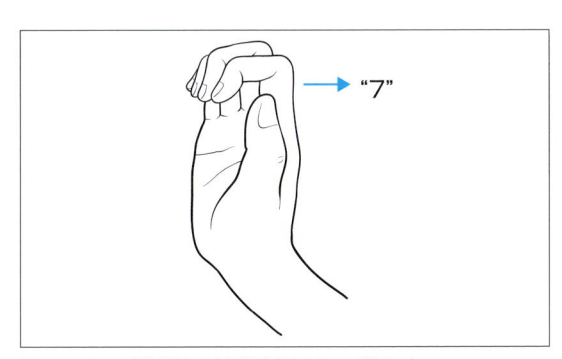

図Ⅰ-82　手指伸展支配神経C7の覚え方

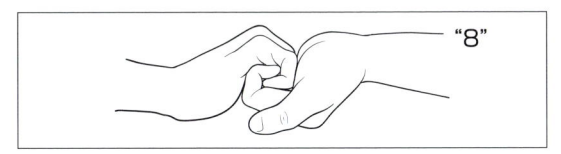

図Ⅰ-83　手指屈曲支配神経C8の覚え方

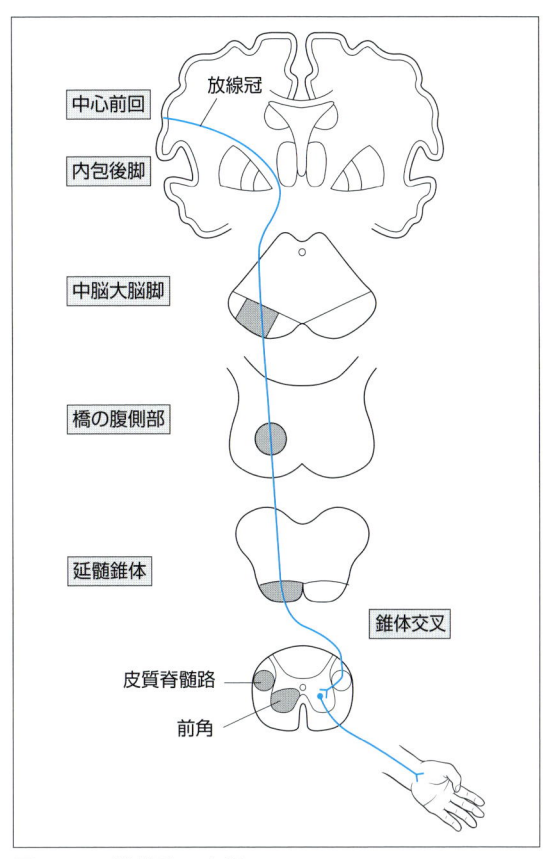

図Ⅰ-84　錐体路の走行

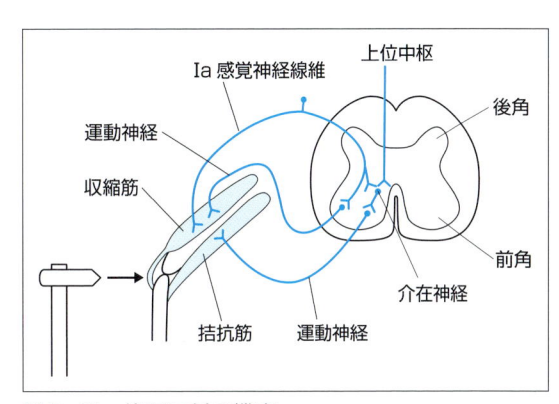

図Ⅰ-85　伸張反射の機序

☞ **伸張反射（stretch reflex）（図Ⅰ-85）**
筋紡錘の伸張により筋収縮が起こる反射で、反射弓は、筋紡錘→Ia感覚神経線維→後根→脊髄→α運動線維→骨格筋である。一方、Ia感覚神経線維のインパルスは、上位中枢からさまざまな入力を受ける介在神経を介して拮抗筋の運動神経を抑制し、拮抗筋は弛緩する。

☞ 手根管症候群では、長期間の症例で特に短母指外転筋の萎縮をみることが多い。肘部管症候群では、尺骨神経の同一の神経支配である小指外転筋と第1背側骨間筋の両者の筋萎縮を認める。

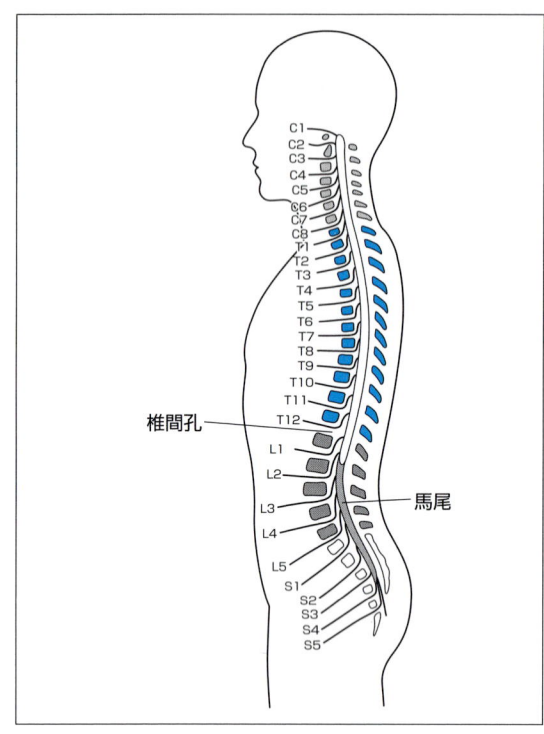

図Ⅰ-86　脊髄神経と脊柱の位置関係

☞ 短母指外転筋、第1背側骨間筋や小指外転筋など、手首より遠位に終始をもつ筋を、手内筋あるいは小手筋という。

● 筋力低下の種類
▶ 単麻痺　1つの体節に限局する筋力低下。
▶ 片麻痺　身体の片側に限局する筋力低下。上肢・顔面片麻痺、顔面を含む片麻痺、顔面を含まない片麻痺など。
▶ 対麻痺　両側下肢の対称性の筋力低下。
▶ 両麻痺　ある体節の両側対称性筋力低下、顔面両麻痺、上肢両麻痺など。
▶ 四肢麻痺　両側上下肢の筋力低下。

D　感覚系（図Ⅰ-75、76）

1 脊髄神経と脊柱の位置関係（図Ⅰ-86）

☞ 腰部椎体レベルと神経根レベル（図Ⅰ-87）
例えばL4／L5レベルの脊柱管内での圧迫（内側性ヘルニアなど）では、通常L5神経根が障害されるが、椎間孔外（脊柱管外）の圧迫（外側性ヘルニアなど）では、L4神経根が障害される。

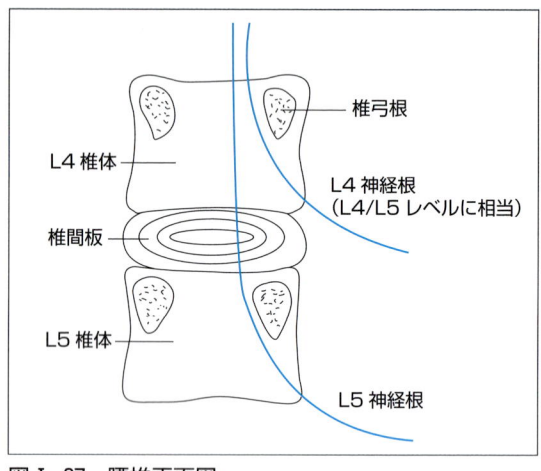

図Ⅰ-87　腰椎正面図

2 皮膚の神経分布（図Ⅰ-88、89）

☞ C6の皮膚分節
第1指とする説と、第1指および第2指とする説がある。

3 表在感覚経路（図Ⅰ-75、76）

温痛覚は細い有髄線維（Aδ線維）あるいは無髄線維（C線維）によって後角に入り、二次ニューロンとシナプスを形成する。その後、反対側の外側脊髄視床路を上行し、脳幹被蓋外側部を通って視床の後外側腹側核（VPL核）で三次ニューロンとシナプスを形成し、中心後回に達する。触覚には触知覚と圧覚があるが、触知覚は後角で二次ニューロンに中継された後、反対側の前脊髄視床路を上行し、視床（VPL核）を介して感覚野に達する。圧覚は脊髄内でニューロンを替えずに二次ニューロンである延髄後索核に中継され、内側毛帯を経由して視床（VPL核）に達し、感覚野に至る。

Point
1) 頭部後面の感覚は主にC2およびC3からなる（図Ⅰ-89）。
2) 感覚障害の髄節（図Ⅰ-90）ではC5が肩関節よりやや下方の外側、C6が第1指（＋第2指）（図Ⅰ-91）、C7が第3指、C8が第4、5指に一致する。
3) Cervical line：前胸部の頸胸髄境界線（C4分節とT2分節の間）（図Ⅰ-88）をいう。この線を越えるや否や感覚の変化がみられるとき、cervical lineがある、あるいはcervical line陽性と呼び、脊髄病変がC4とT2髄節間にあるときにみられる。
4) 体幹の皮膚分節（図Ⅰ-88、89、92）：乳頭：Th4（Th5）、剣状突起：Th7、臍部：Th10、鼠径部：Th12（L1）、膝：L3、母趾：L5、足底：S1、肛門周囲：S5

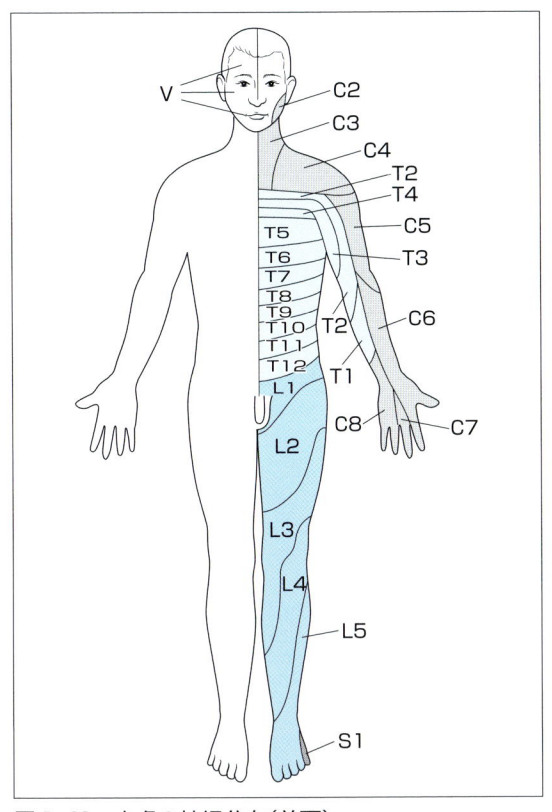

図Ⅰ-88 皮膚の神経分布（前面）

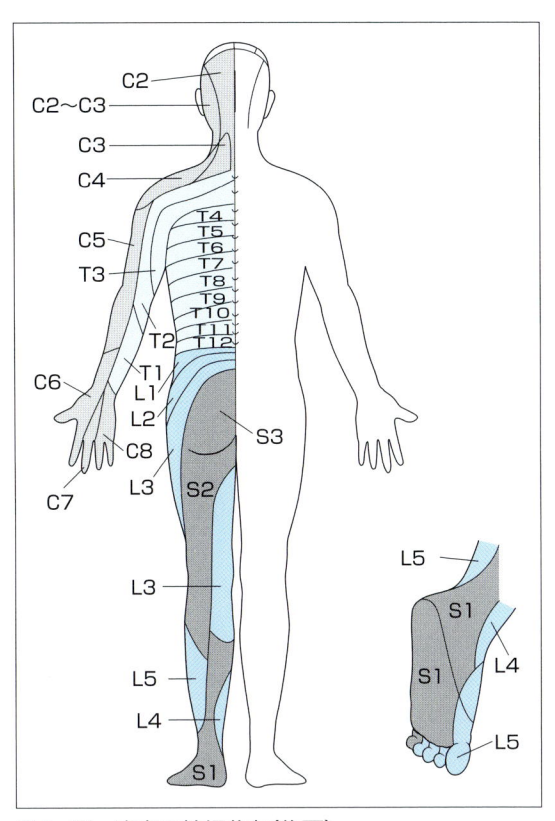

図Ⅰ-89 皮膚の神経分布（後面）

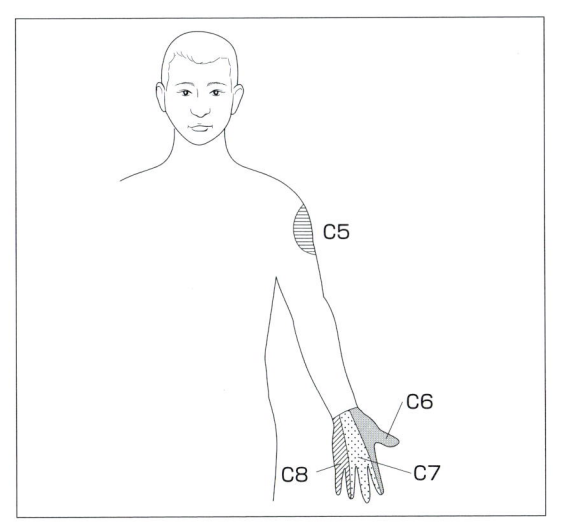

図Ⅰ-90 頸髄節の感覚障害

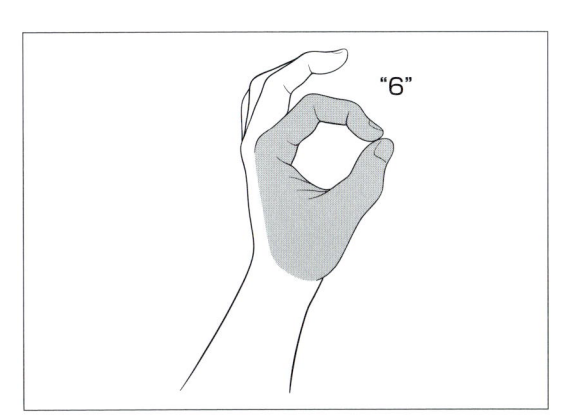

図Ⅰ-91 感覚分節C6の覚え方

4 深部感覚経路（図Ⅰ-75、76）

振動覚および位置覚は同側の後索を上行し、延髄の後索核（薄束核、楔状束核）（図Ⅰ-61、25頁参照）に送られ、二次ニューロンに中継されて反対側被蓋前部（脳幹の正中線近く）の内側毛帯（図Ⅰ-60、24頁参照）として上行し、視床の後外側腹側核（VPL核）で三次ニューロンとシナプスを形成し、中心後回に至る。

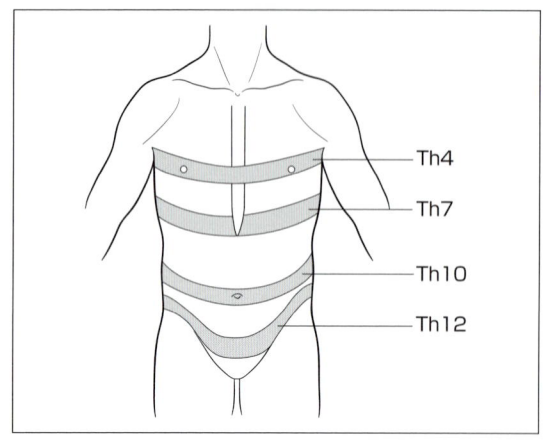

図Ⅰ-92　体幹の皮膚分節

5 脊髄小脳路（図Ⅰ-76）

●後脊髄小脳路

　主に筋紡錘からのIa（Ib）求心性神経線維が後角に入り、Clarke（クラーク）柱（C8～L3）でシナプスを形成し、同側の後脊髄小脳路を上行して延髄の下小脳脚に入り、同側の小脳虫部に至る。姿勢と四肢の動きの微細な調整に関与している。

●前脊髄小脳路

　主に腰仙髄から後角に入り、Clarke柱でシナプスを形成した後、交叉して反対側の前脊髄小脳路を上行し、橋上部の上小脳脚から小脳虫部と小脳前葉（Ⅰ～Ⅳ）に至る。肢全体の動きや姿勢に関する情報伝達の関与が推定される。

6 末梢神経

A 運動神経

　α運動神経（α線維）が前索内を走行するときは、その髄鞘はオリゴデンドロサイト由来で中枢神経系に属するが、髄外に出ると髄鞘はSchwann細胞由来となるため、末梢神経系となる。脳神経系の運動神経はそれぞれ対応する孔から頭蓋外に出て、それぞれの筋を支配する。脊髄の場合は、運動神経は髄外に出て前根となり、後根とともに椎間孔を通り、脊椎管の外に出て対応する筋を支配する。筋とつながる遠心性の太いα線維は筋線維（錘外筋線維）を支配し、筋収縮に関与している。細いγ線維は筋紡錘の錘内筋線維にシナプスをもち、筋紡錘自体の筋線維（錘内筋線維）を調節している。

表Ⅰ-3　末梢神経線維の種類、太さ、伝導速度および機能

種類	直径（μm）	伝導速度（m/秒）	機能
●求心性（感覚）神経線維			
・Aα線維 Group I (a, b)	12～20	70～100	筋固有感覚（Ia, Ib）、筋紡錘、Golgi腱器官
・Aβ線維 Group II	6～12	40～70	触覚、圧覚、筋紡錘
・Aδ線維 Group III	1～5	5～15	冷覚、痛覚（fast pain）
・B線維	1～3	3～14	有髄節前性交感神経
・C線維 Group IV	2<	0.5～2	温覚、痛覚（slow pain）
●遠心性（運動）神経線維			
・α線維	12～20	70～100	α運動ニューロンの錘外骨格筋支配
・γ線維	2～8	15～40	触覚、圧覚、筋紡錘遠心系
・C線維	<1	0.5～2	節後性交感神経

B 感覚神経

　IaおよびⅡ線維は筋紡錘、Ib線維はGolgi腱器官、Ⅱ線維は触覚、圧覚、Ⅲ線維は冷覚、痛覚、Ⅳ線維は温覚、痛覚に関与する筋からの求心性神経線維である。Aα線維は関節受容器、Pacini（パチニ）小体は触覚受容器、有髄線維であるAδ線維は冷覚、痛覚（fast pain）、無髄線維であるC線維は温覚、痛覚（slow pain）に関与する皮膚からの求心性神経線維であり、遠心性神経線維は節後性交感神経線維である無髄性のC線維である（表Ⅰ-3）。正常の腓腹神経（口絵-9）有髄線維密度は約7,000～10,000/mm^{2}で、直径ヒストグラムはおおよそ2～12μmの間に二峰性のピークを示す（図Ⅰ-93）。

> **γループ**
> 筋紡錘は骨格筋の筋周膜内に存在する筋の伸展度をとらえる受容器であり、筋が引き伸ばされたことを中枢に伝える作用を有し、その中に錘内筋線維を含んでいる。上位中枢からのインパルスによりγ運動ニューロンが興奮すると、錘内筋線維が収縮する。そのため筋紡錘の中央部が伸展し、ここにある求心性神経線維（Group Ia）が興奮する。この興奮が後根を経由して、前角のα運動ニューロンを興奮させる。このγ線維→筋紡錘→Ia線維→α運動ニューロンの経路をγループといい、筋の緊張を高めるはたらきをもっている。

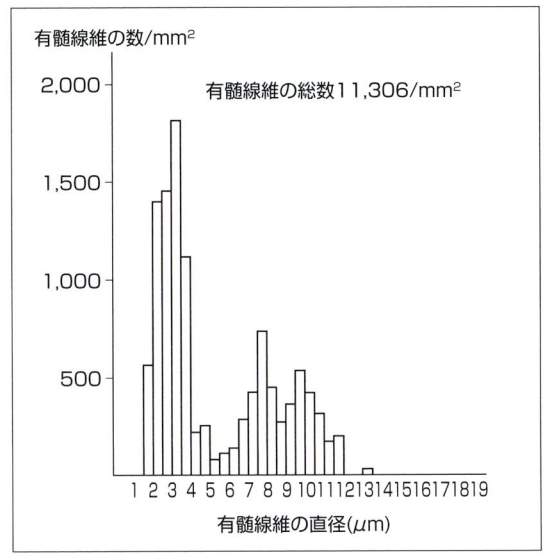

図Ⅰ-93　健常者の腓腹神経有髄線維の太さによる分布と密度

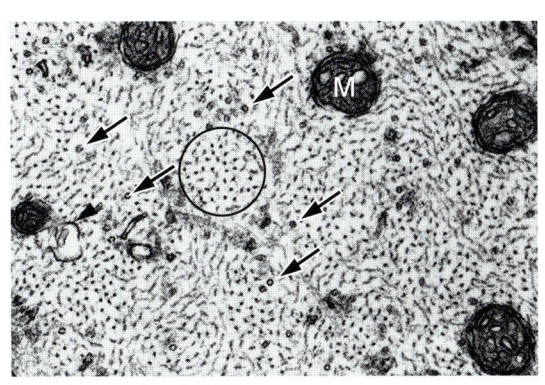

図Ⅰ-94　軸索の電顕像
矢印：微小管、○印内：神経細糸、M：ミトコンドリア

☞ **皮膚および粘膜に分布する感覚器**
触覚：Meissner（マイスネル）小体（無毛部皮膚隆起部）、Krause（クラウゼ）小体（口唇などの皮膚と粘膜の境界部）、Pacini 小体（そのほかの部位での触覚を感知し真皮の奥に位置する）。
圧覚：Ruffini 小体、Merkel 小体。

☞ 小径線維である冷覚、痛覚は有髄線維（Aδ線維）、温覚は無髄線維（C 線維）によって後角に運ばれる。

☞ **軸索流と軸索輸送について**
軸索（図Ⅰ-94、口絵-5）の中には流れ（軸索流）があり、神経細胞体から末梢に向かう順行性の軸索流と、神経末端から神経細胞体に向かう逆行性の軸索流がある。順行性軸索流による輸送はモーター蛋白質である kinesin（キネシン）が、逆行性軸索流による輸送は dynein（ダイニン）が、それぞれ担っている。ミトコンドリアやリソソームなどの膜性小器官は速い軸索輸送（100〜400 mm/日）で運ばれ、neurofilament（神経細糸）や microtubule（微小管）は遅い軸索輸送（0.2〜5 mm/日）で運ばれる。ある種のウイルス（狂犬病など）は神経筋接合部から取り込まれて逆行性軸索流で運動神経の細胞体に到達し、運動神経障害を起こす。また、筋肉内に注入された神経栄養因子などは、神経筋接合部から取り込まれて逆行性軸索流で細胞体に輸送されることから、種々の疾患モデルでこの機序が治療戦略として応用されている。

☞ **onion bulb formation（玉ネギ形成）について（口絵-10）**
脱髄と髄鞘再生が繰り返し行われ、軸索を中心にいくつかの Schwann 細胞が玉ネギの皮のように取り巻いている像をいう。肥厚性間質性神経炎（Dejerine-Sottas 病）、Refsum 病、Charcot-Marie-Tooth 病などで著明にみられる。

◆Point
1) 末梢神経の血管にも中枢神経のような barrier があるが、中枢ほど完全ではなく、一部欠如するところもある。
2) 血液神経関門（BNB）の欠如部位：後根神経節、遠位部神経終末、神経根（BBB と BNB との境目で関門構造は途切れている）。手根管などの生理的圧迫部位は BNB が脆弱である。
3) BNB の欠如あるいは脆弱部位は、免疫介在性ニューロパチー（Guillain-Barré 症候群など）の好発部位である。
4) 有髄性軸索は神経細胞の軸索小丘（axon hillock）から出て初節部（initial segment）にかけて次第に細くなり、最初の髄鞘が始まる部位（第 1 有髄部）でやや太くなって、その後は一定の直径で走行する（口絵-5、6）。初節部と Ranvier 絞輪は、unit membrane の内側にある電子密度の高い undercoating と呼ばれる薄い特別な層で包まれている。初節部はインパルスを発生する重要な部位であり、undercoating が関与している。Undercoating の存在する部位は、免疫性疾患において免疫複合体が沈着しやすい。軸索には、樹状突起にみられる粗面小胞体や Nissl 小体はみられない。
5) 末梢性の髄鞘形成細胞は Schwann 細胞である（中枢性の髄鞘形成細胞はオリゴデンドロサイト）。

7　自律神経

遠心系と求心系からなる。遠心系には交感神経系と副交感神経系があるが、中枢はいずれも視床下部である。

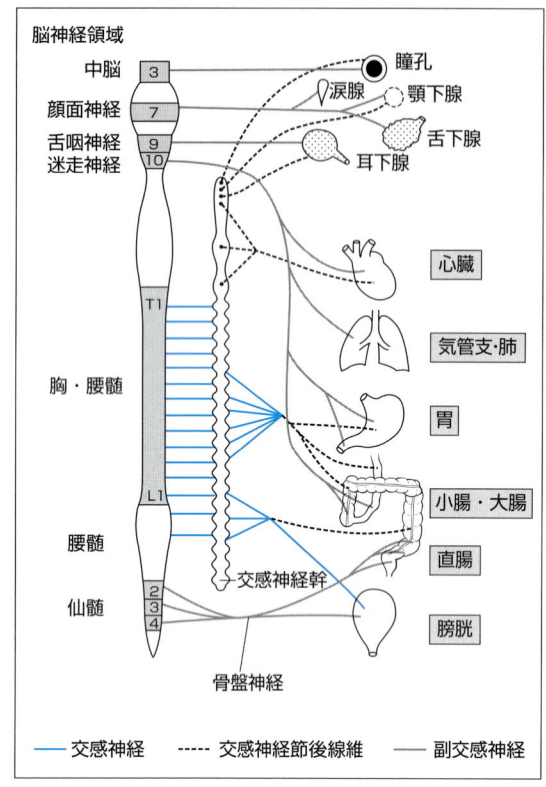

図Ⅰ-95　自律神経系遠心路の模式図

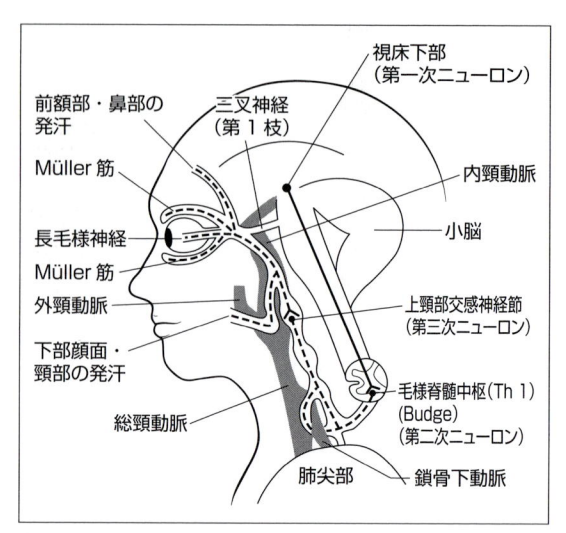

図Ⅰ-96　上部交感神経系の経路

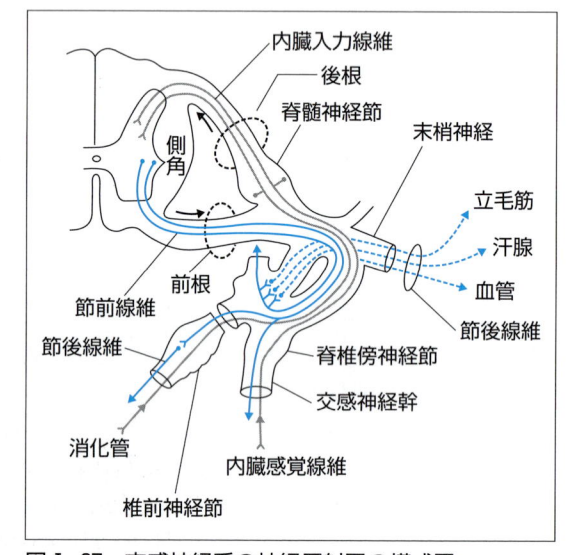

図Ⅰ-97　交感神経系の神経反射弓の模式図

A　遠心系交感神経

　一次中枢の視床下部からの下行路は，脳幹被蓋および脊髄側索の最内側部で，第8頸髄から第2あるいは第3腰髄のそれぞれのレベルで二次中枢（節前神経細胞）である中間外側核（側角）に入る．頭部，顔面を含めすべての交感神経は中間外側核に集束する（図Ⅰ-95～97）．したがって，視床下部から脳幹被蓋と側索を下行する交感神経路が脳幹あるいは頸髄で障害されると，病変側のHorner症候群や顔面を含む半身の交感神経障害（発汗低下や皮膚温上昇など）が生じる．瞳孔・眼筋に関与する交感神経の二次中枢は，Th1の中間外側核に存在するバッジの毛様体脊髄中枢（ciliospinal center of Budge）で，そこから出た節前線維は星状神経節（下頸髄神経節＋第1胸髄神経節）を通過して上頸部交感神経節に達し，その後内頸動脈の周囲を取り囲みながら上行して眼に至る経路で長毛様神経として終わる．顔面と頸部発汗に関する交感神経節後線維はTh2とTh3神経根に由来し，節前線維は上頸部交感神経節で終わる．上頸部交感神経節からの節後線維は2つに分かれ，内頸動脈と外頸動脈の周囲にそれぞれ神経叢を作る．内頸動脈枝はV（第1枝）を経て前額部と鼻部に，外頸動脈枝はV（第2，3枝）を介して頰部，口周囲，下顎部などの下部顔面に分布している．これらの交感神経線維が障害されると，病変側の顔面や頸部の発汗が低下する．膀胱，直腸および生殖器を支配する交感神経の二次中枢は，Th12およびL1の中間外側核にある．中間外側核から出た節前線維は，それぞれのレベルで脊髄前根内を走行して，椎間孔から脊椎管の外に出て交感神経節に入り，シナプス結合を形成する（図Ⅰ-97）．

　節後線維は無髄で，瞳孔，汗腺，内分泌，血管，内臓などを支配する．Guillain-Barré症候群などの前根が障害される疾患では，前根内を通る交感神経も障害

表Ⅰ-4 交感神経と副交感神経のシナプス伝達物質

	節前線維	節後線維
交感神経	アセチルコリン（ニコチン様作用）	アドレナリン（汗腺はムスカリン様作用）
副交感神経	アセチルコリン（ニコチン様作用）	アセチルコリン（ムスカリン様作用）

表Ⅰ-5 Horner症候群の障害部位と原因疾患

障害部位	原因疾患
中枢性 第一次ニューロン （脳幹、頸髄）	Wallenberg症候群 脳幹腫瘍 脊髄空洞症
節前性 第二次ニューロン （脊髄から頸部交感神経節）	腕神経叢麻痺（Klumpke麻痺） 肺尖部肺癌（Pancoast腫瘍） 縦隔部腫瘍
節後性 第三次ニューロン （上頸部交感神経節から末梢）	海綿静脈洞症候群 Raeder症候群 内頸・外頸動脈分岐部動脈瘤 鼻咽頭腫瘍

されるため、病初期には交感神経障害の症状が出現する。節前線維シナプス伝達物質は交感神経も副交感神経もアセチルコリンで、ニコチン様作用を介する。交感神経系の節後線維はアドレナリンであるが、皮膚の汗腺は例外でムスカリン様作用を介する（表Ⅰ-4）。

☞ **Horner症候群の障害部位と原因疾患（表Ⅰ-5）**
肺尖部に発生したPancoast腫瘍は腕神経叢や交感神経へ進展し、肩や上肢の激痛、Horner症候群を生じる。交感神経系の中枢下行路は脳幹および頸髄側索の深部を通るため、同部位でHorner症候群［眼瞼下垂（上部のMüller筋麻痺による上眼瞼下垂）、縮瞳、眼裂狭小（下部のMüller筋麻痺による下眼瞼挙上）］が生じた場合、その病巣は髄外からの圧迫ではなく髄内病変を示唆し、部位診断において重要である。Horner症候群は変形性頸椎症による頸髄の圧迫ではみられず、髄外で第1胸髄の前根が圧迫されたときにみられる。

B 遠心系副交感神経

節前線維核は脳幹部（Ⅲ、Ⅶ、Ⅸ、Ⅹ）と第2～4仙髄に分かれて分布する。Ⅲは瞳孔、Ⅶは涙腺と唾液腺（顎下腺、舌下腺）、Ⅸは唾液腺（耳下腺）、Ⅹは心臓、気管支・肺、消化管などの内臓を支配する。節前線維のシナプス伝達物質はアセチルコリン（ニコチン様作用）で、節後線維はアセチルコリン（ムスカリン様作用）である（表Ⅰ-4）。

▶**排尿のメカニズム** 蓄尿により膀胱壁が伸展すると、その信号が腰髄・橋交感神経中枢へと伝わり、不随意に大脳排尿中枢が橋排尿中枢を抑制することによって交感神経が興奮し、膀胱壁の平滑筋が緩み、内外尿道括約筋が収縮して、さらに蓄尿が起こる。なお、Onuf核の興奮も陰部神経を介して外尿道括約筋の収縮を引き起こし、蓄尿を促す。排尿時には、随意的に大脳排尿中枢から橋排尿中枢への抑制を解除し、橋排尿中枢が胸・腰髄交感神経（下腹神経）、仙髄副交感神経（骨盤神経）、体性神経（陰部神経）を調節する。その結果、仙髄副交感神経が優位となり、仙髄の排尿中枢からの副交感性の指令が骨盤神経を介して膀胱の平滑筋（排尿筋）を収縮させ、内尿道括約筋を弛緩させる。さらに第2仙髄のOnuf核を抑制して陰部神経を介して外尿道括約筋も弛緩させるとともに、交感神経を抑制して膀胱頸部を弛緩させ、排尿が起こる。大脳は排尿反射が起こらないように橋排尿中枢を抑制しているが、皮質中枢として前頭葉後部内側の傍中心小葉が意図的な排尿調節に関与していると想定されている。

▶膀胱の神経支配（表Ⅰ-6）

C 求心系自律神経

内臓痛と内臓感覚に関与している。内臓痛に関しては、臓器からのインパルスは交感神経節前線維を通って脊髄神経後根から脊髄神経節に入り、第1胸髄から第1腰髄の脊髄後角に到達する。痛みのインパルスは後角に入るので、その領域の体性感覚領域に関連痛を生じることがある。内臓感覚に関しては、例えば腹部膨満感は迷走神経、延髄孤束核、脳幹網様体や視床に入り、尿意は骨盤神経の副交感神経節後線維を通って仙髄に入り、脊髄後索や側索を上行すると考えられている。

8 筋

A 概説（図Ⅰ-98）

α運動神経を介して筋収縮および運動が起こる。1個の前角細胞（α運動神経）は平均150の筋線維を支配している。前角内にはα運動神経のほか、小型のγ運

表I-6 膀胱の神経支配

	脊髄中枢	支配神経	作用機序
交感神経	Th1〜L2	下腹	排尿筋弛緩 内尿道括約筋収縮
副交感神経	S2〜S4	骨盤	排尿筋収縮 内尿道括約筋弛緩
体性神経	S2〜S4：求心系、遠心系 (Onuf核)	陰部	外尿道括約筋収縮

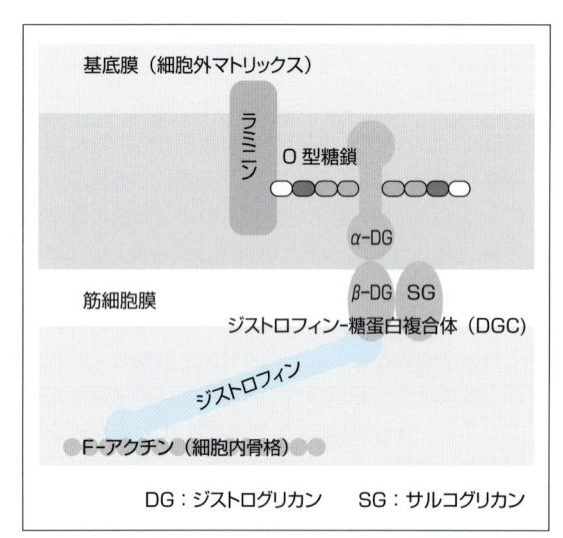

図I-98 細胞外マトリックス-細胞膜-細胞骨格の構造
サルコグリカンと結合して筋細胞膜に存在するジストログリカンは、基底膜のラミニン(メロシン)と糖鎖を介して結合し、また、筋細胞内のジストロフィン(細胞骨格のアクチンと結合している)と結合して軸を形成している。この軸は、筋細胞膜を挟んで、細胞外の基底膜と細胞内の細胞骨格を結合・固定している。

動神経があり、筋紡錘を支配してその緊張を調節している。α運動神経の終末は神経筋接合部を介して筋線維にシナプス結合している。神経終末は運動終板と呼ばれ、シナプス小胞を有している。小胞内に貯えられたアセチルコリンがシナプス間隙に放出され、接合部にある受容体に結合することにより、受容体のチャネルが開き活性化され、終板電位(EPP：endplate potential)が記録される。

筋肉は、数十〜数百本の筋線維からなる筋束が集まってできたもので、筋上膜(epimysium)という膜で包まれている。筋束は結合織、血管、神経など支持組織である筋周膜(perimysium)で取り囲まれており、筋線維と筋線維の間には支持組織である筋内鞘(endomysium)がごく少量存在する。

球形(globular)アクチンはG-アクチンと呼ばれ、G-アクチンが多数重合した線維状(filamentous)の重合体はF-アクチンと呼ばれ、細いフィラメントになる。筋線維を構成する筋原線維は細いフィラメント(主成分はアクチンで、ほかにトロポミオシンや筋特異的蛋白質であるトロポニンがある)と太いフィラメント(主成分はミオシン)からなり、終板電位が発生すると筋小胞体からCa^{2+}が放出されてトロポニンと結合し、この変化によりトロポミオシンが動き、その結果ミオシンとアクチンが反応して筋収縮が起こる。

筋細胞膜に存在するジストログリカンは、基底膜のラミニンと筋細胞内のジストロフィンを結合して、細胞外の基底膜と細胞内の細胞骨格を固定している(図I-98)。

B 赤筋と白筋

筋を支配する神経によって赤筋(タイプ1)と白筋(タイプ2)に分けられる。赤筋と白筋にはそれぞれ特徴がある(表I-7)。健常成人骨格筋はタイプ1、タイプ2A、2B線維よりなるが、ヒト胎児の筋は、20週目以前ではすべての筋線維が未分化でタイプ2C線維よりなり、それ以降はタイプ1線維が分化し、次いで2A、2B線維が分化する。

タイプ2C線維
生下時は正常筋でも5〜10%が2C線維であるが、4〜5歳でみられなくなる。2C線維が認められる病態は下記のとおり。
1) 筋線維の分化異常：先天性ミオパチー、先天性筋強直性ジストロフィーなど。
2) 再生筋：筋ジストロフィー、多発筋炎など。
3) 脱神経のあとの神経再支配で筋線維のタイプが変化するときに、2C線維を経由して変化する。

表 I-7 赤筋と白筋の比較

特徴	赤筋（タイプ1）	白筋（タイプ2）
●生理学的特徴		
収縮時間	遅	速
神経伝達速度	遅	速
●生化学的特徴		
酸化酵素活性	高	低
グリコーゲン	少	多
ミオグロビン	多	少
解糖系酵素活性	低	高
ミトコンドリア	多	少

C 横紋筋と平滑筋

　筋組織は平滑筋、骨格筋、心筋の3つに分けられる。骨格筋と心筋細胞には縞模様があり横紋筋と呼ばれるが、平滑筋には横紋はなく血管を含む内臓の筋層を形成している。骨格筋は随意筋と呼ばれ、心筋や平滑筋は自律神経支配で随意的に調節できないので不随意筋と呼ばれる。骨格筋は多核細胞で、核は筋細胞（筋線維）の周囲に偏在し、胞体の中心部（中心核）にあることは稀で、もし全線維の1%以上に中心核線維がみられれば病的である。平滑筋と心筋の核はほぼ中央にあるが、平滑筋の核は1つ、心筋の核は1つないし2つである。

D 筋の組織像

▶ HE 染色（口絵-11）　エオジンに染まった個々の筋線維はやや多角で、ヘマトキシリンに染まった核が筋細胞の辺縁にみられる。

▶ Gomori（ゴモリ）トリクローム染色（口絵-12）　筋線維内のミトコンドリア、小胞体が赤染し、細胞質が網目状になっている。

▶ NADH-テトラゾリウム還元酵素（NADH-tetrazolium reductase）染色（口絵-13）　筋線維はより明らかな網目構造をとり、筋線維ごとに染色性（酵素活性）が異なる。1：タイプ1線維、2：タイプ2線維。

▶ ATPase 染色　ルチーン pH 9.5（口絵-14）では、タイプ1とタイプ2線維がモザイク状に存在する。ATPase 染色 pH 4.6（口絵-15）では、濃染するタイプ1、淡色のタイプ2A、中間色のタイプ2B線維がモザイク状に分布する。

▶ ジストロフィン免疫染色（口絵-16）　すべての筋線維膜にジストロフィンが存在している。

II 神経学的診察

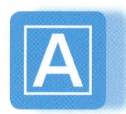

A 神経障害の主要症状

1 意識障害

外的刺激に対して正しい状況判断に基づいて反応できない状態で、意識水準の低下（意識混濁）と、せん妄（錯乱状態）などの意識の変容に分けられる。

1 意識混濁（障害）

意識混濁レベルの評価には Japan Coma Scale（3-3-9度方式）（表Ⅱ-1）と Glasgow Coma Scale（表Ⅱ-2）が用いられる。

2 せん妄

注意力の鈍化、低下、変動によって特徴づけられる急性の錯乱状態で、原因として、中毒（睡眠薬などの薬物、麻薬、アルコール、鉛、水銀、マンガン、一酸化炭素など）や代謝障害（電解質異常、尿毒症、低血糖、甲状腺機能低下症、副甲状腺機能亢進症、糖尿病性昏睡、肝性脳症、低酸素症など）が多く、治療可能なことが多い。

☞ 肝性脳症、尿毒症、低酸素症などの代謝性脳症では、意識障害とともに脳波で3相波がみられる。肝性脳症では、淡蒼球にマンガンの沈着が起こり、MRI T1強調画像で高信号域を呈する。

表Ⅱ-1 Japan Coma Scale（JCS）

```
Ⅰ．覚醒している。
    0  意識清明
    Ⅰ-1  見当識は保たれているが意識清明ではない。
    Ⅰ-2  見当識障害がある。
    Ⅰ-3  自分の名前・生年月日が言えない。
Ⅱ．刺激に応じて一時的に覚醒する。
    Ⅱ-10  普通の呼びかけで開眼する。
    Ⅱ-20  大声で呼びかけたり、強く揺するなどで開眼する。
    Ⅱ-30  痛み刺激を加えつつ、呼びかけを続けると辛うじて開眼する。
Ⅲ．刺激しても覚醒しない。
    Ⅲ-100  痛み刺激に対し払いのけるなどの動作をする。
    Ⅲ-200  痛み刺激で手足を動かしたり、顔をしかめたりする。
    Ⅲ-300  痛み刺激に対し全く反応しない。
```

評価基準がわかりやすく日本では普及しているが、意識障害を正確に評価できないという欠点をもつ。

2 意識障害と鑑別を要する状態

- **高度の認知機能障害** 重度の無酸素脳症、Creutzfeldt-Jakob 病や Alzheimer 病の末期など。
- **無動性無言** 自発的運動や発語はないが、口の中に食物を入れると咀嚼せず嚥下し、眼は対象物を注視したり追視したりする特異な状態。睡眠覚醒のリズムは保たれているが、全体として傾眠状態にある。間脳から上部脳幹の網様体の部分的損傷で起こる。
- **失外套症候群** 大脳皮質あるいは白質の広範な損傷により生じた昏睡の遷延状態である。覚醒はしているが無動性無言状態であり、嚥下は保持される。注視や追視はせず、除皮質姿勢をとる点が無動性無言と異なる。
- **植物状態** いわゆる慢性植物状態は、無動性無言と失外套症候群の両者の病態を含む概念である。
- **閉じ込め症候群（locked-in syndrome）** 脳底動脈血

表Ⅱ-2 Glasgow Coma Scale（GCS）

```
E：開眼機能（Eye opening）
  4点：自発的に、またはふつうの呼びかけで開眼。
  3点：強く呼びかけると開眼。
  2点：痛み刺激で開眼。
  1点：痛み刺激でも開眼しない。
V：言語機能（Verbal response）
  5点：見当識が保たれている。
  4点：会話は成立するが見当識が混乱。
  3点：発語はみられるが会話は成立しない。
  2点：意味のない発声。
  1点：発語みられず。
M：運動機能（Motor response）
  6点：命令に従って四肢を動かす。
  5点：痛み刺激に対して手で払いのける。
  4点：指への痛みに対して四肢を引っ込める。
  3点：痛み刺激に対して緩徐な屈曲運動（除皮質姿勢）。
  2点：痛み刺激に対して緩徐な伸展運動（除脳姿勢）。
  1点：運動みられず。
```

Glasgow Coma Scale による記述では、「E○点、V○点、M○点、合計○○点」と表現される。正常は15点満点で、深昏睡は3点、点数が小さいほど重症である。

GCS では、開眼はするが痛みに無反応、運動反応は比較的良好だが言語反応は悪いなど、JCS より正確な評価が可能である。

栓症などで橋底部や大脳脚部の随意運動の遠心路が障害されると、開眼（Ⅲによる眼瞼挙上）、垂直眼球運動の随意運動（Ⅲ）以外には意思の疎通ができず（両側Ⅵ麻痺による随意的な水平眼球運動の障害、両側Ⅶ麻痺による閉眼障害）、意識は清明であるが、無言、無動で閉じ込められた状態をいう（23頁参照）。

> 臨床的に一過性意識障害で問題となるのは、
> 1）失神発作
>   ・神経原性失神（血管迷走神経性失神）
>   ・起立性低血圧
>   ・心原性失神（QT延長症候群、Brugada症候群、Adams-Stokes症候群など）
> 2）てんかん発作（複雑部分発作）
> であり、1）と2）の鑑別が重要である。

> **Adams-Stokes症候群の非てんかん性発作**
> 脳波で心停止時に筋電図の混入および後頭葉優位に α 波の持続性出現がみられる。脳幹部の虚血で除脳硬直が起こり、全身の痛みが1〜2日続く。70歳以上では失神発作の約12％はけいれんを伴う。

3 脳死の判定基準

日本脳神経外科学会における判定基準

脳死判定は、移植に関係のない脳死判定の経験のある2人以上の医師で行い、6時間後にも同所見であることが必要である。なお、脳死判定に先立って臨床的脳死判定をする場合は、1）〜4）を確認する。法的脳死の判定には、1）〜5）の確認が必要である。

1）深昏睡（JCS 300 または GCS 3）
2）瞳孔固定 両側4 mm以上
3）脳幹反射（対光反射、角膜反射、網様体脊髄反射、眼球頭反射、前庭反射、咽頭反射、咳嗽反射）の消失。失明、鼓膜損傷などでこれらが施行できない場合には脳死判定はできない。眼球が損傷していると対光反射、鼓膜が損傷していると前庭反射（カロリック試験）の有無が判断できないためである。
4）平坦脳波（刺激を加えても最低4導出で30分以上平坦）。
5）自発呼吸の消失（100％酸素で飽和したのち呼吸器を外し、動脈血中二酸化炭素分圧が60 mmHg以上に上昇することを確認。脳に影響を与えるため、必ず最後に実施する）。
・2回目の判定が終了した時刻を死亡時刻とする。

4 高次脳機能検査

A 簡易知能検査

1 改訂長谷川式簡易知能評価スケール（表Ⅱ-3）
日本でのみ使用されている。

2 Mini-Mental State Examination（MMSE）（表Ⅱ-4）
世界的に普及している。軽度認知機能障害（MCI：mild cognitive impairment）では、簡易知能検査で復唱して記憶させた3物品の回答（再生）ができなくなり、短期記憶障害がみられやすい。30点満点でカットオフ値は23点であるが、年齢、職業、教育水準などが成績に影響する。おおよそ20〜23点が軽度、10〜19点が中等度、9点以下が高度認知機能障害に相当する。遂行機能（frontal assessment battery で検査）や右半球症状の検出力が劣り、MCIを健常者から区別できないなどの短所がある。認知機能以外に、行動異常や精神症状などの周辺症状を評価するものとして、NPI（Neuropsychiatric Inventory）スコアがある。

B 失語の分類（表Ⅱ-5、口絵-17）

▶ Broca失語　運動性失語：優位半球前頭葉下面の弁蓋部44野と三角部45野の障害。
▶ Wernicke失語　感覚性失語
▶ 伝導失語　Broca領域とWernicke領域との間の伝導経路（弓状束）の障害で、復唱ができない。
▶ 健忘失語　物品呼称のみ障害。

そのほかに超皮質性運動性失語、超皮質性感覚性失語などがある。

> **意味性失語（semantic aphasia）**
> 発語と復唱は良好であるが理解障害を示すという、超皮質性感覚性失語の特徴をもつ特殊なタイプの失語。語の意味や呼称が障害されているが、文法的理解は良好である。例えば、「右手を挙げてください」と言うと、「右手って何ですか」などと答える。前頭側頭型認知症で左側頭葉の前方部が障害されても生じる。国際的には、意味性認知症と呼ぶことがある。

表Ⅱ-3 改訂長谷川式簡易知能評価スケール（HDS-R）

1	お歳はいくつですか？（2年までの誤差は正解）		0 1
2	今日は何年の何月何日ですか？ 何曜日ですか？ （年、月、日、曜日が正解でそれぞれ1点ずつ）	年 月 日 曜日	0 1 0 1 0 1 0 1
3	私たちがいまいるところはどこですか？ （自発的にでれば2点、5秒おいて家ですか？ 病院ですか？ 施設ですか？ の中から正しい選択をすれば1点）		0 1 2
4	これから言う3つの言葉を言ってみてください。あとでまた聞きますのでよく覚えておいてください。 （以下の系列のいずれか1つで、採用した系列に○印をつけておく） 1：a）桜　b）猫　c）電車　　2：a）梅　b）犬　c）自動車		0 1 0 1 0 1
5	100から7を順番に引いてください。 （100-7＝？、それからまた7を引くと？　最初の答えが不正解の場合、打ち切る）	（93） （86）	0 1 0 1
6	私がこれから言う数字を逆に言ってください。 （6-8-2、3-5-2-9を逆に言ってもらう、3桁逆唱に失敗したら、打ち切る）	2-8-6 9-2-5-3	0 1 0 1
7	先ほど覚えてもらった言葉をもう一度言ってみてください。 （自発的に回答があれば各2点、回答がない場合、以下のヒントを与え正解であれば1点） 　a）植物　b）動物　c）乗り物	a：0 1 2 b：0 1 2 c：0 1 2
8	これから5つの品物を見せます。それを隠しますので、何があったか言ってください。 （時計、鍵、タバコ、ペン、硬貨など、必ず相互に無関係なもの）		0 1 2 3 4 5
9	知っている野菜の名前をできるだけ多く言ってください。 （答えた野菜の名前を右欄に記入する。1分以内に10個。途中で詰まり、約10秒間待っても出てこない場合には、そこで打ち切る） 0～5＝0点、6＝1点、7＝2点、8＝3点、9＝4点、10＝5点		0 1 2 3 4 5
	（合計30点）	合計得点	

表Ⅱ-4　Mini-Mental State Examination（MMSE）

		配点
見当識		
1	今日はいつですか？　（年）（季節）（月）（日）（何曜日）	0, 1, 2, 3, 4, 5
2	ここはどこですか？　（都道府県）（区・市）（病院名）（何階）（何地方、例：関東地方）	0, 1, 2, 3, 4, 5
記銘		
3	3つの物品名：検者が物の名前を1秒に1つ言う。その後、患者にその3つを繰り返させる（すべて覚えるまで最大6回）。 正答1つにつき各1点。例：はさみ、りんご、まくら。	0, 1, 2, 3
注意と計算		
4	100から7の連続引き算（93-86-79-72-65）。正答に各1点。	0, 1, 2, 3, 4, 5
再生		
5	前に復唱して覚えた3物品を尋ねる。正答に各1点。	0, 1, 2, 3
言語		
6	鉛筆と時計の呼称。	0, 1, 2
7	復唱「みんなで力を合わせて、綱を引きます」。	0, 1
8	3段階の口命：右手でこの紙を取り、半分に折り、私に渡してください。	0, 1, 2, 3
9	読字：次の文章を読んで指示に従ってください。「目を閉じてください」。	0, 1
10	文を書く。例：今日はよい天気です。など	0, 1
視覚構成		
11	図形模写	0, 1
	（合計　30点）　　合計_____	

表Ⅱ-5 失語症の病型分類

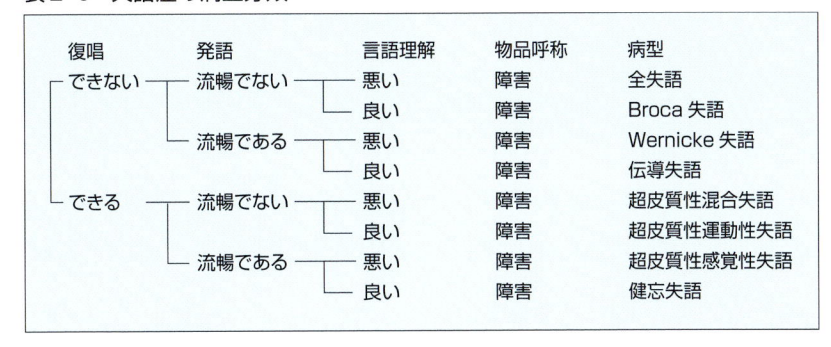

復唱	発語	言語理解	物品呼称	病型
できない	流暢でない	悪い	障害	全失語
		良い	障害	Broca失語
	流暢である	悪い	障害	Wernicke失語
		良い	障害	伝導失語
できる	流暢でない	悪い	障害	超皮質性混合失語
		良い	障害	超皮質性運動性失語
	流暢である	悪い	障害	超皮質性感覚性失語
		良い	障害	健忘失語

☞ **視床性失語（thalamic aphasia）**
左視床病変で、超皮質性運動性失語や混合性超皮質性失語に分類されることが多い。復唱が保たれているが、自発語の減少がみられるほか、呼称障害、種々の程度の理解障害、保続などがみられる。

C 失読・失書

▶ **純粋失読**（pure alexia）(21頁参照)
▶ **純粋失書**（pure agraphia）　自発書字や書き取りの書字障害が独立して起こり、通常、両手に出現する（脳梁離断による左手の失書とは異なる）。読みは正常で、失語症がないことが原則である。左上頭頂小葉から頭頂間溝周囲の障害。
▶ **失読失書**（alexia with agraphia）　失読と失書が同時に生じたもので、左半球の角回付近の障害。

D 失行（Apraxia）

学習によって獲得された意図的行為を遂行する能力の障害をいう。観念失行、観念運動失行、肢節運動失行（20頁参照）のほか、以下のものがある。

▶ **口舌顔面失行**（bucco-lingual-facial apraxia）　顔面や舌などの筋を用いた意図的な動作遂行が障害されているが、反射的な運動は保持されている。例えば、「口を開けてください」、「舌を出してください」などの指示に従った動作はできないが、あくび、食事中の舌舐めずりなど反射的動作は可能な病態。原則、Broca失語に伴ってみられる。左半球の前頭・中心弁蓋、島前部を含む領域と縁上回付近を主体とする領域の障害。
▶ **視覚構成障害（構成失行）**（visual constructive disturbance）　図形の模写に際し、モデル全体の左側が不正確になるばかりでなく、モデル図中の左側の模写の細部が無視されたり、正しく合成されなかったりする。左右どちらの半球障害でも起こる。半側空間無視がない場合は、知能低下を起こす広範なあるいは左半球を含む機能低下を伴う可能性がある。右半球障害であれば、半側空間無視に伴う構成障害が起こりえる。
▶ **着衣失行**（dressing apraxia）　着衣の動作のみが障害される。左右いずれかの半球障害でも起こりえるが、右半球頭頂葉障害で起こることが多い。衣服の各部位と自己自身の空間関係の把握障害と考えられている。軽い着衣失行は左半球障害でも起こる。

E 行為の抑制障害

本人の意志に従わない、身体の一部分に限局した運動、行為の異常。

▶ **拮抗性失行**（diagonistic apraxia）　右手の意図的な動作に際して、左手が不随意に反対目的の動作を行う現象をいう。例えば、右手で服を着ようとすると左手が脱がせてしまう、右手で握手をしようとすると左手が制止するなど。脳梁の広範囲の障害（特に右前部帯状回を含めた右前頭葉内側面）。
▶ **道具の強迫的使用**（compulsive manipulation of tools）　眼前に置かれた物を右手が強迫的に使用してしまう現象。しばしば左手が右手の動作を制止する。例えば、テーブルの上に櫛を置くと、右手が意志と無関係に勝手に櫛を取り上げ、髪の毛をとかしてしまう。脳梁膝部と前部帯状回を含む左前頭葉内側面の障害。

☞ **他人の手徴候（alien hand sign）**
一側の手が、自分の意志とは無関係に他人の手のように無目的に動く現象で、左手に出現

する拮抗性失行と右手に出現する道具の強迫的使用の2つに大別されるとする考え方と、自分の意志とは無関係な異常運動のうち、拮抗性失行と道具の強迫的使用を除いたものとする考え方などがある。前頭葉内側面(補足運動野)の障害あるいは脳梁膝部障害(大脳半球間離断)によると考えられている。

F 失認(Agnosia)

感覚受容器は正常であるのに、受容した感覚情報の認識が障害されている状態。

▶ 視覚性失認(visual agnosia)　見た物の名称を言えないばかりでなく、その物の用途や使用法も言えない(21頁参照)。
- 知覚型視覚性失認：模写も写生もできない場合。
- 連合型視覚性失認：模写も写生もできるが、それが何であるかわからず、物品の名前やその使用方法を示すことができない。

▶ 相貌失認(prosopagnosia)(21頁参照)

▶ ランドマーク失認(街並失認)　熟知した固有の建物や風景を見ても、既知感がなくわからない。右紡錘状回障害と舌状回障害が主体で、海馬傍回障害も含まれることがある。

▶ ナビゲーション障害(道順障害、heading disorientation)　目印となる固有の建物や風景は認知できるものの、自宅から最寄り駅までなどの熟知した道順がわからない、2つの場所の位置関係について述べることができない、熟知した土地の地図が描けない、などの障害がみられる。右脳梁膨大後域の障害、Brodmann 30野の障害。

▶ 地誌的(前向性)見当識障害　新しい環境に限定された地誌的障害で、街並失認と道順障害の両方の要素がみられるが、熟知した建物や風景の認知は保持されている。例えば、入院してから病院内での道順が覚えられない、エレベーター、ナースステーションやトイレの位置関係を述べられないなど。右海馬傍回主体の障害。

▶ 聴覚性失認(auditory agnosia)　純音聴力は保たれているが、聞こえた音の性状が判別できない。両側性の聴覚野皮質障害あるいは聴放線障害。

▶ 触覚性失認(tactile agnosia)　体性感覚障害がないのにもかかわらず、手で触れた物品が何であるか認識できない病態。例えば、ポケットに隠した物品を手で触っても、名称や用途を言えない。患側手と対側の頭頂葉下部障害。病巣の広がりにより感覚障害を伴いやすく、純粋例は稀である。

G 半側空間無視(Hemispatial neglect)

大脳半球病変と反対側に存在するものを無視したり、気がつかない病態。ほとんどが右大脳半球後部障害による左半側空間無視である。無視側に左下四分盲や左同名半盲を伴っていることも多い。線分二等分試験、模写課題、Albertの消去テストなどの検査で検出可能である。

> 半側空間無視と半盲
> 左無視のない左同名半盲例では、視線を頻繁に左側の半盲側へ動かして視野障害を代償しようとするが、左半側空間無視では症状自体に対しての病識がないため、無視側への代償性眼球運動はないかあっても乏しい。

H 病態失認(Anosognosia)、片側身体失認(Hemiasomatognosia)

片麻痺があるのにそれを無視あるいは否認し、盲や聾があるのに見えるあるいは聞こえると主張する病態。片麻痺の否認は左片麻痺にみられる。片側身体失認は、自分の患肢を自分のものとして扱わない現象で、左片麻痺に伴った左片側身体失認がほとんどである。

I 記憶障害(Memory disorders)

▶ 陳述記憶(declarative memory)　古い体験や知識などの記憶情報を言葉や絵で他人に明示できる内容の記憶。
- 出来事の記憶(episodic memory)：特定の時と場所で起こった個人的体験の事柄の記憶。
- 意味記憶(semantic memory)：事実、概念、言葉の意味、知識全般の記憶。

▶ 手続き記憶(procedural memory)　仕事の手順、自転車の乗り方、社会的作法など、習慣や身体で覚えた記憶。

▶ 時間的側面からの分類
- 即時記憶(immediate memory)：見たり聞いたりした内容を直ちに再生する。MMSEでの「桜、猫、電車」の直後再生など。
- 近時記憶(recent memory)：新しいことを覚えることができない。3物品を5分後に思い出せないなど。
- 遠隔記憶(remote memory)：過去に覚えていた情報を思い出せない。過去の個人的情報、例えば、昨日の出来事、生誕地、職業など、あるいは一般的

知識(現在の総理大臣、東日本大震災の日付など)。
▶ **健忘症** 出来事の記憶のみが障害されたとき。
- 前向性健忘：健忘症の発症以後の出来事の記憶が障害されたとき。
- 逆向性健忘：健忘症の発症以前の出来事の記憶が障害されたとき。

▶ **作話** 意識清明な状態で、嘘をつく意図がないのに、いい加減な作り話が無意識に出てくる反応。

> **一過性全健忘**
> 突然の記憶消失発作が、数時間〜半日程度続く。発作中は見当識障害、逆向性健忘、新しい出来事の記憶が障害されるが、意識、計算力、判断力、言語機能、数唱などの短期記憶などは保たれている。発作の終了後は、発作中の出来事の記憶が喪失している以外、異常はみられない。発症 24〜72 時間後に施行した MRI 3T 拡散強調画像(水平断像と冠状断像)で海馬 CA1 領域に小さな高信号域(1〜5 mm)(脳梗塞巣)がみられることが多い。

J 遂行機能障害(Executive dysfunction)

遂行機能とは、言語、行為、記憶などの各種知的機能を制御し統合する機能である。遂行機能が低下すると、計画性や順序立てた行動が困難になり、複数の事柄を同時に遂行することができなくなる。前頭葉、特に前頭前野が重要な役割を果たしているが、それに加えて基底核をはじめとする皮質下構造を含む、より広範な神経回路が関与していると考えられている。遂行機能を評価するための代表的な神経心理検査には、Wisconsin Card Sorting Test(WCST)、Trail Making Test(TMT)および Stroop 課題などがある。

5 遺伝性疾患の基礎的事項

▶ **常染色体優性遺伝** 親および子どもに発症者がみられる垂直な遺伝パターンを認め、各世代の両性に発症者がみられる。2 種類の対立遺伝子 A と a が存在し、A が a に対して優性であるとすると、発症者は AA あるいは Aa、健常者は aa であり、その組み合わせにより発症者が決定される。AA と aa からは 4 人とも Aa、Aa と Aa からは 1 人が AA、2 人が Aa、1 人が aa、Aa と aa からは 2 人がそれぞれ Aa と aa になる。

▶ **常染色体劣性遺伝** 両親は健常者で、同胞や従姉弟など子どもに発症者がみられる水平な遺伝パターンを認める。2 種類の対立遺伝子 A と a が存在し、a という常染色体劣性対立遺伝子によって支配され、常染色体劣性遺伝疾患の保因者は Aa、発症者は aa となる。

▶ **X 連鎖劣性遺伝** ヒトの伴性遺伝子(性染色体上に存在する遺伝子)は大部分 X 染色体に存在し、劣性のものが多い。これを X 連鎖劣性遺伝といい、患者が男性に偏るという性差が顕著になる。

▶ **X 連鎖優性遺伝** 常染色体優性遺伝形式に類似するが、父親が罹患していれば娘はすべて罹患し、母親が健常者であれば息子はすべて健常者である点が決定的な違いである。

▶ **母性遺伝** 母親が発症者である場合、子どもはすべて罹患、父親が発症者である場合、子どもはすべて健常者であるという基本的な特徴がある。病気は母親を通してのみ後の世代に伝わる。ミトコンドリア病でみられる。

6 脳神経

A 嗅神経(Ⅰ)

Alzheimer 病および Parkinson 病では、約 80% の症例で早期から嗅覚の低下がみられ、それぞれ嗅球にアミロイド β(Aβ)42 陽性の老人斑および α シヌクレイン陽性のレビー小体(Lewy body)が観察される。内側側頭葉てんかんでは、不快な異臭を伴う嗅覚発作がみられ、鉤回発作と呼ばれる。

B 視神経(Ⅱ)

黄斑から出た神経線維は視神経乳頭に向かって走行し、耳側から乳頭に入る(黄斑乳頭神経束)。この神経線維は球後では視神経の中央部に位置しているため、視神経炎(MS)や球後視神経炎の眼底で耳側蒼白(口絵-7)がみられ、視力・視野検査で中心暗点を呈する。一方、黄斑部が一次的に障害されても順行性に変性が起こり、同様に耳側の乳頭蒼白がみられる。

1 眼動脈(網膜中心動脈)の循環障害による視力障害

▶ **側頭動脈炎** 眼動脈の血管炎により網膜中心動脈血栓症が起こり、視神経萎縮と失明をきたす(口絵-18)。しばしばリウマチ性多発筋痛症を合併する。

▶ **一過性黒内障** 内頸動脈のアテローム血栓症による網膜中心動脈の一過性脳虚血発作(TIA：transient ischemic attack)で、同側の視野に上からカーテンが下りてくるように視力障害が一過性に起こることが多い。

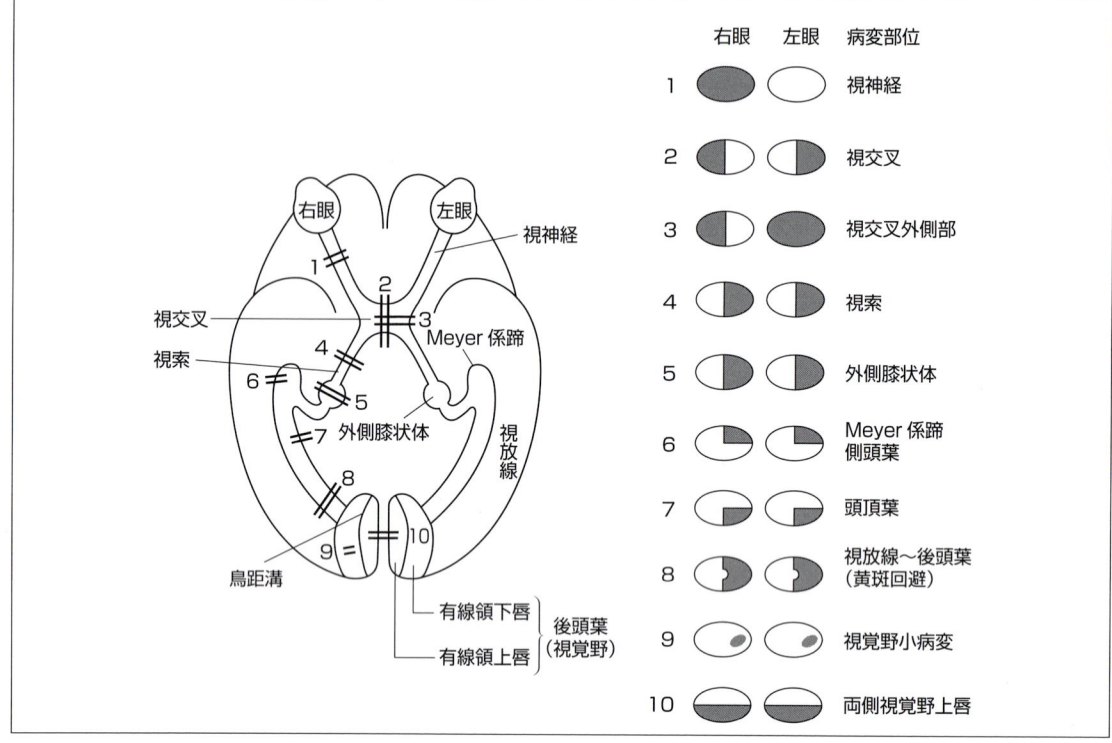

図Ⅱ-1 視野障害とその病変部位

▶網膜性片頭痛　眼動脈あるいは網膜中心動脈のれん縮により，一過性視力障害をきたす．その後，眼やその周囲に拍動性疼痛を伴うことがある．

2 視野障害

▶半盲あるいは四分盲　視覚路の障害部位により，種々の視野欠損が生じる(図Ⅱ-1)．視野の半分の視力が消失した状態を半盲，1/4の視力消失を四分盲という．同名半盲は，視交叉部より後部に位置する視索，外側膝状体，視放線，後頭葉のいずれかの障害で生じる．外側膝状体から出た視覚線維は扇状に広がって視放線を形成するが，側頭葉を通る線維群と頭頂葉を通る線維群に大別されるので，側頭葉病変では同名性上四分盲をきたし，頭頂葉病変では同名性下四分盲を呈する．
▶黄斑回避　鳥距溝付近の視覚皮質には黄斑部からの神経線維が豊富に存在するため，視覚皮質病変による同名性半盲では，しばしば中心視野が欠損しないで残ることがある(20頁 D 参照)．
▶周辺視野狭窄　網膜色素変性症，有機水銀中毒などでみられ，指標から離れるにつれて可視範囲が広がる．ヒステリーでは可視範囲が拡大せず，トンネル状の視野障害がみられる．

▶中心暗点　網膜中心窩あるいは視神経中央部の病変．
▶Mariotteの盲点　健常者では視神経乳頭部に視細胞は存在しないので，その部分の視野が欠ける．乳頭浮腫で拡大する．
▶視覚性失認　物が見えてはいるが，見たものが何かわからない病態．両側性後頭葉病変で生じる．
▶相貌失認　人の顔をみて誰であるか認知できない状態をいい，両側後頭側頭葉，特に紡錘回付近の病変によることが多い．

C 動眼神経(Ⅲ)，滑車神経(Ⅳ)，外転神経(Ⅵ)

眼球運動に関与する．Ⅲは上・下直筋および内直筋を支配し，Ⅲの障害は圧迫性あるいは血管性によることが多い．Ⅳの障害では，上斜筋(内下方視)が障害されるため内下方視で複視をきたし，患側を上に挙げて補正する(Bielschowskyの斜頸試験)動作がみられる．Ⅵは頭蓋内圧亢進で両側性に障害されることが多く，かつて脳神経の中で最長の脳神経といわれたが，その後の研究でⅣが最長であることが判明した．

表Ⅱ-6　Argyll Robertson 瞳孔と Adie 瞳孔

	安静時	対光反射	調節反射
Argyll Robertson 瞳孔	縮瞳	無反応	より縮瞳
Adie 瞳孔	楕円形散瞳	無反応	無反応

☞ **圧迫性動眼神経麻痺と糖尿病性動眼神経麻痺の相違**
Ⅲの外側は動眼神経副核線維（主に毛様体筋、瞳孔括約筋に分布）が走行しているので、圧迫（内頸動脈-後交通動脈の動脈瘤など）によって、まず散瞳が起こる。Ⅲの内側は動眼神経主核線維（主に外眼筋に分布）が走行しているため、虚血による内部障害（糖尿病など）では、まず外眼筋障害である複視が出現することが多い。

☞ **眼瞼下垂をきたす疾患**
1）Horner 症候群
2）重症筋無力症（両側性のことが多い）
3）動眼神経麻痺

☞ **眼瞼れん縮（下眼瞼の挙上も伴う）をきたす疾患**（ボツリヌス療法が効果あり）
・顔面れん縮（眼輪筋および口輪筋の収縮）
・Meige（メージュ）症候群（眼瞼れん縮に下顎や咽頭のジストニーを伴う）

1 瞳孔

●瞳孔観察

ペンライトで顔面の下側（口側）あるいは側方から、角膜の接線方向に光を当てて観察する。一眼に光を当てたときに、同側に縮瞳がみられない（直接反応が欠如）が他眼には縮瞳が起こる（間接反応）場合は、刺激側の反射遠心路であるⅢに障害がある。逆に、直接反応はあるが間接反応が欠如しているときは、刺激と反対側の遠心路（Ⅲ）の障害を意味する。直接反応も間接反応も欠如している場合は、刺激側の求心路の障害や遠心路のⅢの両側性障害が考えられる。

●瞳孔の異常

▶ Horner 症候群　縮瞳、眼瞼下垂、眼球陥凹が3主徴で、障害部位は、①視床から胸髄側角の中枢神経内伝導路、②胸髄側角から交感神経幹を経て上頸神経節までの交感神経節前ニューロン、③上頸

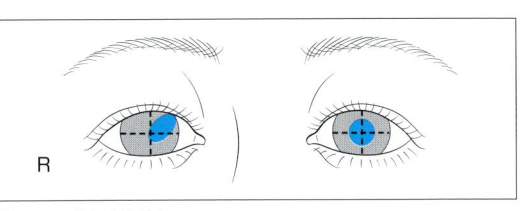

図Ⅱ-2　瞳孔偏倚
右眼の瞳孔が内上方に偏倚し、楕円瞳孔を伴っている。点線の交差点は虹彩の中心を示す。

表Ⅱ-7　点眼テストによる病変部位と瞳孔の反応

点眼液	正常反応	病変部位		
		中枢性	節前性	節後性
アドレナリン(1.25%)	⊙	⊙	⊙	●
チラミン(5%)	●	●	●	⊙
コカイン(5%)	●	●	⊙	⊙

神経節から散瞳筋までの交感神経節後ニューロン、のいずれかである（図Ⅰ-96、40頁参照）。

▶ Argyll Robertson 瞳孔（表Ⅱ-6）　縮瞳、対光反射消失、調節反射〔輻輳して近くを見る（近見反応）ときの縮瞳反応〕正常。脊髄癆を主体とする神経梅毒でみられる。

▶ Adie 瞳孔（表Ⅱ-6）　縦長の楕円形に散瞳した瞳孔。対光反射も調節反射も欠如している。

▶ 瞳孔偏倚（corectopia）（図Ⅱ-2）　瞳孔が虹彩の中心から病的に偏倚した状態。通常、楕円瞳孔が併存する。中脳背側の病変。

▶ 点眼テストによる病変部位と瞳孔の反応（表Ⅱ-7）
・1.25%のアドレナリンで、節後線維障害では脱神経性過敏（denervation hypersensitivity）により散瞳する。
・チラミンは節後神経終末からノルアドレナリンの分泌を促進し、コカインはノルアドレナリンの再吸収を抑制する。
・節後線維障害ではチラミンとコカインで散瞳を生じない。

2 側方（水平）注視と核間性眼筋麻痺の機序（図Ⅱ-3）

随意水平性共同眼球運動には、速い運動である衝動性眼球運動と、遅い運動である滑動性眼球運動がある。衝動性眼球運動の中枢は前頭眼野（中心前回の顔面あるいは手の領域）と補足眼野（固有補足運動野）にある。中枢から出た線維は同側の放線冠と半卵円中心を下行して脳幹上部（中脳下部）で交叉し、反対側の橋

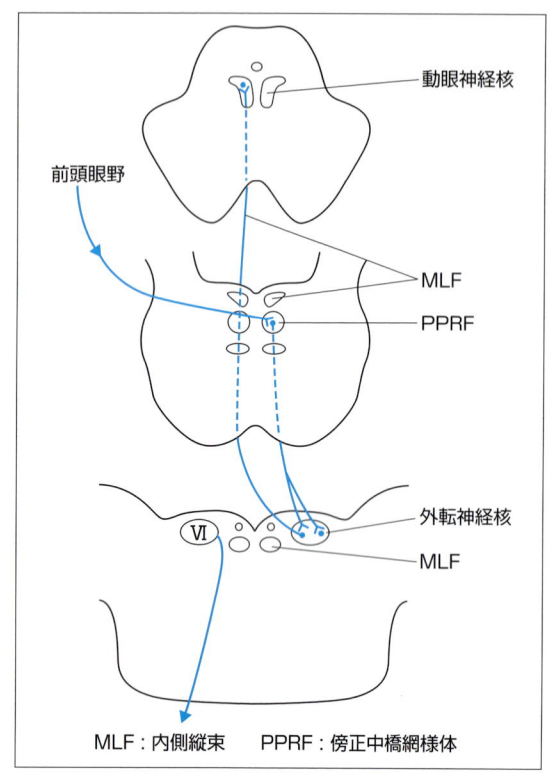

図Ⅱ-3 側方(水平)注視と核間性眼筋麻痺の機序

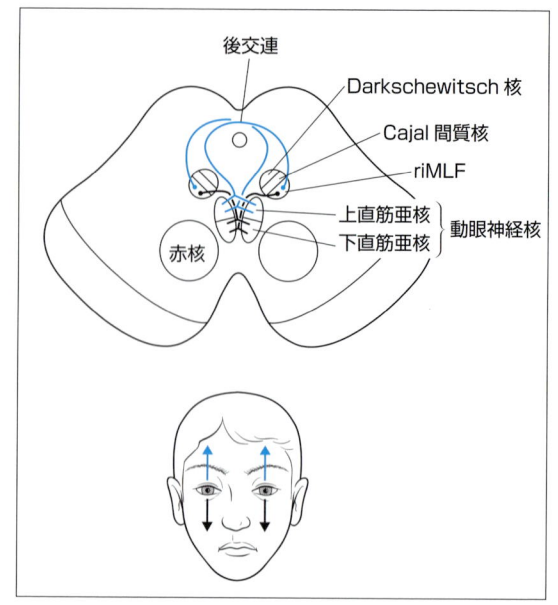

MLF：内側縦束　PPRF：傍正中橋網様体

図Ⅱ-4 垂直注視

被蓋のⅥ核近傍の傍正中橋網様体(PPRF：paramedian pontine reticular formation)と呼ばれる側方注視中枢に達する。ここからの出力線維は同側の外転神経核にいくと同時に、そこから反対側を上行して対側の内側縦束(MLF：medial longitudinal fasciculus)に入り、橋被蓋内側を上行しⅢの内直筋支配神経に結合している。したがって、PPRFが興奮すると同側眼の外直筋と反対側の内直筋が同時に収縮し、PPRFと同側（大脳半球からみれば反対側）への側方注視が生じる。大脳病変では、病変と反対側への側方注視麻痺と病変側への眼球共同偏倚が起こり、PPRF病変の場合には、病変側への側方注視麻痺と健側への眼球共同偏倚を生じる。ただし、大脳病変、例えば脳出血の初期などでは、最初に注視路が刺激されて健側をにらみ、のちに注視路の麻痺により病巣を見つめることもある。MLFは片方の眼の外転神経核と他側の動眼神経核を結んでいるので、その障害により病変側の眼の内転障害と反対側の眼の外転時の注視方向性眼振がみられるが、輻輳は障害されない(MLF症候群あるいは核間性眼筋麻痺)。一側のMLF症候群は脳血管性障害によることが多いが、若年成人で両側性の場合はMSによることが多い。MLFとPPRFが同時に障害されると、病変側の眼球は全く動かず、反対側の眼球は内転できないが外転は可能である(one-and-a-half syndrome)。一方、滑動性眼球運動には頭頂・側頭葉が重要なはたらきをしていると考えられている。

3 垂直注視(図Ⅱ-4)

動眼神経核付近(赤核の吻内側)の内側縦束吻側介在核(riMLF：rostral interstitial nucleus of MLF)とDarkschewitsch(ダルクシェーヴィチ)核が中枢とされている。上方注視の神経線維は一側のriMLFから出て後交連で交叉し、対側の動眼神経核(と滑車神経核)へ連絡するが、両側性支配と考えられている。中脳四丘体が背側から圧迫されると、垂直注視麻痺と輻輳麻痺をきたす〔Parinaud(パリノー)症候群〕。進行性核上性麻痺(PSP：progressive supranuclear palsy)で上丘が障害されると、垂直注視麻痺をきたす。下方注視の神経線維は、一側のriMLFから出て後交連を通らずに同側性、一部は交叉性に動眼神経核(と滑車神経核)へ連絡していると考えられている。

4 人形の目現象(Doll's eye phenomenon)

外眼筋に異常がないときに、頭部を受動的に左右、上下に回転させると眼球がその反対側に動くことをいい、頭位変換眼球反射(vestibulo-ocular reflex)ともいう。この反射が出現(陽性)すれば、その麻痺は核上性である。核あるいは核下性の外眼筋麻痺、橋被蓋の外側注視麻痺、中脳被蓋の垂直注視中枢障害では、この反射は出現しない(陰性)。

☞ **核上性と核・核下性眼球運動障害の鑑別**
まず、両眼が同じ方向に動かなくなること（むき運動の障害）を確認し、それが水平方向の異常か垂直方向の異常かを確認する。次に、検者の鼻を固視してもらい、患者の頭を他動的に動かして人形の目試験を行う。水平性のむき運動の障害がある場合、人形の目現象が陽性であればⅥの核上性障害を、陰性であれば同神経の核・核下性障害を意味する。垂直性のむき運動の障害がある場合、人形の目現象が陽性であればⅢの核上性障害を、陰性であれば同神経の核・核下性障害を示唆する。

5 輻輳麻痺（convergence palsy）

近くの指標を見るとき、両側内直筋が収縮して内転が起こる（輻輳）。輻輳麻痺では側方注視時に眼球内転が生じるにもかかわらず、輻輳に際して眼球内転が障害され複視を伴う。中枢は動眼神経核の後方から後外方とされる。

6 開散麻痺（divergence palsy）

健常者では、遠方を見るとき両眼がわずかに左右に開散する。開散麻痺があると、遠くを見るほど複視は増大する。両眼での側方視は可能である。

☞ **両側外転神経麻痺と開散麻痺の鑑別**
両側外転神経麻痺では側方注視で複視が増強するが、開散麻痺では側方注視で複視はほぼ不変である。

7 Bell 現象と Bell 麻痺

閉眼時に眼球が上転することを Bell 現象という。核性または核下性の顔面神経麻痺では、閉眼ができずに Bell 現象のみが観察されるが、核上性顔面神経麻痺の場合は Bell 現象がみられず、閉眼で眼球が全く動かないか逆に下転する。原因不明の一側末梢性顔面神経麻痺を Bell 麻痺という。

8 眼振

●**自発性眼振**

▶ 振り子様眼振　急速相と緩徐相がどちらの方向にも同じ速度を示す。先天性眼振にみられる。
▶ 下眼瞼向き眼振　Arnold-Chiari 奇形（延髄下部病変）、脊髄小脳変性症（小脳片葉の障害）。

●**注視眼振**

▶ 側方注視眼振
・Bruns 眼振：病変側注視で振幅大の遅い眼振がみられ、健側注視で振幅小の速い眼振がみられる。小脳橋角部腫瘍の脳幹部圧迫によって起こる。

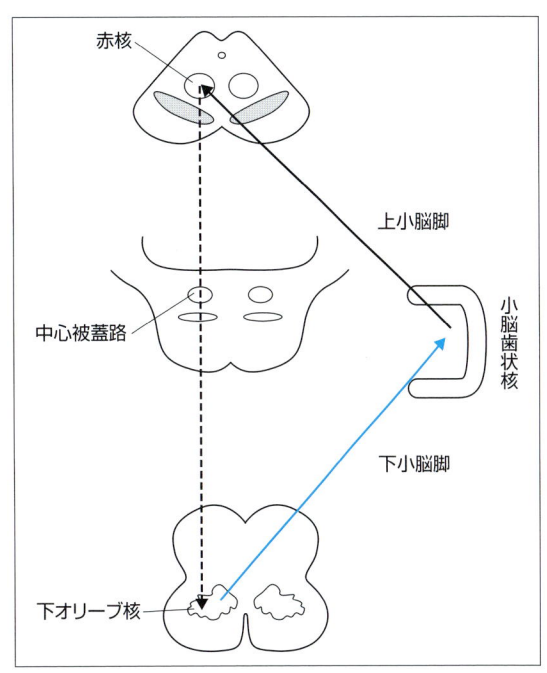

図Ⅱ-5　Guillain-Mollaret triangle の模式図

▶ 垂直性注視眼振
・下眼瞼向き眼振：後頭蓋窩下部（大後頭孔）病変。
・上眼瞼向き眼振：上部脳幹（中脳）病変。
▶ 回旋性眼振　頭位変換性眼振、Ménière 病、前庭神経炎、Wallenberg 症候群などの内耳前庭神経や延髄前庭神経核病変による。Ménière 病、前庭神経炎、Wallenberg 症候群では、しばしば正面視でも自発性眼振がみられる。

9 異常眼球運動

▶ 眼球ミオクローヌス　3 Hz 前後の周期で上下あるいは水平方向に自発的な規則的運動を繰り返す現象。Guillain-Mollaret triangle（ギラン-モラレ三角：赤核から中心被蓋路を下行して、下オリーブ核に達し、下小脳脚を通って反対側の小脳歯状核に至り、さらに上小脳脚を通った後に交叉して反対側の赤核に到達する、解剖学的に三角形をなす回路）（図Ⅱ-5）の障害によるものと考えられ、軟口蓋の上下運動（口蓋振戦）も同期してみられる。
▶ 矩形波眼球運動（SWJ：square wave jerk）　自発的な規則性のある眼球運動で、振幅の両極でいったん眼球が停止するため、眼振図で矩形波を示す。小脳（または脳幹）障害でみられる。
▶ はためき様眼球動揺（flutter-like oscillation）　規則的な水平性の数回続く速い両眼の振子様運動で、持

続時間は1秒程度である。特に視線の向きを変え終わるときに出現する。小脳病変が考えられている。
▶ 眼球クローヌス　眼球が不規則にあらゆる方向に絶え間なく衝動的に動く運動で、小児の小脳炎や神経芽腫、成人の傍腫瘍性症候群などでみられる。
▶ 眼球浮き運動(ocular bobbing)と眼球沈み運動(ocular dipping)　両眼球が急速に下転したのち、ゆっくり上転して元の位置に戻る運動が繰り返し生じるものを眼球浮き運動といい、逆に、ゆっくり下転したのち、急激に上転して元に戻る運動を眼球沈み運動という。両者とも橋被蓋が両側性に障害されたときにみられる。
▶ 眼球運動測定異常(ocular dysmetria)　眼球が指標を捉えるときに、目標を行きすぎてしまい、また目標に戻ってくるタイプ(測定過大、hypermetria)と、逆に目標の手前で止まり、それから改めて目標に向かうタイプ(測定過小、hypometria)がある。小脳病変で起こる。

10 眼球共同偏倚
▶ 水平眼球共同偏倚で人形の目試験が陽性　急性片側性大脳半球病変。通常、脳出血か脳梗塞が多い。
▶ 水平眼球共同偏倚で人形の目試験が陰性　片側の橋病変が考えられる。眼球は病変の反対側、すなわち片麻痺側に偏倚する。
▶ 上方眼球共同偏倚　中脳被蓋部は低酸素や虚血に脆弱で、間欠性の場合は眼球回転発作(oculogyric crisis)に特徴的。そのほかフェノチアジン系薬剤、カルバマゼピン、リチウム製剤などの副作用でも起こることがある。
▶ 下方眼球共同偏倚　中脳背側病変を示唆する。急性水頭症では拡大した第3脳室が、視床病変では圧排効果により、中脳背側を圧迫する。

D　三叉神経(V)

感覚は第1枝(前額部)、第2枝(頬部)、第3枝(下顎部)からなる。運動枝は咬筋で咀嚼運動に関与する。

1 反射
▶ 角膜下顎反射　角膜を綿棒などで軽く刺激すると、その側に瞬目が起こるとともに下顎が反対側に動く。健常者ではほとんどみられない。Vの核上性障害で起こり、偽性球麻痺(皮質球路の障害)のときに亢進する。
▶ 下顎反射　口を半開させ、検者の母指で少し下方に引いて、その上をハンマーで叩く。三叉神経中脳路核を介して三叉神経運動核に達し、第3枝を経て咬筋を収縮させ下顎が上昇する。反射亢進は両側の皮質球路に障害があることを示唆し、偽性球麻痺の存在を示す。
▶ 瞬目反射　V第1枝(眼神経)を刺激すると、その刺激が三叉神経脊髄路核から同側および交叉して反対側の顔面神経核に達し、両側の眼輪筋の収縮を起こし、閉眼が生じる。電気生理学的検査によってV、脳幹部(橋)およびⅦの反射弓の病変部位を検出できる。

2 運動神経
▶ 咬筋と側頭筋の萎縮　筋強直性ジストロフィーでみられる(斧状顔貌)。
▶ 咬痙　口角の筋が持続的に収縮し、口が開かない状態。破傷風でみられる。

3 感覚神経
三叉神経痛：第2枝＞第3枝＞第1枝(症候性)の順に多く、カルバマゼピンやプレガバリンが有効。
▶ Raeder(レーダー)症候群(傍三叉神経症候群)　V第1枝障害による感覚鈍麻と疼痛に、Horner症候群(縮瞳と眼瞼下垂)を伴う状態。
▶ 原始反射　前頭葉を中心とする広範な大脳皮質障害や偽性球麻痺があると、V支配領域刺激で通常は乳児にしかみられない反射が出現する。局所診断的な価値は少ない。
- 口尖らし反射：ハンマーで上口唇を軽く叩くと、口唇を尖らせる反射。
- 吸引反射：舌圧子などで上口唇の皮膚を軽く擦ることによって、口を尖らせる反射が起こる。

E　顔面神経(Ⅶ)

上顔面筋(前額部)は両側の大脳皮質支配(皮質球路)、下顔面筋は反対側の大脳皮質からの一側支配、眼輪筋はその中間的な神経支配である。顔面神経麻痺によって、口唇音(パ行、マ行)の発音が困難になる。上唾液核(副交感神経節前ニューロン)は中間神経と大錐体細胞を介して涙腺に、中間神経と鼓索神経を介して唾液腺(顎下腺と舌下腺)に分布(図Ⅰ-72、30頁参照)。大錐体細胞がⅦから分岐する前(中枢側)で障害されると、涙が出なくなり眼が乾燥する。鼓索はⅦが茎乳突孔を出る前でⅦから分かれるので、味覚障害があれば、病変はこれより近位側である。顔面神経麻痺であぶみ骨筋が麻痺すると、鼓膜の緊張が高まり、音が大きく聞こえる(聴覚過敏)。

● 運動神経
▶ 兎眼　眼輪筋の完全麻痺で閉眼ができない状態。

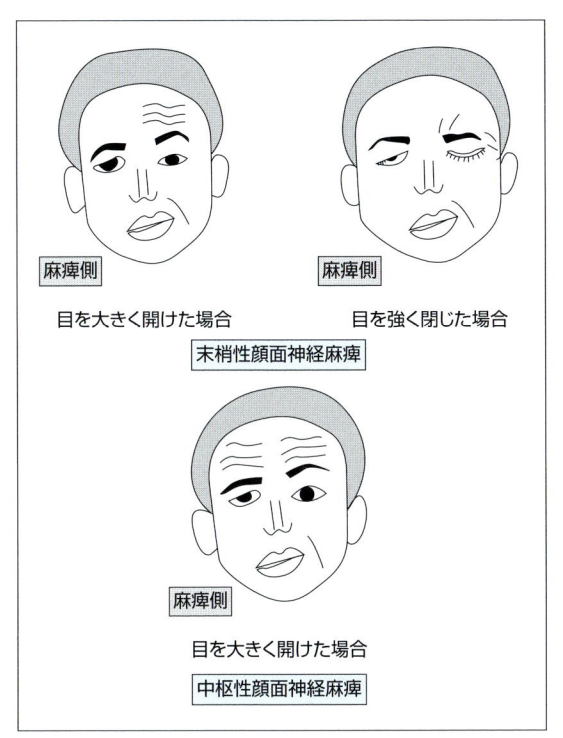

図Ⅱ-6 末梢性・中枢性顔面神経麻痺

▶睫毛徴候　眼輪筋の筋力低下が軽度のとき，強く閉眼するとまつ毛が眼裂内に隠れず外に残ってしまう現象をいう。
▶両側性末梢性顔面神経麻痺　サルコイドーシス，Lyme病など。

> **末梢性顔面神経麻痺と中枢性顔面神経麻痺**
> 上部顔面筋は中枢性顔面神経の両側性支配を受けるのに対し，下部顔面筋は反対側の皮質球路による一側性支配のため，一側性の中枢性顔面神経麻痺では額のしわ寄せが可能である。末梢性顔面神経麻痺では額のしわが消失，口角が健側に引っぱられて開口不十分，鼻唇溝が浅いなどの所見がみられ，眼輪筋はその中間の軽度の筋力低下をきたす（図Ⅱ-6）。

▶空涙症候群（ワニの涙症候群，crocodile tears syndrome）　Bell麻痺の回復過程で，涙腺に向かう節前線維と唾液腺に向かう節前線維に病的な神経線維連絡が形成されると，非シナプス性伝達（ephaptic conduction）が起こり，刺激物を食べたとき患側の眼から流涙が起こる現象。

F　内耳神経（Ⅷ）

前庭神経は平衡感覚と姿勢保持に関与し，良性発作性頭位めまいや前庭神経炎で障害される。蝸牛神経は聴覚に関与し，障害されると感音性難聴が起こる。

1 聴力障害

▶Weber試験　音叉を眉間中央に当て，音叉の振動音がどこで聞こえるか調べる。健常者では正中部で聞こえ，一側性感音性難聴では健側に，伝音性難聴では患側に偏倚する。
▶Rinne試験　音叉を耳介後部（乳様突起部）に当て，骨導の振動音が聞こえなくなったところで音叉を外耳孔にもっていき，気導による振動音が聞こえるか検査する。正常では，気導による聴力のほうが骨導より長く続く（気導＞骨導）。伝音性難聴では気導より骨導のほうが敏感で，感音性難聴では気導＞骨導であるが，気導も骨導も低下している。
▶感音性難聴　ミトコンドリア脳筋症〔Kearns-Sayre（カーンズ-セイヤー）症候群〕，表在性鉄沈着症（superficial siderosis）など。

2 平衡覚障害

●温度眼振試験（カロリック試験）
　一側の外耳道に冷水（30℃）を入れ，眼振やめまいが出現するかをみる。健常者では，めまい感を訴え，注入側と反対側に急速相をもつ水平性眼振が誘発される。意識障害患者や前庭神経が完全に障害されていると，眼振も悪心も誘発されない。

●めまい
▶回転性めまい（vertigo）
・Ménière病：頭位に関係なく数分～数時間続くめまい発作を不定期に繰り返す。耳鳴り，難聴などの蝸牛症状を伴う。発作を繰り返すにつれて緩徐進行性の感音性難聴が生じる。
・良性発作性頭位めまい：頭位変換で突然起こるめまいで，その頭位を避けると数秒でめまいは消失するが，そのままその頭位を維持していてもめまいは通常1分以内に軽快する特徴がある。数時間～数日，頭部を動かすことにより反復してめまいが生じる。クプラ（cupula）の落下により内リンパ液の流れが生じるために起こると考えられている。
・前庭神経炎：急激に回転性めまいが出現し，健側に向かう回旋する眼振がみられ，経過は長く数日以上続く（極期は1～3日）。

> **誘発性めまいと自発性めまい**
> 誘発性めまいには良性発作性頭位めまいがあり、自発性めまいにはMénière病、前庭神経炎がある。

> **良性発作性頭位めまいと前庭神経炎**
> 良性発作性頭位めまいでは、坐位あるいは仰臥位で左右あるいは上下どちらかに頭を傾けたときにのみ、めまいと頭位眼振が出現するが、正面視では通常自発眼振はない。前庭神経炎では、しばしば自発眼振が正面視でも出現する。両者とも一方向性の水平性・水平回旋性眼振がみられ、めまいが強いときは悪心・嘔吐を伴う。両者とも明らかな耳鳴りや難聴などの蝸牛症状はみられない。

> **めまい感(dizziness)**
> 脳貧血に相当し、ひどくなると眼前暗黒(black-out)あるいは失神発作(syncope)を起こす。

> **表在性鉄沈着症**
> 両側性感音性難聴、小脳性運動失調、錐体路症候が3主徴で、脳や脳幹部の表面にヘモデリンの沈着(T1・T2強調画像で低信号域)がみられる(図Ⅲ-14、91頁参照)。

G 舌咽神経(Ⅸ)、迷走神経(Ⅹ)

口蓋帆と咽頭の運動は延髄疑核に由来するⅩの枝であるが、運動野から皮質球路を介して疑核に下行する上位運動ニューロンは両側支配であるため、偽性球麻痺では軟口蓋反射が消失するが、球麻痺の場合は軟口蓋反射が消失することは稀である。一側性の舌咽神経障害による軟口蓋の感覚消失では、同側の軟口蓋反射は消失する。Ⅸ・Ⅹの障害側では咽頭・催吐反射は低下、消失する。Ⅹの分枝である反回神経麻痺によって嗄声が起こる。迷走神経背側核(副交感神経節前ニューロン)は心臓や消化管などの臓器に分布する。

> **偽性球麻痺と球麻痺**
> 両者とも主たる症状は構音障害および嚥下障害である。偽性球麻痺は両側の上位運動ニューロン(皮質球路)の障害で起こり、強迫笑い・泣き、角膜下顎反射・下顎反射の亢進、軟口蓋反射の消失などがみられるが、舌の筋萎縮はみられない。球麻痺は両側性の下位運動ニューロンの障害によるもので、舌の筋線維束性収縮と舌の筋萎縮を伴う。筋萎縮性側索硬化症では球麻痺と偽性球麻痺が共存してみられる。

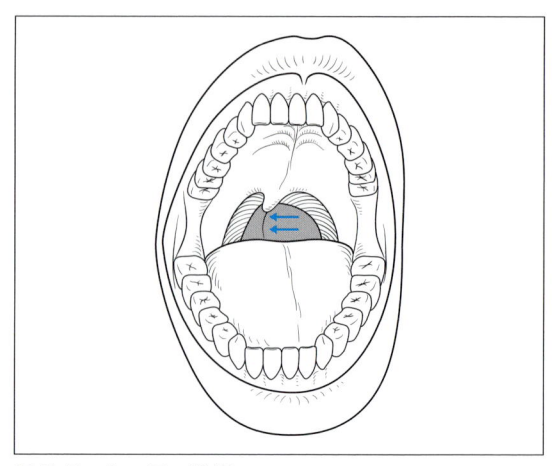

図Ⅱ-7 カーテン徴候
左側舌咽・迷走神経障害による咽頭筋麻痺の場合。

▶ **カーテン徴候(図Ⅱ-7)** 一側性の舌咽・迷走神経麻痺で、同側の咽頭筋が麻痺すると、アーと声を出させると咽頭後壁筋の麻痺側がやや斜め上に引き上げられ、口蓋垂が健側に引っ張られる。

▶ **舌咽神経痛** 咽頭、口蓋垂、扁桃腺、舌の後部1/3、耳管および喉頭粘膜の神経痛。大多数は後下小脳動脈の圧迫による。

▶ **舌咽神経障害** 舌の後部1/3の味覚障害が生じる。

H 副神経(Ⅺ)

上部僧帽筋と胸鎖乳突筋を支配している。障害により同筋の筋力低下、筋萎縮が起こる。

I 舌下神経(Ⅻ)

舌の運動に関与し、障害されると挺舌で舌は障害側に偏倚する。末梢性では舌の筋萎縮と筋線維束性収縮が起こる。サ行、タ行、ナ行、ラ行、特に舌音のラ行が障害される。

> 脳血管障害で片麻痺があるとき、挺舌させると麻痺側に舌が偏倚する。球筋は皮質球路による両側支配であるが、舌筋の中では頤舌筋のみが対側からの一側支配であり、挺舌により健側の頤舌筋が打ち勝つため、舌が麻痺側に偏倚する。

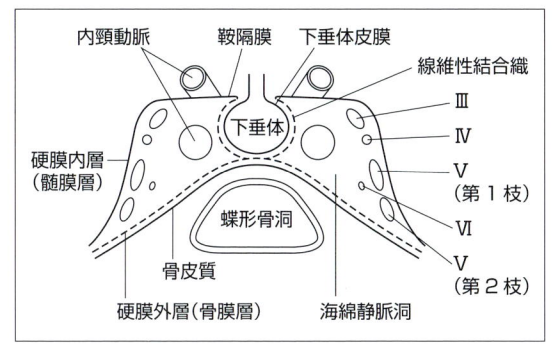

図Ⅱ-8 海綿静脈洞の構成（冠状断）
海綿静脈洞症候群では海綿静脈洞の外側に存在するⅢ、Ⅳ、Ⅴ（第1枝）およびⅥが障害される。海綿静脈洞内壁に硬膜はなく、厚い皮膜で覆われた下垂体は線維性結合織によって海綿静脈洞と境界をなしている。

☞ パタカ、パタカ、パタカを繰り返すことにより、構音障害の簡単な検査が可能である。パは口唇音（Ⅶ）、タは舌音（Ⅻ）、カは喉頭音（口蓋音）（Ⅸ、Ⅹ）である。軟口蓋麻痺によって声が鼻に抜け、口蓋音であるカ行やナ行が障害される。

☞ 副交感神経系の遠心線維を含む脳神経はⅢ、Ⅶ、Ⅸ、Ⅹである。

脳神経系の覚え方
　1）嗅いで視る動く車の三の外　顔聴く咽に迷う副舌
　2）急止（嗅視）した動く車が三転し、顔・耳・のど切りめいふくした（迷副舌）

J 脳神経症候群

▶ 海綿静脈洞症候群（Tolosa-Hunt症候群）（図Ⅱ-8）（図Ⅰ-40、12頁参照）　Ⅲ、Ⅳ、Ⅴ（第1枝）、Ⅵの障害。
▶ 上眼窩裂症候群　Ⅲ、Ⅳ、Ⅴ（第1枝）、Ⅵの麻痺。海綿静脈洞症候群の最も前方型で、Tolosa-Hunt症候群で最も多い臨床像。
▶ 眼窩尖端症候群　上眼窩裂症候群にⅡの障害が加わったもの。
▶ Vernet（ヴェルネ）症候群　Ⅸ、Ⅹ、Ⅺの麻痺。頸静脈孔症候群とも呼ばれる。
▶ Collet-Sicard（コレ-シカール）症候群　Ⅸ、Ⅹ、Ⅺ、Ⅻの麻痺。頸静脈孔と舌下神経管の病変。Vernet症候群に舌下神経麻痺が加わったもの。
▶ Villaret（ヴィラレ）症候群　Ⅸ、Ⅹ、Ⅺ、Ⅻの麻痺とHorner症候群からなる。Collet-Sicard症候群に

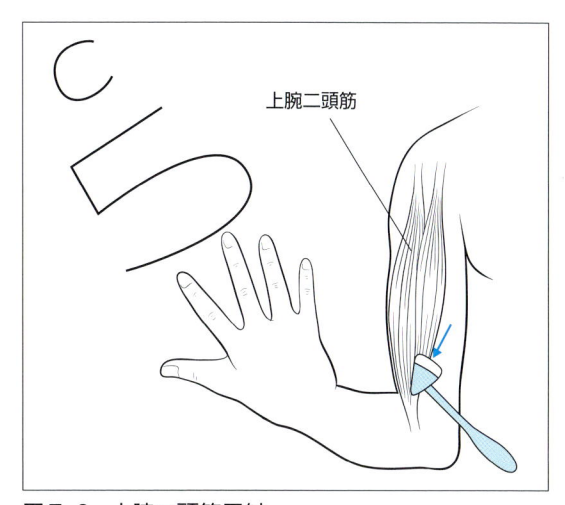

図Ⅱ-9 上腕二頭筋反射
上腕二頭筋反射に関与する支配中枢の覚え方。

Horner症候群が加わったもの。
▶ Foster-Kennedy症候群　前頭葉の腫瘍によって同側の視神経萎縮と反対側の乳頭浮腫が生じる。
▶ Garcin（ギャルサン）症候群　頭蓋底の腫瘍性病変による広範な片側の脳神経障害。
▶ Gradenigo（グラデニーゴ）症候群　三叉神経痛とⅥの麻痺。錐体尖端症候群とも呼ばれる。
▶ Schmidt症候群　Ⅹ（口蓋、咽頭、喉頭）の一側性麻痺、Ⅺ（同側の胸鎖乳突筋と僧帽筋）の麻痺。
▶ Jackson症候群　Ⅹ、Ⅺ、Ⅻの麻痺。Schmidt症候群に舌下神経麻痺が加わったもの。
▶ Jacod（ジャコ）症候群　Ⅱ、Ⅲ、Ⅳ、Ⅴ（三叉神経痛）、Ⅵの障害。中頭蓋窩病変で起こり、錐体蝶形裂溝症候群とも呼ばれる。
▶ Raeder症候群　Ⅴ（第1枝）障害と縮瞳・眼瞼下垂（partial Horner症候群）を認める。頭蓋内に入った内頸動脈とⅤとの間の病変で、傍三叉神経交感症候群とも呼ばれる。
▶ Ramsey Hunt症候群　外耳孔に生じた帯状疱疹に続発する末梢性Ⅶ麻痺。

7 反射

錐体路障害で亢進、根・末梢神経障害および筋疾患で低下、消失。
▶ 下顎反射　皮質球路（皮質核路）（中枢は橋の三叉神経運動核）。
▶ 頭後屈反射　上部頸髄（C1〜C4）
▶ 上腕三頭筋反射　C7
▶ 上腕二頭筋反射　C5（図Ⅱ-9）

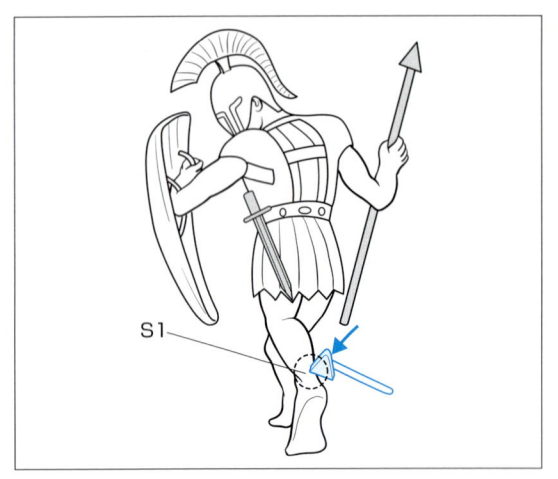

図Ⅱ-10　AchilleS'1 weak spot
アキレス腱反射中枢 S1 の覚え方。

> **アキレス腱反射の覚え方**
> ギリシャ神話の英雄であるアキレスは幼児の頃、不死身とするために母に冥界のステュックス河に浸された。しかし、手でつかまれたかかと(踵)だけは浸からなかったため、そこが唯一の弱点"one weak spot"となり、戦で踵を射抜かれて死ぬ。

- ▶腕橈骨筋反射　C6
- ▶腹筋反射　Th6〜Th12
- ▶膝蓋腱反射　L2〜L4、L4 中心。
- ▶アキレス腱反射　S1(図Ⅱ-10)
- ▶足底反応　入力 L5〜S1、出力 L5〜S2、正常は屈曲型。

> **反射の逆転**
> 例えば上腕三頭筋反射のときに、三頭筋が収縮せず、上腕二頭筋と腕橈骨筋が収縮し、肘の伸展ではなく屈曲が生ずる。三頭筋反射の逆転あるいは逆説性三頭筋反射と呼ばれ、C7 レベルの体節性局所病変を示す徴候である。

8 病的反射(錐体路病変)

- ▶口尖らし反射(snout reflex)　両側錐体路障害で陽性。
- ▶手指屈筋反射　Hoffmann 反射(C8)(図Ⅱ-11)、Trömner 反射、Wartenberg 反射。
- ▶足底反応　Babinski 徴候(伸展型)(図Ⅱ-12)、Chaddock 反射(図Ⅱ-13)。
- ▶頭後屈反射の出現あるいは亢進　頭部を少し前屈させ、上口唇の正中部に乗せた検者の指をハンマーで

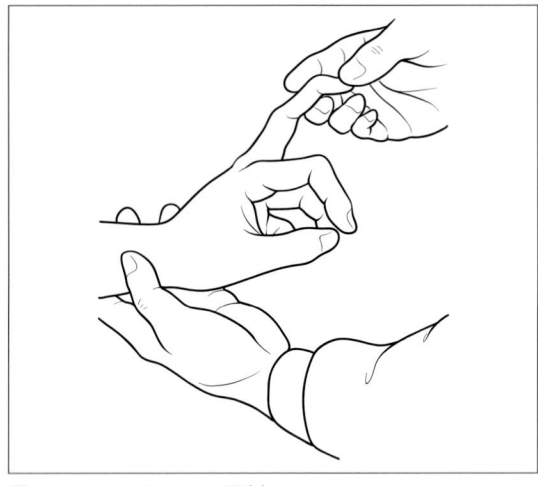

図Ⅱ-11　Hoffmann 反射
中指の末節を弾くときに、手指、特に母指が内転、屈曲すれば陽性である。

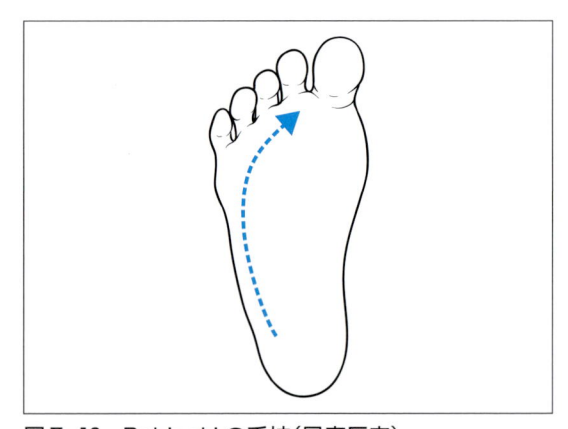

図Ⅱ-12　Babinski の手技(足底反応)
足底の外側部を踵側から足趾側にかけて擦過する。足趾が背屈し、特に母趾が背屈すれば、Babinski 徴候陽性である。

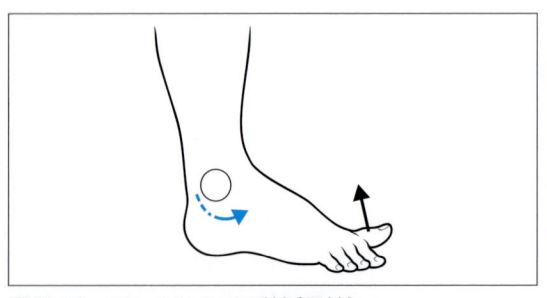

図Ⅱ-13　Chaddock の手技(陽性)
外果の下を後ろから前に擦る。母趾が背屈すれば陽性である。

叩くと、頭部が後屈する（後頸筋の筋伸展反射）。健常者では閾値が高く出にくい。上部頸髄より上部の両側性錐体路病変。
▶ **下顎反射の亢進**　下顎を半分開口させ、下顎の中央部に左の親指を置いてその上からハンマーで叩打すると、下顎が閉じるように動く。下顎反射を片側ずつみたいときは、一方の下顎角に近いところを叩打する。健常者でも軽度出現することがあるが、亢進しているときに意義がある。三叉神経核より上部の錐体路徴候。
▶ **腹壁反射**　胸髄下部の錐体路病変で、病変のある髄節レベル以下で消失。
▶ **腹筋反射**　錐体路障害で亢進。
▶ **挙睾筋反射**　錐体路障害で消失。
▶ **脊髄自動反射（防御反射、下肢三重屈曲現象）**　足背を安全ピンなどで刺激、あるいは患者の第2～5趾をつかんで底屈させる（Marie-Foixの手技）と、下肢が股関節と膝関節で屈曲、足関節が背屈する三重屈曲現象である。錐体路障害による下肢の痙性麻痺があると亢進して自発的に不随意な屈曲反応がみられる。刺激を足背から上行して調べると、反射を誘発できる最上レベルの皮膚分節が横断性脊髄病変の上界に相当する。

> **頭後屈反射と下顎反射**
> 頭後屈反射の亢進がみられるが下顎反射の亢進がみられない場合は、上部頸髄と橋中部の間で両側性に錐体路が障害されていることを示す。

> **Brissaud（ブリソー）徴候（反射）**
> 外傷などで足趾が欠損している場合は、足底反応（Babinskiの手技）で同側の大腿筋膜張筋の収縮の有無をみる。収縮がみられればBrissaud徴候と呼ばれ、錐体路障害を意味する。

> **腹壁反射**
> ゆっくり腹式呼吸をさせながら、吸気相から呼気相に移行した直後に腹部の外側から内側に向かって刺激を与える。錐体路病変があると腹壁反射はその側で消失するが、肥満者、高齢者、経産婦、腹部手術の経験者、末梢神経障害で腹部の感覚障害を伴う場合には、両側の腹壁反射が消失していることが多い。腹壁反射が消失しているにもかかわらず、腹直筋反射、肋弓反射（肋骨弓をハンマーで叩き、その側の腹斜筋の収縮筋の収縮をみる）、恥骨反射などの腹筋反射が亢進しているときは、錐体路障害の可能性が高い。また、腹壁反射は脊髄病変のレベルの決定にも意義があり、腹壁の下方から上方に向かって調べていき、反射を誘発できる部位の直下に脊髄レベルの錐体路病変が存在すると推定できる。

B 運動系の異常

1 錐体路徴候（上位運動ニューロン徴候）

腱反射亢進、Hoffmann 反射陽性、Babinski 徴候陽性、腹壁反射消失、腹筋反射亢進、挙睾筋反射消失など。

1 上肢の錐体路徴候

- 上肢の Barré 徴候（図Ⅱ-14）　閉眼し、両上肢を前方に伸展水平挙上した肢位を維持させると、麻痺側が落下、肘関節が屈曲、前腕回内および手首と手指が屈曲する。
- 凹み手徴候（図Ⅱ-15）　手指を力一杯に開扇したときに母指が対立内転位をとり、母指の中手指節関節部が掌側へ突出する結果、手掌が凹んで見える。舞踏病やアテトーゼでもみられる。
- 第5指徴候　手掌を下にして上肢を水平前方に挙上させると、片麻痺側の第5指が外側にそれ、第4指との間が開き、すき間ができる。軽度な錐体路障害を見出すのに有用である。

2 下肢の錐体路徴候

- Mingazzini（ミンガッツィーニ）試験（図Ⅱ-16）　背臥位で股関節と膝関節を直角に曲げた肢位を保つように命ずると、障害側の股関節が伸展し下肢が落下する。
- 下肢の Barré 徴候（図Ⅱ-17）　腹臥位で膝関節を直角に立てた肢位を保持するように命ずると、障害側の膝関節が伸展し下腿が落下する。

2 不随意運動

A 筋束レベルに生じる運動

- 筋線維束性収縮（fasciculation）　筋の一部のピクピクした収縮。疲れたときなどに眼の周囲がピクピク

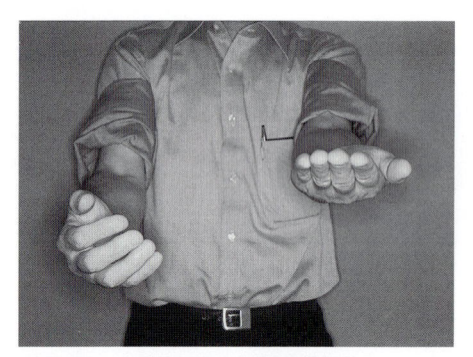

図Ⅱ-14　上肢の Barré 徴候（右手）

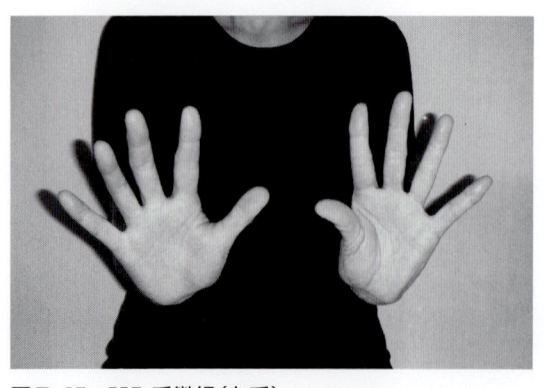

図Ⅱ-15　凹み手徴候（左手）

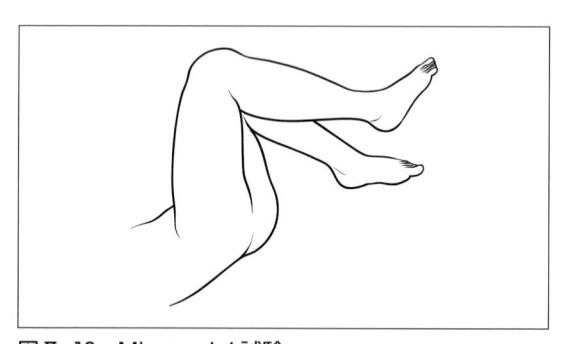

図Ⅱ-16　Mingazzini 試験

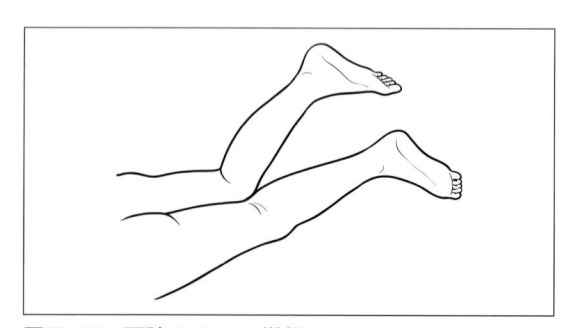

図Ⅱ-17　下肢の Barré 徴候

する動き。前角細胞の自発性興奮の亢進によって起こる。
- ミオキミー（myokymia） 皮下を虫が這うようにゆっくりとした波動性の動き。前角細胞の異常興奮性を示唆。

> 筋線維束性収縮とミオキミーはともにα運動神経の異常興奮性の結果起こる。

B 個々の筋あるいは少数の筋群にみられる運動

1 律動的なもの

●振戦（図Ⅱ-18-1）
共働筋と拮抗筋の相反性の一定のリズムのある律動的筋活動による、反復する不随意運動。

- 生理的振戦とその亢進したもの（8～12 Hz）：精神的緊張、疲労、発熱、甲状腺機能亢進症。
- 速い姿勢時振戦（5～8 Hz）：本態性振戦
  多くは常染色体優性遺伝形式をとる。アルコール摂取で軽減。通常、下肢には出現しない。
  病理：Purkinje 細胞の脱落や torpedo（Purkinje 細胞の近位軸索腫大）、Purkinje 細胞を囲むかご細胞の異常などが指摘されている。
- Parkinson 病の振戦（4～7 Hz）：静止時振戦（Parkinson 病に特徴的）、姿勢時振戦、口唇の静止時振戦（兎の口症候群、rabbit syndrome）。
- 遅い姿勢時振戦（3～6 Hz）：Wilson 病（羽ばたき振戦）、上赤核症候群。
- その他の振戦：アステリキシス（asterixis）
  両手を伸ばして前に差し出して手首を伸展した状態を保持すると、手首が律動的に落下する現象で、陰性ミオクローヌスとも呼ばれる。肝性脳症（高アンモニア血症）や尿毒症などの代謝性脳症でみられることが多い。

●ミオリトミア（myorhythmia）（ミオリトミー）
律動的な筋放電がある特定の筋あるいは拮抗筋群で同期してみられる（振戦と異なる）もので、軟口蓋ミオクローヌスがある。Guillain-Mollaret triangle のどこかに障害があるときに起こる。

2 非律動的なもの

- ミオクローヌス（myoclonus）（図Ⅱ-18-2） 拮抗筋間で同期性に生じる、リズムをもたない非律動的な瞬間的なすばやい不随意運動。
- 舞踏運動（chorea）（図Ⅱ-18-3） 手や口舌などに生じる、比較的すばやい不規則な持続時間の短い運動。Huntington 病（120 頁参照）、Sydenham（シデナム）舞踏病（120 頁参照）、歯状核赤核淡蒼球ルイ体萎縮症（123 頁参照）、有棘赤血球舞踏病（120 頁参照）、糖尿病性舞踏病（121 頁参照）などでみられる。
- アテトーゼ（athetosis） 手足にみられる緩徐で不規則な、ひねる感じの不随意運動。無酸素脳症や脳性麻痺などでみられる。
- バリズム（ballism）（図Ⅱ-18-4） 体肢を投げ出すような激しい不規則な不随意運動。多くは片側で、片側バリズムと呼ばれる。病巣は Luys body（ルイ体、視床下核）である。
- ジスキネジア（dyskinesia、ジスキネジー） 比較的すばやい不規則な運動で、口唇（口部ジスキネジア）、舌（口舌ジスキネジア）、四肢、体幹に起こることが多く、向精神薬、抗 Parkinson 病薬、抗てんかん薬などの薬剤誘発性のことが多い。
- 片側顔面れん縮（hemifacial spasm） 蛇行した血管の顔面神経への圧迫によって、あるいは末梢性顔面神経麻痺の後遺症としても起こる。
- ジストニア（dystonia、ジストニー）（図Ⅱ-18-5） 多くは捻転性の姿勢異常があり、動作時にひねるような不随意運動が出現あるいは増強する（捻転ジストニア）。臥位、坐位、立位などの姿勢の変化によって、筋トーヌスが亢進したり低下したり、筋トーヌスに変化がみられる特徴がある。局所性ジストニアには眼瞼れん縮、痙性斜頸、奏楽手痙、書痙（書字の際に前腕、手首、手指に異常な筋活動の亢進が起こり、書字動作が障害される）などがある。

3 下肢に特徴的な不随意運動

- 静座不能（akathisia） 身体、特に下肢がむずむずして落ち着かず、静座ができない。絶えず身体を動かしたり、立って歩き回ったり、身体を動かさずにはいられない状態。向精神薬（フェノチアジン系、ブチロフェノン系、リスペリドンなど）の副作用や Parkinson 病などでみられる。
- 下肢静止不能症候群（restless legs syndrome） 特に夜間就寝時に、両下肢にむずむずした不快な異常感覚が生じ、足を動かすと軽快するため、絶えず足を動かし、あるいは歩き回ったりする状態（121 頁参照）。
- 動く足趾（moving toe） 足趾が絶え間なく間欠的に底屈運動を繰り返す状態。随意的に短時間制止可能であることが多く、臥位、坐位、立位で生じる。坐骨神経痛に伴って生じることが多いが、病態機序は不明である。
- こむら返り（calf cramp） 腓腹筋に生じる有痛性れ

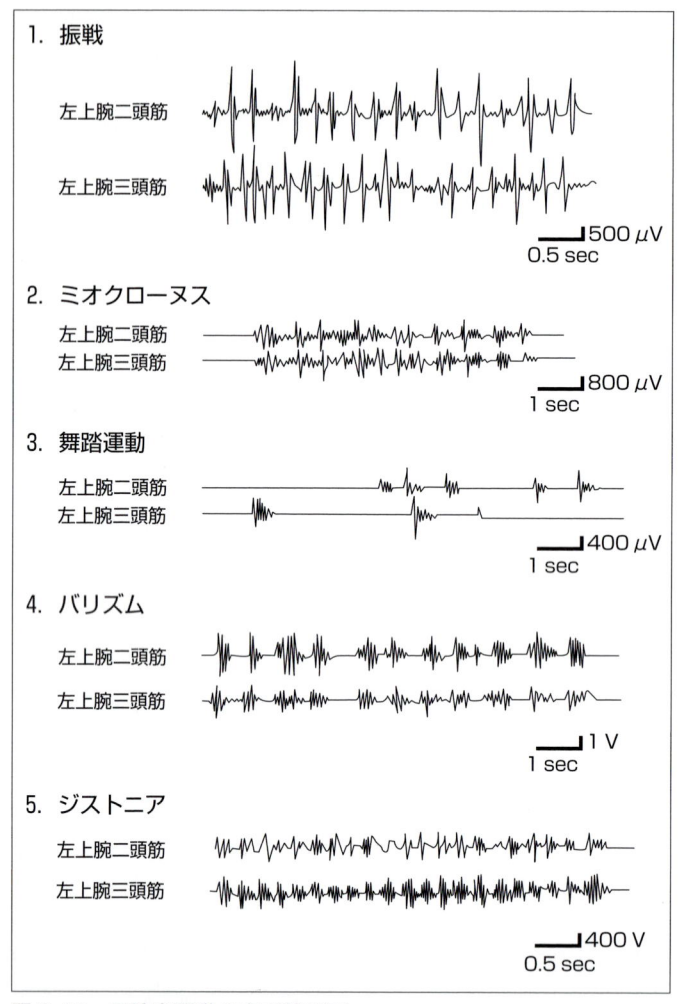

図Ⅱ-18　不随意運動の表面筋電図

ん縮である。健常者でも夜間睡眠時に起こることがあるが、運動ニューロン疾患、腎不全、肝不全、糖尿病、電解質異常（Ca低下など）、腰部椎間板ヘルニア、全身こむら返り病（里吉病）、糖原病（垂井病やMcArdle病）など多くの疾患で非特異的にみられる。

▶**脊髄性自動運動**（spinal automatism）　脊髄病変による痙性麻痺が下肢にみられるときに、足底に痛み刺激を与えると、反射的に股関節、膝関節、足趾が屈曲し、足関節が背屈し、脊髄自動反射（防御反射）の亢進のため、下肢に不随意な屈曲反応が起こる（61頁参照）。

▶**有痛性強直性れん縮**（painful tonic seizure）　足趾と足首は底屈、膝関節と股関節は伸展し、強直した部位に疼痛や異常感覚が出現する。片側性や移動性のこともあり、過呼吸負荷で誘発されることがある。MSに特徴的な症状で、カルバマゼピンやメキシレチンが有効。

▶**脊髄性ミオクローヌス**（spinal myoclonus）
- **脊髄髄節性ミオクローヌス**（spinal segmental myoclonus）：髄節性に生ずるミオクローヌスで、腹壁筋、体幹筋や下肢にみられる。多くは律動性のミオクローヌスで、不規則に髄節性に出現する。帯状疱疹後の脊髄炎、感染後の横断性脊髄炎、傍腫瘍性疾患（乳癌）による脊髄炎のほか、稀にMSや硬膜外からの圧迫により生じる。
- **固有脊髄性ミオクローヌス**（propriospinal myoclonus）：一側の腹壁や胸壁あるいは両下肢の筋に限局して、体幹が屈曲あるいは伸展する反復性のミオクローヌスがみられる。特にミオクローヌスが腹壁筋でみられること、臥位や覚醒-睡眠の移行期で増悪することなどが診断に有用である。いずれも治療はクロナゼパムが有効。

3 歩行障害

- ▶痙性歩行　上位運動ニューロン性運動障害。痙性対麻痺でのはさみ脚歩行、痙性片麻痺での片麻痺性歩行(草刈り歩行)など。
- ▶鶏歩行　前脛骨筋(深腓骨神経)や長・短腓骨筋(浅腓骨神経)の麻痺やL5の根障害、脊髄性筋萎縮症、末梢神経障害、遠位型ミオパチーなどにより、麻痺側の足が下垂して(下垂足)背屈できないため、その側の大腿を高く挙上して歩く。
- ▶動揺歩行　アヒル歩きとも呼ばれ、下肢帯(下肢近位筋あるいは腰帯筋)の筋力低下により一歩歩くごとに支え脚側に上体を傾けるため、上体を左右に揺り動かして歩く。進行性筋ジストロフィーでみられる。
- ▶小脳性歩行　千鳥足歩行とも呼ばれる。酩酊時にみられるように両脚を広げて(wide-based、開脚)不安定によろけつつ歩く。病変側に傾いて歩く。
- ▶迷路性歩行　片側性迷路障害では、歩行で病変側に傾く。閉眼足踏み試験で病変側に回旋する。片側性小脳障害では、閉眼足踏み試験で回旋せずに病変側によっていく。
- ▶Parkinson歩行　前屈姿勢で、手指振戦がみられ、ちょこちょこと小さな歩幅、狭い歩隔(両側の着地点の左右幅)で歩く。すくみ足、加速歩行、前方突進現象などがみられる。
- ▶小歩症(小刻み歩行)　多発性脳梗塞による偽性球麻痺でみられる歩行異常。両側下肢をやや外転気味にして伸展し、突っ張ったまま足底をほとんど床につけたまま、足を広げて、少しずつちょこちょこと前方にすり足で歩く。Parkinson病とは異なり、歩行は歩隔が広く(wide-based)、体幹の前屈、前傾はみられない。通常、錐体路徴候がみられる。正常圧水頭症でも小刻み歩行、すり足歩行、開脚歩行(wide-based gait)、不安定歩行などがみられる(Parkison病では開脚にはならないことが鑑別点)。
- ▶すくみ足歩行　歩こうとしても足がすくんで前に出ない状態で、Parkinson病やそのほかのParkinson症候群でみられることが多い。すくみ足だけがみられる純粋アキネジアと呼ばれる病態は、多くは進行性核上性麻痺であると考えられている。
- ▶ジストニア歩行　捻転ジストニアやさまざまな症候性ジストニアでみられる。腰などに手を当てて歩くと歩きやすくなる感覚トリック(sensory trick)がみられることがあり、また前方歩行に対して後方への歩行がスムーズになるなどの特徴がある。

表Ⅱ-8　間欠性跛行の鑑別

タイプ	原因疾患	疼痛や錯感覚	症状回復の条件
動脈性	閉塞性動脈硬化症	あり	立位での休息
脊髄性	AVM、脊髄動脈炎	なし	立位での休息
馬尾性	腰部脊椎管狭窄	あり	坐位で休む、しゃがんで休む

AVM : arteriovenous malformation 動静脈奇形

- ▶失立失歩(astasia-abasia)　両下肢に力が入らないために両足で立つことができない状態をいう。器質性とヒステリー性(心因性)があるが、下肢の運動機能が臥位では(ほぼ)正常であることが前提である。筋力低下、失調および深部感覚障害を伴わない起立および歩行障害は片側性の視床病変(外側核の背側部)によっても生じ、視床性失立失歩と呼ばれる。

☞　Parkinson病では歩隔が狭いが、Parkinson症候群に小脳性失調の要素が加わる多系統萎縮症、正常圧水頭症、前頭葉病変に伴う血管性Parkinson症候群などでは、Parkinson歩行ではあるが歩隔が広いのが特徴である。

☞　Parkinson病では歩幅が狭くなり、一見「小刻み歩行」に類似するが、小刻みになる場合には加速歩行、突進現象、すくみ足などの特殊な歩行異常を伴い、終始小刻みというわけではなく、「小刻み歩行」とは本質的に区別されるべきである。

- ▶間欠性跛行　一定の距離の歩行で歩行が困難となり、休むとまた歩けるようになることを繰り返す歩行(表Ⅱ-8)。

☞　運動麻痺と詐病(ヒステリー)の鑑別
1) Hoover徴候：背臥位で一側の下肢を検者の手の圧迫に抗して強く挙上させ、反対側の踵の下に置いた検者の手にかかる圧力を検査する。片麻痺患者では、健常側下肢の伸展・挙上時の麻痺側踵への圧力が、麻痺側下肢の伸展・挙上時の健常側踵への圧力より弱い。詐病では、逆に、麻痺側下肢の伸展・挙上では健常側の踵に圧力が加わらないが、健常側下肢を伸展・挙上させると麻痺側に強い圧力が加わる。

2）Sonoo（園生）abductor sign：背臥位の患者の両下腿外側面に検者の手を片方ずつ置き、患者に検者の手の圧迫に抗して下肢を一方ずつ外転させる。運動麻痺患者では、麻痺側を外転させたときに健常側の下肢にも外転方向への強い圧力がかかるが、詐病では、健常側の下肢が外転せず、むしろ過内転する。また、健常側を外転させると、運動麻痺患者では麻痺側は検者の手の圧迫で内転するが、詐病では麻痺側も検者の手の圧迫に抗して強い圧力が加わる。

4 筋萎縮

▶ **翼状肩甲** 前鋸筋の筋力低下や麻痺により、肩甲骨の内側縁が後方に浮き上がる。顔面肩甲上腕型筋ジストロフィーなどでみられる。
▶ **猿手** 正中神経麻痺のため、母指球筋が萎縮して手掌が平坦化した手をいう。
▶ **鉤手（鷲手）** 尺骨神経麻痺により尺側の骨間筋や虫様筋が麻痺すると、第4・5指の中手指節関節（MPJ：metacarpophalangeal joint）は背屈し、近位指節間関節（PIPJ：proximal interphalangeal joint）と遠位指節間関節（DIPJ：distal interphalangeal joint）は屈曲し、尺骨神経型鉤指（尺側鉤指）を呈する。このような指が4指（第2〜5指）にみられたときは、鷲の手に似た形をとる。

☞ **Aran-Duchenne（アラン-デュシェンヌ）の手**
正中神経麻痺による猿手に尺骨神経麻痺による骨間筋および小指球筋の萎縮が加わり、第2〜5指はMPJで軽度背屈、PIPJとDIPJは軽度屈曲した手をいう。ALSのような脊髄前角の運動ニューロン障害によって生じることが最も多い（図Ⅲ-28、110頁参照）。

5 姿勢異常

▶ **頸部前屈姿勢（首下がり）** 種々の頸部病変による頸部前屈で、多系統萎縮症、項筋限局性ミオパチー、ALS、重症筋無力症、多発筋炎、頸椎症、甲状腺機能低下症などでみられる。
▶ **頸部後屈姿勢** 坐位あるいは立位で頸部後屈が明らかになる。進行性核上性麻痺や体節性ジストニアでみられる。
▶ **Mann-Wernicke 肢位** 痙性片麻痺患者で、肩関節の内転・回内、肘の屈曲、前腕の回外位、手首と手指の屈曲、下肢の伸展・回内、尖足のみられる肢位をいう。
▶ **体幹屈曲（camptocormia）** 立位で体幹（腰）から著しく屈曲している姿勢。種々の原因で起こるが、Parkinson病に特徴的。
▶ **弓なり（反張）姿勢** 身体が後方に反り返り、突っ張った状態。ヒステリー、破傷風、髄膜脳炎などでみられる。
▶ **伸展性対麻痺** 両側性の錐体路症状がみられるとき、両下肢は強い痙縮により股関節と膝関節が伸展位をとり、足関節は屈曲する。この肢位には3つの異なる病態がある。
　・除脳硬直：両側の上下肢は伸展・回内位をとる。中脳レベルでの障害によって起こる。頸部は伸展位、背部は軽い後方への弓なり姿勢を呈する。
　・除皮質硬直：除脳硬直と異なるのは、両上肢が肘で屈曲していることである。広範な皮質病変による慢性植物状態で生ずる。
　・痙性対麻痺：上肢の肢位には異常がないが、両下肢に痙性の麻痺がみられる。
▶ **屈曲性対麻痺** 股関節と膝関節が屈曲位をとる対麻痺である。慢性植物状態の除皮質硬直では、最初の伸展性対麻痺がしだいに屈曲性対麻痺となり、屈曲性四肢麻痺になる。脊髄自動反射の亢進がみられる（61頁参照）。
▶ **凹足（槌状趾）** 土踏まずの大きいアーチと第1趾の小さなアーチが2重になって見えるもので、Friedreich足とも呼ばれる。
▶ **下肢筋の肥大** 腓腹筋の偽性肥大はDuchenne型やBecker型の進行性筋ジストロフィーでみられる。

6 錐体外路系の異常

大脳基底核およびそれに密接な連繋をもつ構造が錐体外路系で、そこに主座のある徴候が錐体外路症候である。

▶ **筋緊張亢進** 四肢、体幹の筋強剛（cogwheel rigidity または plastic rigidity）。
▶ **不随意運動** 振戦、舞踏運動、アテトーゼ、バリズム、ジスキネジア、ミオクローヌスなど。
▶ **姿勢異常** 前傾前屈姿勢、上下肢の屈曲性肢位、ジストニア。
▶ **腱反射** 正常または軽度亢進。
▶ **Babinski 徴候** 陰性
▶ **運動麻痺** なし、あるいは軽度。

体幹の筋強剛
Parkinson病では四肢に筋強剛が生ずる病期には、原則として体軸筋にも強剛がみられる。体幹筋の筋強剛をみるには、膝倒し法が有用である。患者に背臥位で膝立ての肢位をとらせ、検者は両手で患者の両膝を保持しながら、左右にそれぞれ約45°下肢を倒す。体幹の筋強剛が比較的軽度の場合は、下肢を倒した側へ骨盤が回旋する(臍が同側に移動する)のみであるが、筋強剛が強い場合は膝倒しの方向と反対側の肩がベッドから持ち上がるのが観察される。

錐体外路性疾患における腱反射
筋強剛がみられる状態では、腱反射による肢節運動は迅速でかつ振幅が小さく(錐体路障害では、腱反射による肢節運動は速くて振幅が大きい)、錐体路障害がないのに、一見腱反射が亢進してみえることが多い。錐体外路系から抑制性に制御されている前角γ運動ニューロンの活動性亢進に基づくものと考えられている。Babinski徴候はみられない。

C 感覚系の異常

1 感覚鈍麻、感覚消失

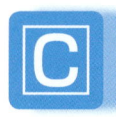

A 表在感覚

感覚鈍麻、感覚消失、感覚過敏で表現する。
- 異常感覚：自発的に起こる異常な自覚的感覚。
- 錯感覚：与えられた刺激とは異なって感じる他覚的感覚。

▶痛覚　虫ピンなどで痛覚の低下部位から健常側に刺激を与え、痛みを感じるところを見出すようにする。
- ヒペルパチー（hyperpathia）：疼痛刺激で、不快な尾を引く疼痛が刺激部位のみならず同側の半身に広がって感じられる現象（72頁参照）。
- 遅発痛（delayed pain）：痛みを数秒遅れて感じる現象で、脊髄癆などでみられる。

▶温度覚　ガラス瓶に40～45℃ぐらいの温水または4～10℃ぐらいの冷水を入れ、障害側から健常側に移動させて検査する。

▶触覚　脱脂綿やティシュペーパーなどを用いて検査する。

B 深部感覚

▶振動覚　体幹より四肢、下肢より上肢、四肢では近位部より遠位部のほうがより敏感。

▶位置覚　指の側面を軽くつかむようにして、中手指節関節を数回屈伸させ、背屈位か底屈位かを答えさせる。
- 母指さがし試験：母指は伸展、ほかの手指は屈曲させて閉眼させた患者の手を検者がいろいろな位置に移動させ、この母指を患者に対側の親指と人差し指でつまむように命ずる試験。母指を正確につまめない場合は、固定させた母指側に障害ありと判定する。
- 母趾さがし試験：坐位で行うときは、患者をベッドに腰掛けさせ、椅子（台）に足を載せる。患者に閉眼させ、検者は足台（あるいは患者の足）をあちこちに動かした後に、患者に示指で固定された母趾に触るように指示する。背臥位で行うときは、検者が患者の膝と足をそれぞれ左右の手で持ち、下肢を股・膝関節で曲げて、下肢をやや外に倒し、患者の示指が母趾に届く位置に足を固定する。患者に示指の先で母趾を触るように指示し、正確に触ることができない場合は、固定した母趾側に障害ありと判定する。

注：母指・母趾さがし試験は、固有感覚性定位による後索から内側毛帯系障害の検査法で、位置覚障害における検出の感度が高い。

C 複合感覚（識別感覚）

▶二点識別感覚（two-point discrimination）　コンパスなどで皮膚を同時に刺激して、2つの刺激を識別できる最小の距離を測定する。四肢では長軸に直角方向、体幹では長軸方向で識別距離を測定する。対側の頭頂葉の障害。

▶皮膚書字試験（skin writing test）（皮膚書字覚、graphesthesia）　皮膚に文字や数字などを書き、これを当てさせる。対側の頭頂葉の障害。

▶立体認知（stereognosis）　閉眼させた患者に検者の指を握らせ、何本の指か当てさせる、あるいは形の異なる積み木ブロックを握らせ、その形を当てさせる。わからないときは、立体覚消失（astereognosis）という。対側の頭頂葉の障害。

▶つまみ–押し識別感覚（pinch-press discrimination）　手背や足背の皮膚を検者の母指で軽く押したりつまんだりして、それらを識別させる。後索から内側毛帯系の障害では、触覚は保たれているが、つまんでいるか押しているか識別できない。

▶二点同時刺激識別感覚（double simultaneous stimulation）　左右の対称部位を同時に刺激すると、表在感覚障害がないのに一側のみしかわからず、対側からの感覚はわからないときを消去現象といい、感覚が無視された側が障害側である。

2 末梢神経性感覚障害

▶単ニューロパチー型（図Ⅱ-19）　外傷によって起こ

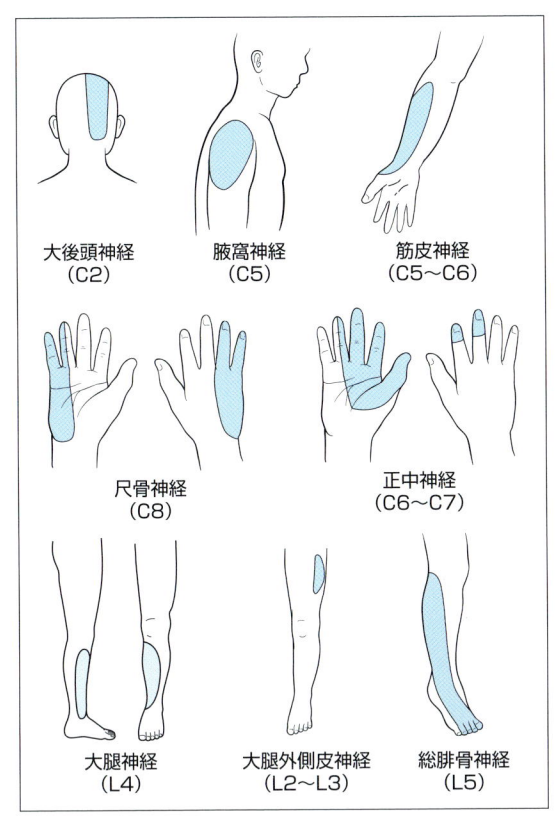

図Ⅱ-19 単ニューロパチーにおける感覚障害部位

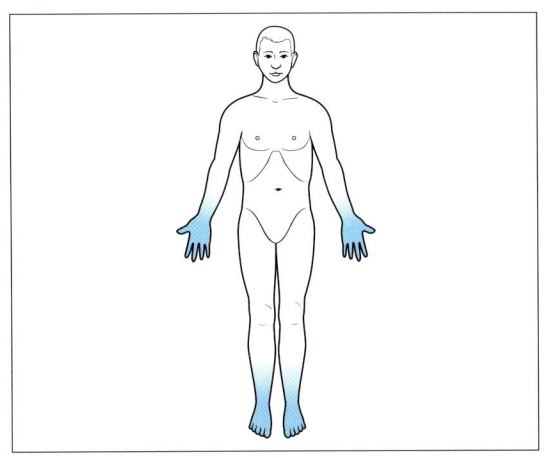

図Ⅱ-20 手袋靴下型感覚障害

ることが多い単一の末梢神経障害による感覚障害。表在感覚が障害されるが、振動覚や位置覚などの深部感覚は、坐骨神経以外の神経幹障害では障害されない。

▶ 多発性単ニューロパチー型　単ニューロパチーが複数の神経に生じた場合に起こる。体肢の伸側と屈側、あるいは内側と外側で感覚障害の程度が異なり、感覚障害の境界が比較的鮮明である。虚血性病変による軸索障害型のことが多い。

▶ 神経根性分布型　脊髄神経根の支配（皮膚分節、dermatome）に一致する感覚障害を示す。神経根に対応する領域への放散痛（神経根痛）が特徴。

▶ 手袋靴下型（図Ⅱ-20）　四肢末梢、特に下肢末梢に優位な左右対称性の感覚障害がみられ、境界が極めて不鮮明である。表在感覚障害だけでなく、四肢末梢部の深部感覚障害を伴い、通常末梢優位の筋力低下を認める。遠位優位の触覚過敏、異常感覚、錯感覚などを伴うことが多い。糖尿病やアルコール性ニューロパチーなどの代謝障害に基づいて、長さ依存的（length-dependent）に障害される多発ニューロパチーに特徴的な所見である。

3 脊髄性感覚障害（図Ⅱ-21）

▶ Brown-Séquard（ブラウン-セカール）症候群　脊髄の左右のうち半分が障害され、病変側に運動麻痺と深部感覚障害がみられ、反対側に温痛覚障害がみられる。温痛覚の後角（二次ニューロン）からの軸索はそこに入力する後根線維の入力レベルから数髄節上にわたって脊髄灰白質内で交叉し、反対側の外側脊髄視床路を上行し、入力部位から数節上で完結するため、病変と反対側の温痛覚障害は、病変部位よりも数節下から始まり、また病変部位に対応する皮膚分節レベルでは、病変部に入ってくる後根の障害による病変側レベルの全感覚消失がみられることがある。原因として、腫瘍による圧迫が最も多い。

▶ 脊髄横断症候群　脊髄が横断性に障害された場合は、そのレベル以下ではすべての感覚が障害される。灰白質の障害により、その髄節に相当する帯状の温痛覚消失が起こり、その部位の皮膚に締めつけられるような感覚が出現し（帯状感）、その帯の幅により障害の高さ（上下方向の広がり）を推定することが可能である。通常、病変部位以下の上位運動ニューロン症状と膀胱直腸障害を呈する。完全横断性脊髄障害は急性に生ずることが多く（脊髄ショック、spinal shock）、弛緩性麻痺で腱反射は消失し、足底反応も無反応のことが多いが、数週間〜数か月で痙性麻痺に移行する。

▶ 後索症候群　病変部位以下の深部感覚鈍麻と識別感覚障害が生じる。一次性病変では脊髄後部からの圧迫性病変が多い。二次性変化によるものは、後根神経節細胞、後根、あるいは末梢神経障害によって起こる二次変性によるもので、腱反射は消失してい

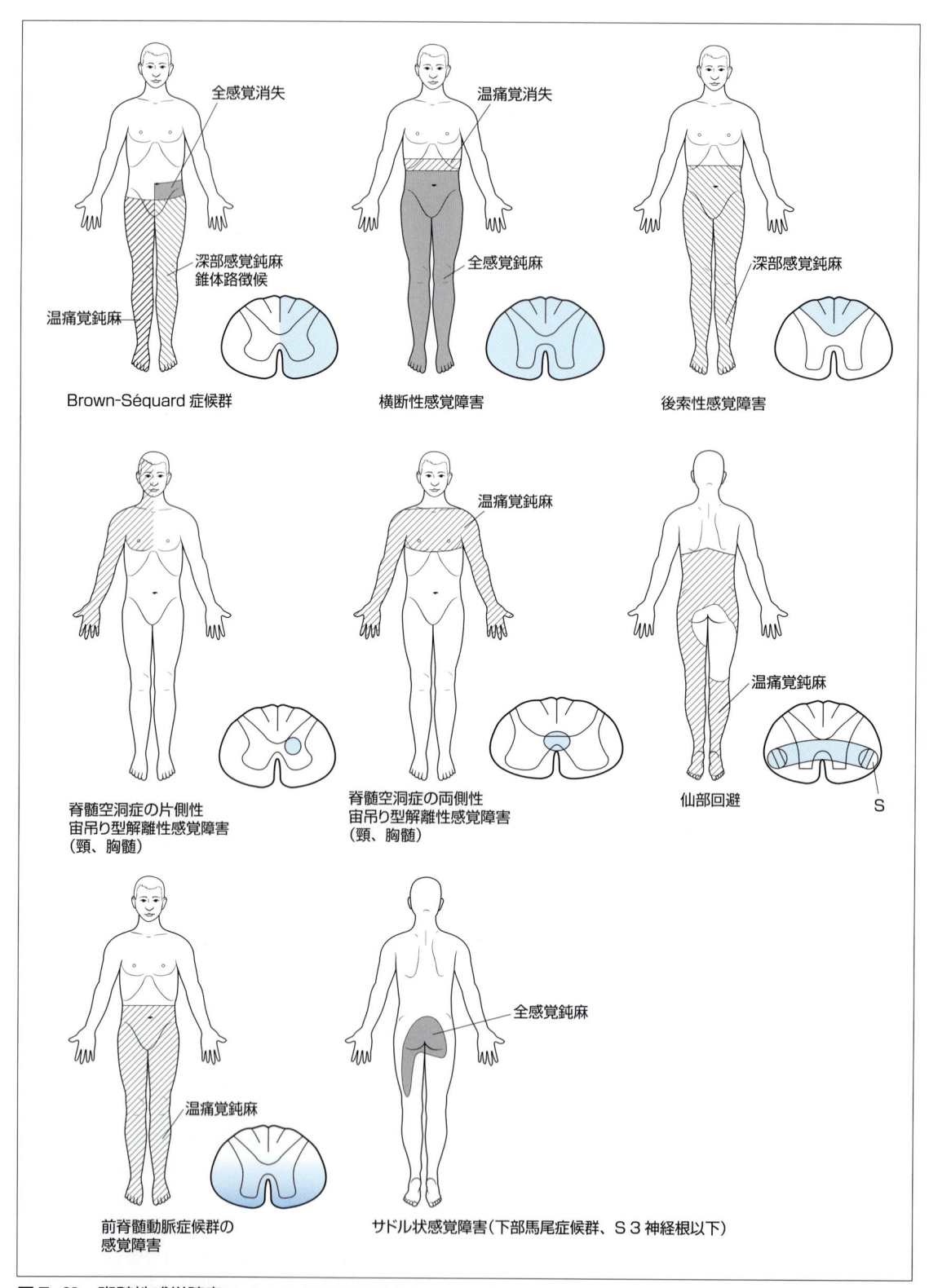

図Ⅱ-21　脊髄性感覚障害（青色の部分は病変部を現す）

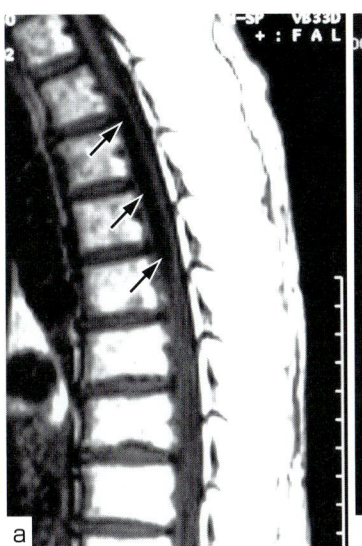

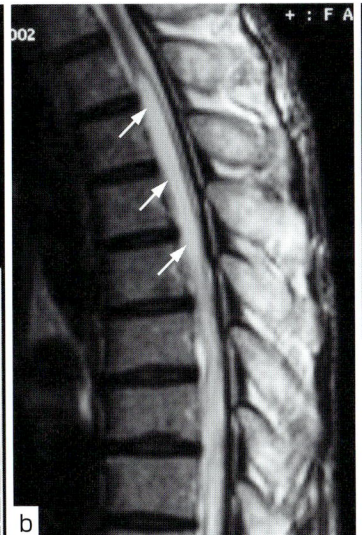

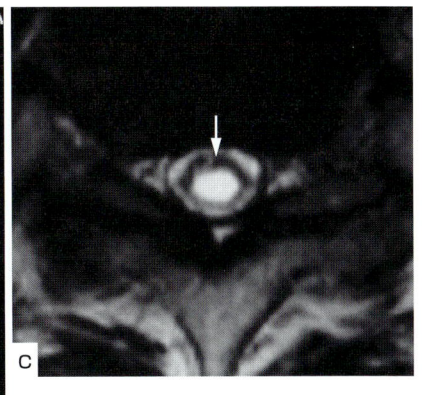

図Ⅱ-22　脊髄空洞症
脊髄内に空洞がみられる（矢印）。
a) T1強調矢状断画像
b) T2強調矢状断画像
c) T2強調水平断画像

る。Romberg徴候が陽性になる。

> **Romberg徴候**
> 閉脚閉眼起立でふらつきの増強や倒れてしまうなどの現象で、深部感覚障害（倒れる方向はランダム）や迷路障害（障害側に倒れる）で生じる。小脳性平衡障害や下肢筋力低下などで生じるときにはRomberg徴候とはいわない。

▶**脊髄中心症候群**　温痛覚の入力線維は脊髄灰白質内中心部で交叉するため、中心部病変により温痛覚伝導路のみが障害され、数皮膚分節にわたる宙吊り型の温痛覚障害がみられる。しかし、後索系は障害されないため、触覚、識別感覚、深部感覚は正常に保たれる（解離性感覚障害）。典型的なものは脊髄空洞症（図Ⅱ-22）でみられるため、脊髄空洞症型温痛覚障害と呼ばれ、好発部位は下部頸髄で、しばしば左右非対称である。脊髄内病変では、灰白質のみでなく外側脊髄視床路にも病変が及ぶと、感覚障害が下半身にも及び宙吊り型でなくなり、病変部位以下の温痛覚が広汎に障害されるが、外側脊髄視床路の中では仙髄に由来する線維路は側索の最外側に位置するため、障害されずに回避されることがある（仙部回避、sacral sparing、図Ⅱ-21）。

> 仙部回避がみられれば、脊髄内病巣を示唆する。

> **宙吊り型解離性感覚障害**
> 温痛覚の二次ニューロンである脊髄後角ニューロンからの軸索は、そこに入力する後根線維のレベルから数髄節上にわたって灰白質内で交叉し、反対側の外側脊髄視床路を形成する。病変部のレベルに由来する温痛覚伝導路のみが灰白質内で障害され、脊髄視床路は病変を免れているときに、宙吊り型の温痛覚障害がみられる。

> **脊髄空洞症における顔面部の温痛覚障害**
> 顔面部の温痛覚線維は、三叉神経脊髄路として下行し、延髄から第2頸髄（第4頸髄）に存在する二次感覚ニューロンである三叉神経脊髄路核に中継される（図Ⅰ-69、29頁参照）。この三叉神経脊髄路核からの軸索は、頸髄から延髄のレベルで交叉し、反対側の三叉神経脊髄路（三叉神経視床路）となる。したがって、第1頸髄から第2頸髄（第4頸髄）に及ぶ脊髄空洞症では、顔面部からの温痛覚の二次感覚ニューロンの交叉線維が障害されるため、病変と反対側の顔面部の解離性感覚障害が生じる（脊髄空洞病変が延髄にまで及んだわけではない）。

> **Chiari Ⅰ（キアリⅠ）型奇形**
> 小脳扁桃が脊柱管内に下垂し、延髄を圧迫するとともに髄液の流れを妨げるため、しばしば脊髄空洞症を伴う（図Ⅱ-23）。小脳や脳幹の症状がみられるときは、大後頭孔部の脳の減圧手術（大後頭孔拡大術）が必要である。

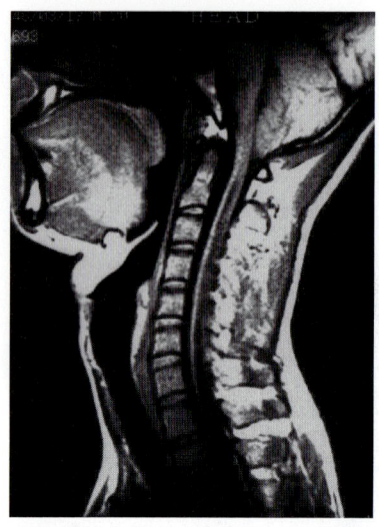

図Ⅱ-23　Chiari Ⅰ型奇形(T1強調矢状断画像)

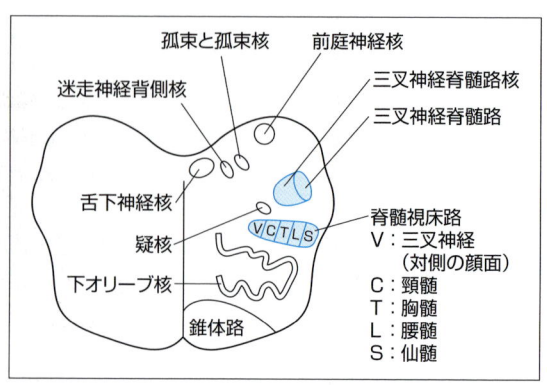

図Ⅱ-24　延髄における交叉性温痛覚障害の解剖学

▶前脊髄動脈症候群(図Ⅱ-21)　前脊髄動脈は前根にそって脊椎管内に入ってきた前根動脈から上下に分枝した動脈で、正中溝から入って灰白質を灌流する中心(溝)動脈と脊髄周辺から白質内に入る外側枝があり、これらは脊髄の前部2/3を灌流している(図Ⅰ-79、34頁参照)。この動脈が障害されると、両側性外側脊髄視床路が障害され、病変部位以下の長経路徴候(long tract sign)としての温痛覚消失がみられる特徴があり、体節性の温痛覚障害をきたす脊髄中心症候群とは異なる。前角障害による下位運動ニューロン症状、側索障害による錐体路徴候と中間外側核障害による直腸膀胱障害がみられるが、後索に由来する深部感覚や識別感覚は回避される。

▶サドル状感覚障害(図Ⅱ-21)　脊髄円錐部や馬尾病変で、自転車のサドルに乗ったときに当たる部位に一致する肛門周囲の仙髄部領域に限局した感覚障害がみられる。

4　脳幹性感覚障害

▶交叉性温痛覚消失　Wallenberg症候群としてみられることが多く、片側の三叉神経脊髄路核障害による病変側の顔面の温痛覚障害と、外側脊髄視床路障害による健常側の首以下の温痛覚障害を伴うもので、病変が延髄にあることを示す。三叉神経脊髄路核およびその線維(三叉神経脊髄路)とそれに近接する外側脊髄視床路と三叉神経視床路の障害部位により、さまざまな感覚障害が生じる。例えば、図Ⅱ-24の青塗り部分の三叉神経脊髄路核あるいは三叉神経脊髄路が障害されると、病変側の顔面の温痛覚消失を生じ、脊髄視床路が外側から障害されると、病変と反対側のそれぞれ仙髄、腰髄、胸髄、頸髄および三叉神経領域(顔面)の温痛覚消失が起こる。

☞　中脳レベル以上では、内側毛帯、外側脊髄視床路、三叉神経視床路は近接しており、これらの伝導路がそれぞれ独立して障害されることはほとんどない。

5　視床性感覚障害

後腹側核には、反対側の体部からのすべての体性感覚が入力しているため、小病変でも高度の半身の体性感覚障害が起こる。

▶ヒペルパチー(hyperpathia)　強い刺激を与えると、痛覚鈍麻があるにもかかわらず疼くようなあるいは焼けつくような疼痛が出現するもので、足底反応検査時の逃避反応などでみられる。視床病変に比較的特徴的。

▶視床痛　ピリピリあるいは焼けつくような自発的な不快な疼痛である。

▶手口感覚症候群(図Ⅰ-58、22頁参照)　口周囲と手に限局したビリビリとした自発的異常感覚を呈する。顔面部からの入力は後内側腹側核(VPM)に入り、首以下の体性感覚は後外側腹側核(VPL)に入るが、手に由来する感覚入力はVPLの最内側に位置するため、この部位では小病巣でも手と口に感覚障害が起こりやすい。同様の症状は脳幹部(橋および中脳)や頭頂葉病変でも生じる。

▶深部感覚障害　視床後部のVPLの障害により深部感覚障害が起こり、偽性アテトーゼ、舞踏アテトーゼ運動、ジストニアなどが生じる。

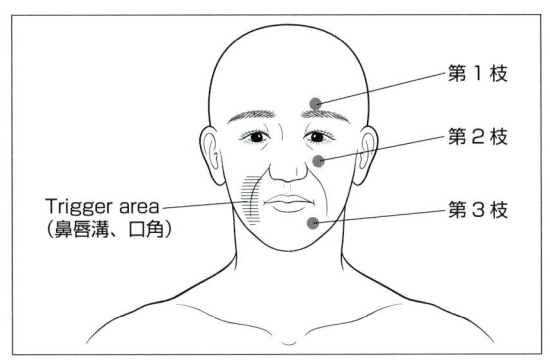

図Ⅱ-25　三叉神経の誘発点

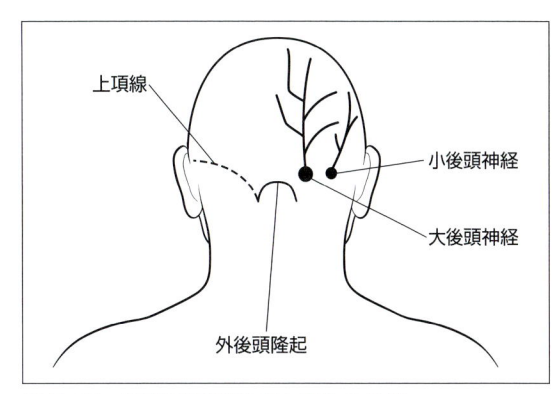

図Ⅱ-26　後頭神経誘発点と痛みの放散

6　大脳皮質性感覚障害

　大脳皮質感覚野の障害は、末梢神経障害と異なり、表在感覚鈍麻に比較して識別感覚の障害が高度である。手で触れてもわからないが、眼で見るとわかることが多い。深部感覚では、位置覚や運動感覚は障害されるが、原則として振動覚は障害されない。感覚野の小病変では、橈骨神経障害や尺骨神経障害などの偽神経根障害や偽末梢神経障害分布の感覚障害が出現することがある。

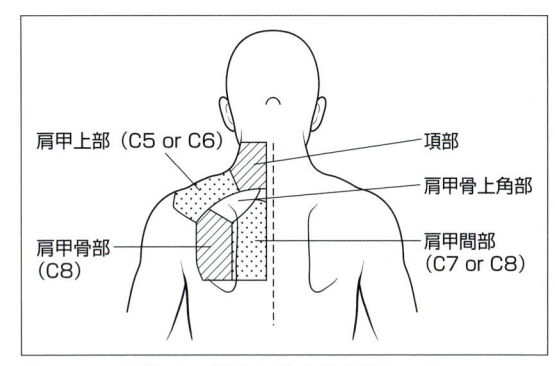

図Ⅱ-27　頸部痛の部位と障害神経根レベル

7　神経痛

　数秒程度の極めて短い持続時間の激しい痛みが突然に生じる。

▶三叉神経痛（図Ⅰ-68、28頁参照）　三叉神経領域に突然、ズキッとするような激しい疼痛が起こる。本態性三叉神経痛は、第2枝＞第3枝領域に生じることが多く、触ると疼痛発作を誘発する誘発点（trigger point）がみられる（図Ⅱ-25）。
　第1枝の疼痛は二次的な病変によることが多く、しばしば持続性で他覚的な感覚障害を伴う。海綿静脈洞症候群、上眼窩裂症候群、眼窩尖端症候群、Raeder症候群、Jacod症候群、Gradenigo症候群などによって起こる。

▶舌咽神経痛　嚥下により咽頭壁に刺激が加わったときなどに、咽頭や耳に突き刺すような激痛を生じる。原因不明なものと二次的な病変によるものがある。

▶後頭神経痛　大後頭神経の領域に生じる神経痛で、神経支配領域に触覚過敏あるいは痛覚過敏がみられる。大後頭神経誘発点は上項線上で外後頭隆起から2.5cm外側に、小後頭神経誘発点はそれよりさらに2.5cm外側にある（図Ⅱ-26）。

▶頸部痛　頸部神経根症では頸部痛が生じ、痛みが肩甲上部にあればC5あるいはC6、肩甲間部にあればC7あるいはC8、肩甲骨部にあればC8神経根症である頻度が高い（図Ⅱ-27）。

▶肋間神経痛　肋間神経にそった疼痛発作で深呼吸や咳で増強し、肋間神経にそった圧痛がみられる。糖尿病性では持続的な痛みが生じることがあり、糖尿病性胸腹部ニューロパチーと呼ばれるが、咳や腹圧で増強することはなく、神経根痛とは異なる。

▶異常感覚性大腿神経痛（meralgia paresthetica）　鼠径靱帯による圧迫や鼠径部でのきついガードル、ボディスーツなどの着用、糖尿病による単神経炎で外側大腿皮神経（L2〜L3）が障害されると、大腿外側部のヒリヒリあるいはジンジンする灼熱感、異常感覚あるいは感覚鈍麻が生じる（図Ⅱ-19、69頁参照）。

▶坐骨神経痛　坐骨神経はL4〜S3からなるが、L5あるいはS1の椎間板ヘルニアや脊椎すべり症などの神経根病変によることが多い。L5根病変では殿部から大腿後面、下腿外側面から母趾に放散する痛みがみられ、S1根病変では殿部から大腿と下腿の正中後面を下行し、踵から足底に放散する。坐骨神経にそった圧痛点〔Valleix（ヴァレイ）の圧痛点〕が

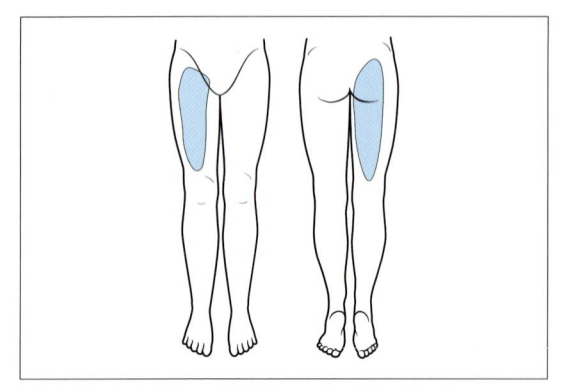

図Ⅱ-28　変形性股関節症の疼痛部位

あり、Lasègue（ラゼーグ）徴候が陽性になる。神経支配領域に表在感覚障害を認め、L5 根障害では長母趾伸筋の筋力低下、S1 根障害ではアキレス腱反射の低下、消失をみる。Lasègue 徴候の増強法で、足を受動的に背屈させて下肢を持ち上げると下肢への疼痛が出現する Bragard（ブラガード）徴候がある。膝屈曲、下腿下垂位でベッドの端に腰掛け、徐々に膝を伸展していくと同側に腰痛が生じる場合は、活動性の腰椎椎間板ヘルニアを示唆（Flip 徴候）。

☞ **Kemp テスト**
検者は後ろから患者の両肩に手を置き、患者の体幹を回旋しながら斜め後方に伸展させる。左右で行う。伸展側に痛みがあるときは陽性で、腰部脊柱管狭窄症（神経根症）や腰椎椎間板ヘルニアを示す。

☞ **Lasègue 徴候と Kernig 徴候の相違**
仰臥位の患者の踵を検者が手で支えながら、患者の下肢を伸展したまま挙上させていくと、腰椎椎間板ヘルニアなどによる坐骨神経痛の患者では、坐骨神経の走行にそった痛みを感じ、90°にまで達する前に膝を曲げざるをえなくなる現象を Lasègue 徴候という。このとき腹臥位で坐骨神経の走行にそって圧迫を加えると、圧痛がみられる（Valleix 徴候）。Kernig 徴候は髄膜刺激徴候の 1 つであり、同様の手技を行うと、膝屈曲筋群の筋緊張亢進のため、膝関節が自動的に屈曲する現象で、坐骨神経の走行にそった痛みとは本質的に異なる。

▶ **変形性股関節症による疼痛**　大腿前面や殿部から大腿後面にかけて疼痛が生じることが多い（図Ⅱ-28）。Patrick 徴候を伴うことが多い。

☞ **Patrick 徴候**
仰臥位で障害側の下肢の踵を反対側の膝に載せた肢位で、障害側の膝をベッドに押さえ付けるように外下方に圧迫すると、股関節部に疼痛を生じる。坐骨神経痛では陰性である。

D 小脳系の異常

- ▶ 立位での姿勢　開脚起立。体幹失調（小脳虫部病変）では、四肢の協調運動障害がみられないのに、後方に転倒しやすい。また、踵を上げて爪先だけでしゃがむことができず、踵を床につけたままである。
- ▶ 坐位での姿勢　体幹動揺（truncal oscillation）を判定できる。足が床につかない高さのベッド（台）に腰掛けさせ、開脚して両手をベッドについて支えるようであれば体幹動揺があると判定できる。上体の揺れが明らかでないときは、さらに閉脚で腕組みさせると上体の動揺が強くなる（閉眼、開眼には無関係）。
- ▶ 失調性歩行　開脚歩行、酩酊歩行（よろめき歩行）。
- ▶ 片足立ち　左右それぞれの足で片足で立てるかどうかをみる。片足立ちができるなら、閉眼で可能かどうかをみる。閉眼片足立ちが10秒以上可能なら正常である。片足の筋力が低下していたり、運動失調があれば片足立ちができない。
- ▶ つぎ足歩行（tandem gait）　床面に引いた一直線の上を、一側のつま先に踏み出した足の踵をつけるようにして歩かせる。平衡障害、小脳性運動失調、舞踏運動のある患者ではできない。
- ▶ 運動失調性構音障害　爆発性発語（explosive speech）、断綴（だんてつ）性発語（scanning speech）、不明瞭発語（slurred speech）、発語緩慢（bradylalia）など。断綴性発語とは、「る り・も・は り・も、照ら・せば・光る」のように、「・」のところで短い間のある話し方。
- ▶ 眼球の運動失調　注視方向性水平性眼振、眼球運動測定異常（測定過大）、固視眼振など。

● 四肢の協調運動障害

【上肢】

- ▶ 指鼻試験（finger-to-nose test）、指耳試験（finger-to-ear test）　坐位より背臥位のほうが異常を検出しやすい。運動分解（decomposition）、測定異常（dysmetria）（測定過大、測定過小）がみられる。
- ▶ 手回内試験（hand pronation test）　閉眼で両上肢を前腕回外位で伸展上方挙上させておき、拍手などの合図で両手をできるだけ速く回内するように命ずる。小脳障害では、回内運動開始と停止が遅れ、測定過大のため過度の回内が生じる。
- ▶ 手回内回外試験（hand pronation-supination test）　肘を屈曲した状態で前腕を素早く回内・回外させると、回内・回外のリズムが遅く不規則で、肘が回内・回外に伴い外転・内転を繰り返す現象を反復拮抗運動不能（adiadochokinesis）と呼ぶ。
- ▶ 肘固定障害　上腕を水平に挙上し、肘を直角に曲げたまま前腕の回内・回外反復運動を行うと、肘が内へ外へと動揺し固定しない。手回内回外試験より鋭敏である。
- ▶ Stewart-Holmes徴候　検者が手で患者の前腕をにぎり、患者に力いっぱい肘関節の屈曲状態を維持するように命じ、その最中に検者が急に手を離すと、患者は手で自分の胸を打ってしまう。
- ▶ 指示試験（past-pointing test）　患者の上肢を伸展前方挙上させて、示指の先を検者の示指先端につけさせ、次いで閉眼させて上肢を伸展させたまま膝まで下げてから、再び上肢を上げて元の位置に戻させる。患者の示指は検者の示指より外側に偏位する。
- ▶ 線引試験（line drawing test）　2本の平行な縦線の片方から、他方に向かって直交する横線を引かせると、目標を行きすぎてしまう。
- ▶ 書字障害　書字で文字がだんだん大きくなる（大字症、macrographia）。

【下肢】

- ▶ 踵膝試験　背臥位で、一方の下肢を挙上してその踵を他側の膝につけ、その後向こう脛にそってくるぶしまで下降させ、その足を元の位置に戻させる運動を左右交互に繰り返させる。踵はうまく膝に乗らず、向こう脛にそってまっすぐ円滑に動かせない。
- ▶ 膝叩き試験（knee-tapping test）　背臥位で、膝の上を踵で叩くように命じると、叩く場所がその都度ずれる。一側の足を背屈させた踵で、反対側の向こう脛の中央部を繰り返し叩かせる方法は脛叩き試験（shin-tapping test）と呼ばれる。
- ▶ 足の到達動作試験　坐位あるいは背臥位で、患者の前方に検者の示指を呈示し、患者の母趾の先で触れるように命ずると、病変側は運動分解により足先の運動が不規則で、目標からずれてしまう。

▶**膝立て試験**(knee-bending test)　背臥位で、一方の下肢を被動的に屈曲して膝を立て、他方の下肢を同角度になるように膝の屈曲を命じると、測定異常のため目標からずれてしまう。

▶**アシネルジー**(asynergia、小脳性協働収縮不能)　腕組みのまま背臥位から上体を起こそうとすると、障害側の股関節が曲がり、下肢(踵)が上がって起き上がれない。このとき、上体は健常側に傾く(錐体路障害の場合は、障害側に傾く)。

E 自律神経系の異常

　排尿障害、性機能障害、消化器症状（便秘、下痢、腹痛）、起立性低血圧（臥位から立位で3分以内に収縮期血圧が20 mmHg以上、拡張期血圧が10 mmHg以上低下する場合をいう）などがみられる。原因疾患として、進行性自律神経機能不全症、多系統萎縮症、糖尿病性ニューロパチー、Parkinson病、家族性アミロイドーシスなどがある。

1　循環器系の自律神経機能検査

●交感神経系の反射機能試験

▶ Valsalva試験　深吸気のまま口を閉じていきむと、胸腔内圧が上昇し静脈還流の減少により血圧は低下するが、頸動脈洞の圧受容器からの入力が低下し昇圧反応が起こる。さらに、息を吐ききむのを止めると、静脈還流の増大により交感神経系が緊張し反跳性の血圧上昇が生じる。

▶ 寒冷昇圧試験　冷水刺激は外側脊髄視床路を上行して、延髄の血管運動中枢を刺激し、それが交感神経活動の上昇を引き起こし末梢血管が収縮し血圧が上昇する。交感神経遠心路を調べる検査である。一側の手首を4℃の冷水に1分間浸し、平均血圧が10 mmHg以上上昇すれば、交感神経遠心路は正常である。

▶ 指尖容積脈波　末梢血管は交感神経の神経支配を受けており、交感神経の緊張興奮は毛細血管を収縮させ、血流を減少させる。この原理に基づき、指先の血管の血流量を評価することで交感神経の興奮状態の指標を得ることができる。心拍動による動脈内圧の高低から生じる容積変動を記録したものが指尖容積脈波であり、交感神経機能を反映する。

▶ MIBG心筋シンチグラフィー（MIBG：^{123}I-metaiodobenzylguanidine）　ノルアドレナリンの生理的アナログで、交感神経終末で摂取、貯蔵、放出される。Lewy小体病（Parkinson病、Lewy小体型認知症、純粋自律神経機能不全）では交感神経末端が障害されるため、MIBGの心筋での取り込みが低下、消失し、washout ratioが亢進する。

●副交感神経系の反射機能試験

▶ 心電図R-R間隔変動検査　健常者では吸気時に心拍数が増加し、呼気時に減少するが（呼吸性不整脈）、迷走神経障害があると呼吸性不整脈の変動が減少する。心電図で、試験中の最長のpulse intervalを最短のpulse intervalで割ってValsalva ratio（R-R間隔）（正常：1.45～2.00）をみると、副交感神経障害では正常値以下になる。

　下記の手技は、自律神経機能異常のある症例では心停止をきたす可能性があるため、行わないほうがよいとする意見もある。

▶ Aschner（アシュネル）眼球圧迫試験　閉眼させた眼瞼の上から眼球を圧迫して三叉神経を刺激すると、迷走神経の興奮が起こり徐脈をきたす。

▶ Czermak-Hering（ツェルマーク-ヘリング）頸動脈洞圧迫試験　一側の総頸動脈が内・外頸動脈に分岐する部位（頸動脈洞）を圧迫すると、舌咽神経が刺激され、迷走神経反射によって徐脈と血圧低下が起こる。

心拍変動（HRV：heart rate variability）
心拍は延髄（迷走神経背側核・疑核）からの副交感神経で抑制的に、かつ脊髄交感神経節からの交感神経節後線維で促進的に支配され、吸気時には増加し、呼気時には減少し、周期的に変動する（心拍変動）。呼吸数が12回/分とすると、5秒周期の呼吸刺激が心臓血管中枢を介して心臓迷走神経を抑制するので、0.2 Hz周期の心拍変動を生じる（高周波成分：HF、心臓副交感神経機能を反映）。
　他方、低周波（LF：0.04～0.15 Hz）の起源は、収縮期血圧の約10秒周期（0.1 Hz）の変動とされ、圧受容体（求心路）からの心血管中枢への刺激が、遠心性に洞結節の脈拍を調整する（圧受容体反射弓）心拍スペクトラムパワーと考えられている。心拍のスペクトラム解析では、HRVの周期は交感神経（0.1 Hz付近）と副交感神経機能（0.25 Hz付近）の両方を反映した複合波からなっている。LF成分は交感と副交感神経成分を含むため、交感神経機能の指標として用いることは適切ではなく、LF/HLを相対的な交感神経機能の指標とすることが多い。

表Ⅱ-9 発汗の病変部位診断

発汗誘発法	正常	病変部位		
		中枢性	節前性	節後性
温熱試験	＋	－	－	－
Ach皮内注射（ニコチン作用）	＋	＋	＋	－
ピロカルピン（ムスカリン作用）皮下（筋肉内）注射	＋	＋	＋	－

Ach：アセチルコリン　＋：発汗あり　－：発汗なし

2 発汗障害

▶発汗試験　交感神経系が障害されると、それに対応する部位の発汗が低下する〔交感神経系の節後線維はアドレナリン作動性であるが、皮膚の汗腺は例外でムスカリン様作用を介し、シナプス伝達物質はアセチルコリン（Ach）である〕。Achによる発汗機序には、汗腺のムスカリン受容体を介する直接反射と神経終末のニコチン受容体を介する軸索反射がある。上頸部交感神経節より末梢の交感神経系障害によるHorner症候群では、病変側の顔面の発汗低下がみられる（図Ⅰ-96、40頁参照）。横断性脊髄障害では、病変部以下のレベルで発汗障害が起こる。糖尿病性自律神経ニューロパチー、アミロイドニューロパチーなどの末梢神経障害では、末梢神経中の交感神経節後線維が障害されて発汗障害が起こる。一方、大径有髄神経線維を障害する一般の末梢神経障害では、四肢遠位部の発汗過多をきたす。

▶発汗の病変部位診断（表Ⅱ-9）

3 膀胱直腸障害

1 膀胱障害

▶腹圧性尿失禁　高齢者や経産婦などでは、腹圧により尿が漏れることがあるが、排尿は正常で残尿もみられない。

▶横溢性尿失禁　残尿が多い神経因性膀胱で生じ、腹圧により尿が漏れる。

▶切迫性尿失禁　尿意があると排尿を抑制できず、すぐに尿を漏らしてしまう状態で、脊髄障害による対麻痺患者などでみられる。

▶反射性尿失禁　尿意は感じないが、膀胱に一定量の尿がたまると反射的に排尿してしまう状態で、完全横断性脊髄障害で起こる。

2 直腸障害

便秘と便失禁がある。

4 性機能障害

▶夜間勃起障害
- 視床下部から仙髄中間外側核までの中枢性経路病変。
- 骨盤内末梢神経などの神経系病変。
- 陰茎あるいはその血管系の器質的病変。

> **夜間勃起**
> 勃起障害の有無を調べるには、陰萎の有無よりも夜間勃起（早朝勃起）の有無についての問診が重要である。レム睡眠時に生理的に起こる夜間勃起があれば、自律神経反射としての勃起機能は正常であり、陰萎は心因性であることを示唆する。

5 その他の自律神経障害

▶瞳孔の異常（53頁参照）

▶立毛筋反射　立毛筋は皮膚交感神経支配であり、皮膚の寒冷刺激や疼痛刺激で起こる立毛筋反射は、交感神経系の緊張で亢進する。

Ⅲ 疾患各論

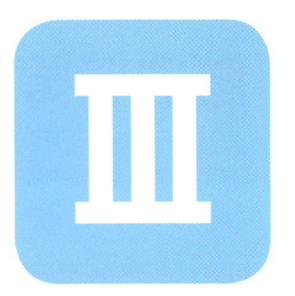

A 脳血管障害

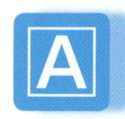

1 脳梗塞(Cerebral infarction)

A 発症機序による分類

▶ **血栓性** 脳動脈内血栓による閉塞で生ずる梗塞。比較的緩徐進行性の閉塞のため、側副血行路が発達しやすい。
▶ **塞栓性** 心臓や中枢側血管などに生じた血栓が、より遠位側の脳動脈を閉塞して起こる脳梗塞。突然発症のため側副血行路が未発達で、広範な脳梗塞を呈しやすい。
▶ **血行力学性** 血圧降下や心停止など、脳動脈の灌流圧が低下することにより起こる脳梗塞。主幹動脈間の境界領域に梗塞を生じやすい。前大脳動脈(ACA)と中大脳動脈(MCA)、MCAと後大脳動脈(PCA)などの境界領域には、境界領域脳梗塞(border-zone infarct, watershed infarct)が起こる(図Ⅲ-1)。

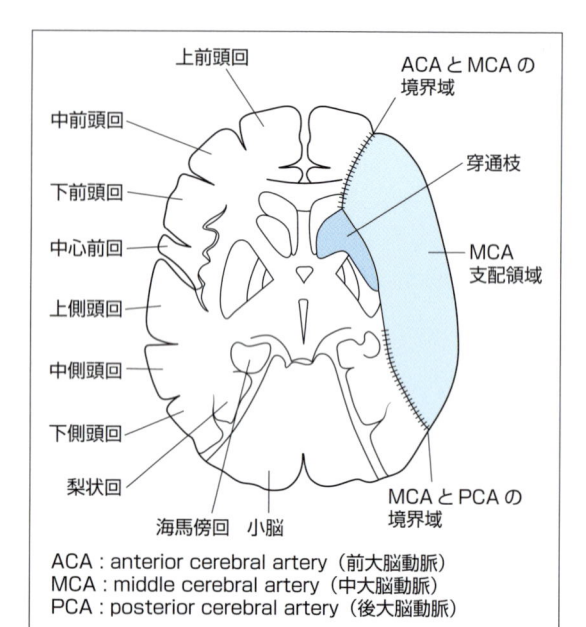

図Ⅲ-1 境界領域脳梗塞の発生部位

B 臨床病型による分類

1 アテローム血栓性脳梗塞
（Atherothrombotic cerebral infarction）
　粥状硬化性病変を基盤とした、主幹脳動脈の50％以上の狭窄あるいは閉塞によって起こる脳梗塞。皮質枝領域の脳梗塞が典型的であるが、小脳梗塞や脳幹梗塞も含まれる。粥腫斑(プラーク、アテローム)からの栓子による動脈原性塞栓症(artery to artery embolism)や境界領域脳梗塞も起こりやすいが、心原性脳塞栓症に比較して病変が小さい。動脈の壁在血栓が飛んで起こった脳梗塞は、機序は塞栓性、臨床病型はアテローム血栓性となる。
【症状】意識障害や麻痺など、病巣部位による。
▶ **危険因子** 高血圧、糖尿病、高脂血症、喫煙など。
▶ **閉塞部位** 内頸動脈起始部、MCA起始部、脳底動脈部に多い(図Ⅲ-2)。

2 脳塞栓(Cerebral embolism)
　心腔内に形成された血栓が頭頸部の動脈を閉塞して発症する脳梗塞を、心原性脳塞栓症(図Ⅲ-3)(脳塞栓症の60％)という。一過性脳虚血発作(TIA: transient ischemia attack)が複数の血管支配領域に出現した場合には可能性が高い。早期再発が特徴(発症後2週以内に多い)。
▶ **原因** 心房細動(最多)、心筋梗塞、人工弁、卵円孔開存による右左シャント、左房内粘液腫、感染性心内膜炎など。
【検査】心原性塞栓源の検索：ホルター心電図、心エコー(左房内血栓は特に経食道心エコー)など。
● **塞栓による脳動脈閉塞の特徴**
　・閉塞機転が急激である。
　・内頸動脈(ICA: internal carotid artery)やMCA主幹部などの血管分岐部での閉塞や、MCAの分枝閉塞が多い。
　・Willis動脈輪(図Ⅲ-4)(13頁☞参照)を介する側副血行路や皮質枝吻合による側副血行路は、しばしば不十分である。
　・閉塞血管の再開通(出血性脳梗塞)が高率(約40％)に起こり、多発性閉塞(shower embolism)も多い。

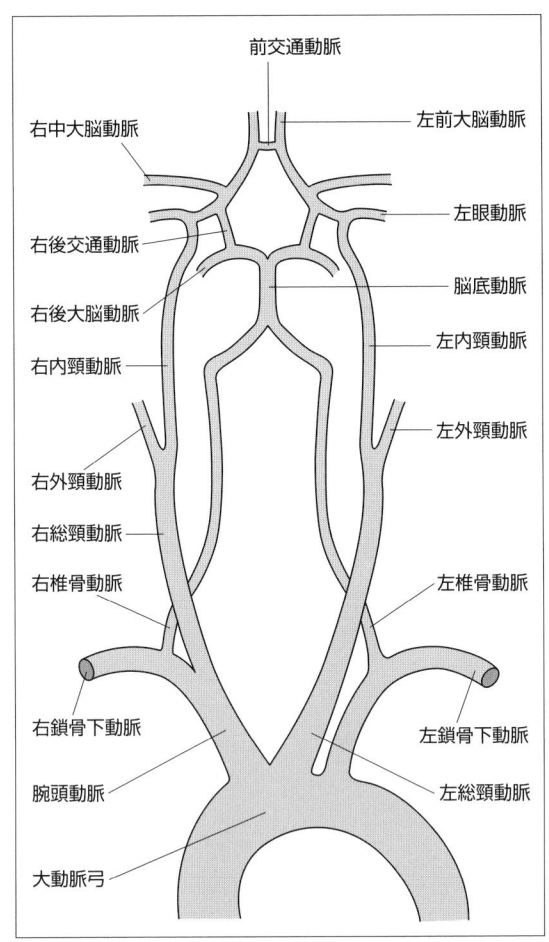

図Ⅲ-2 頸動脈の模式図

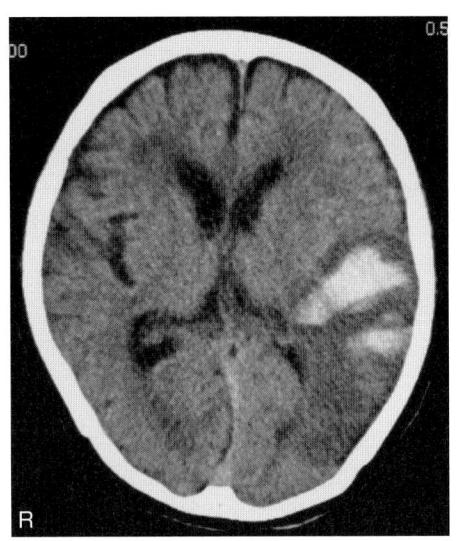

図Ⅲ-3 心原性脳塞栓症（出血性脳梗塞）
左 MCA 領域の梗塞巣内に出血を認める。

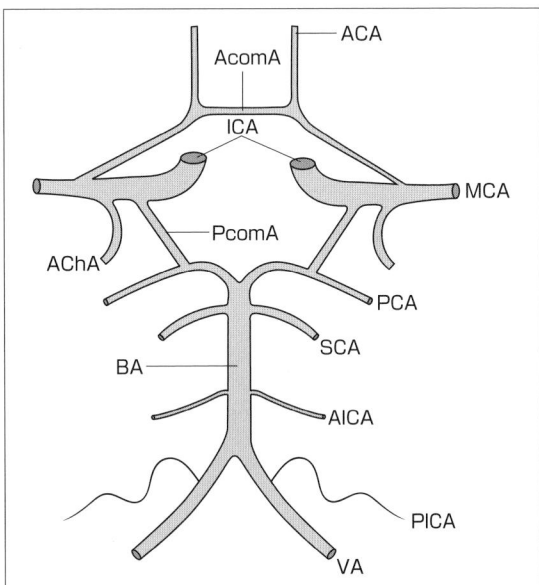

● 特徴的神経徴候
- 急性期再発例が多い。
- ICA 系では MCA に多い。
- 片麻痺を伴わない全失語。
- 脳底動脈遠位側（最上部）の閉塞 top of basilar artery syndrome（脳底動脈先端症候群）（図Ⅲ-5）：PCA やその分枝（paramedian thalamic artery、superior paramedian mesencephalic artery、inferior paramedian mesencephalic artery）が閉塞しやすい。中脳、視床、側頭葉、後頭葉などの梗塞が起こり、意識障害、眼球運動障害、行動異常、視覚障害など多彩な症候を呈する。片麻痺はみられないことが多く、しばしば脳症や精神病と誤診される。原因は塞栓による突発発症が多い。
- 感覚障害や片麻痺を伴わない皮質盲（isolated PCA syndrome）。
- 小脳梗塞では、特に上小脳動脈領域に多い。

ACA : anterior cerebral artery（前大脳動脈）
AChA : anterior choroidal artery（前脈絡叢動脈）
AcomA : anterior communicating artery（前交通動脈）
AICA : anterior inferior cerebellar artery（前下小脳動脈）
BA : basilar artery（脳底動脈）
ICA : internal carotid artery（内頸動脈）
MCA : middle cerebral artery（中大脳動脈）
PCA : posterior cerebral artery（後大脳動脈）
PcomA : posterior communicating artery（後交通動脈）
PICA : posterior inferior cerebellar artery（後下小脳動脈）
SCA : superior cerebellar artery（上小脳動脈）
VA : vertebral artery（椎骨動脈）

図Ⅲ-4 Willis 動脈輪の模式図

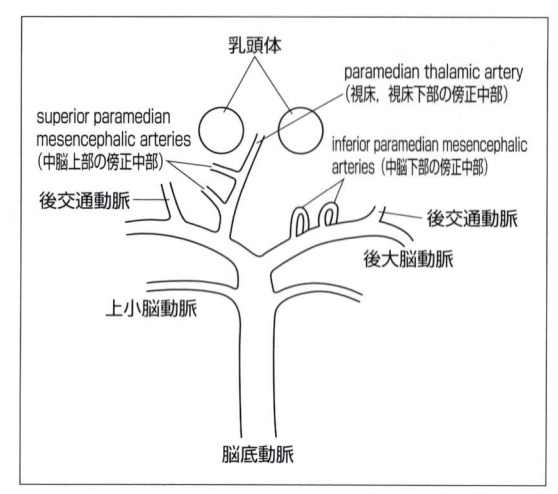

図Ⅲ-5 Top of basilar artery syndrome（脳底動脈先端症候群）の血管分布

表Ⅲ-1 CHADS₂スコア

C : congestive heart failure	うっ血性心不全	1点
H : hypertension	高血圧	1点
A : age	75歳以上の高齢	1点
D : diabetes mellitus	糖尿病	1点
S₂ : stroke/TIA	脳卒中または一過性脳虚血発作（TIA）の既往	2点

スコアが1点でもアスピリンよりワルファリンが第一選択薬として推奨される。

- Spectacular shrinking deficit（SSD）：早期再開通により、重篤な神経症候が24時間以内に劇的に改善する。
▶ 出血性脳梗塞（図Ⅲ-3） 塞栓性脳梗塞後1〜2週間以内に閉塞血管が再開通すると、梗塞巣に脳内出血を起こす。梗塞内出血は血栓溶解療法の合併症でもあり、神経症状の悪化と予後不良の転帰をとる。
▶ CHADS₂スコア（表Ⅲ-1） 心房細動患者における血栓塞栓リスクの層別化と抗血栓薬の適応決定に用いられる。心内血栓に由来する塞栓症の予防には抗血小板療法の効果は期待できず、中〜高リスク患者には抗凝固療法の適応がある。

☞ **血栓と塞栓の形成機序の相違**
LDL由来のコレステロールを単球由来のマクロファージが貪食し、内膜下に泡沫細胞として集積、粥腫（プラーク）が形成される。さらに、血小板の活性化により血小板血栓が形成され、線維性プラーク（血栓）へと進行する。一方、心房細動などでは、心房内で血流が渦を巻くことにより、あるいはうっ滞することによって凝集能が亢進し、大きなフィブリン血栓（塞栓）が形成される。したがって、血栓予防には抗血小板薬（アスピリンなど）が用いられ、塞栓予防には抗凝固薬（ワルファリンなど）が使用される。

3 ラクナ梗塞（Lacunar infarction）

高血圧性の動脈硬化性変化により細動脈に硝子様変性が起こり、1本の細動脈（小径動脈）の穿通枝が閉塞することによってできる1.5 cm以下の小さな梗塞（MRI水平断画像で1スライスのみ）で（図Ⅲ-6、7）、予後は良好である。

● **4つの古典的臨床型**
▶ 純粋運動性片麻痺（pure motor hemiplegia） 病巣は反対側の内包後脚、放線冠あるいは橋底部にある（皮質脊髄路のどこの病変でも起こりえる）。
▶ 純粋感覚性脳卒中（pure sensory stroke） 病巣は反対側の視床（後腹側核）にある（時に頭頂葉深部白質）。
▶ 運動失調不全片麻痺（ataxic hemiparesis） 病巣は反対側の内包、放線冠、橋底部（上から1/3ぐらいの領域）が考えられる。運動皮質→内包（皮質橋線維）→同側の橋核→中小脳脚を介して反対側のPurkinje細胞→歯状核→反対側の視床外側腹側核（VL）→運動皮質の回路の障害による。
▶ 構音障害・手不器用症候群（dysarthria-clumsy hand syndrome） 病巣は反対側の橋底部、内包膝部にある。

☞ **ラクナ梗塞の臨床型**
現在、臨床的には4つの古典的臨床型に感覚運動性脳卒中（sensorimotor stroke）（内包後脚、放線冠の障害）を加えた5つが代表的。

▶ **Point**
ラクナ梗塞、アテローム血栓性脳梗塞、心原性脳塞栓症の臨床的特徴の比較（表Ⅲ-2）

☞ **前脈絡叢動脈（AChA）の解剖と閉塞**
後交通動脈の分岐部より遠位の内頸動脈から分岐（図Ⅲ-4）。側脳室下角の脈絡叢のほか、視索、外側膝状体、視放線、扁桃体、海馬体、視床VL、淡蒼球内節、内包後脚（後方2/3、AChA固有の灌流域）、大脳脚中1/3（皮質脊髄路）などを栄養する。閉塞により対側の片麻痺・感覚障害・同名半盲をきたす（3主徴）。内径は0.7〜2.0 mmと比較的大きく、くも膜下腔で長い距離を走行するので、血栓や塞栓が生じやすく、循環障害では特に淡蒼球、海馬が侵されやすい。

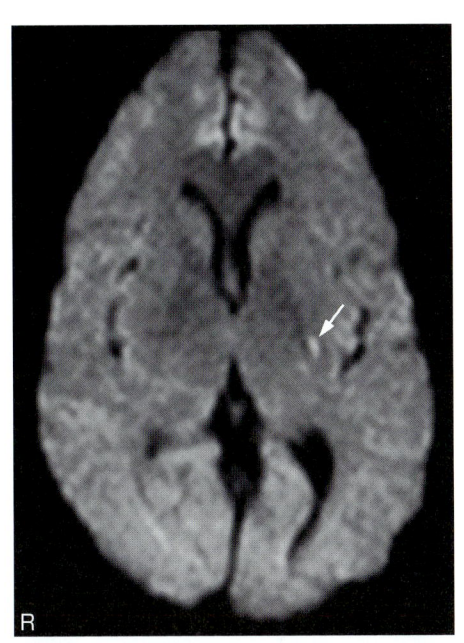

図Ⅲ-6　ラクナ梗塞（MRI 拡散強調水平断画像）
左内包後脚に梗塞巣がみられる（矢印）。

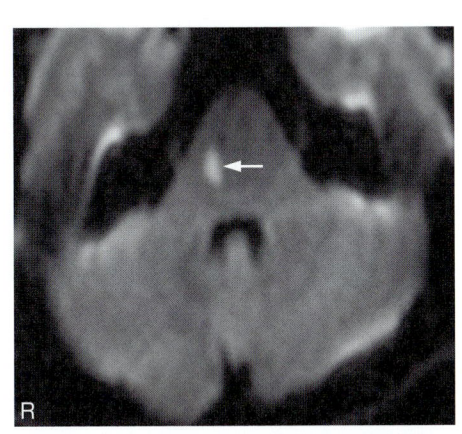

図Ⅲ-7　ラクナ梗塞（MRI 拡散強調水平断画像）
右橋被蓋（脳底動脈からの分枝領域）に梗塞巣がみられる（矢印）。

表Ⅲ-2　ラクナ梗塞、アテローム血栓性脳梗塞、心原性脳塞栓症の臨床的特徴

	脳血栓症		心原性脳塞栓症
	ラクナ梗塞	アテローム血栓性脳梗塞	
頻度	30～40%	30～40%	30%
好発年齢	中・高年者	中・高年者	若年～高齢者
TIA の前駆	20～25%	約50%	約10%
発症時の状況	睡眠中、朝起床時	睡眠中、朝起床時	日中活動時
発症様式	突発～緩徐、段階性	緩徐、段階的増悪あり	突発完成
意識障害	なし	軽度	しばしば高度、時に急速に改善
皮質症状	なし	多くない	多い
頭部 MRI	基底核、1.5 cm 以下	境界域に多く、まだら状	動脈支配の全域または一部に、皮質を含む大きな病巣、あるいは1枝以上の血管の多発性病巣
基礎疾患	高血圧、糖尿病	高血圧、糖尿病、高脂血症、喫煙	心房細動、弁膜症、心筋梗塞など

TIA：一過性脳虚血発作

梗塞巣はラクナ梗塞より大きい。臨床的にはラクナ症候群を呈するが、多くは進行性で、しばしば梗塞サイズが拡大して予後が不良なことが多いため、アテローム血栓性脳梗塞に準じた積極的治療が必要である。ただし、主幹動脈に50%以上の狭窄病変を認めない。（50%以上の狭窄ではアテローム血栓性脳梗塞の臨床病型となる）。

【検査】MRI：外側線条体動脈域では冠状断面で細長く縦（上下）に伸びた、MRI 水平断画像で上下3スライス以上の梗塞巣（図Ⅲ-8）で、橋横断面では橋腹部表面を底面とし橋被蓋に向かう楔状の病巣（図Ⅲ-9、10）が特徴。

4 その他

大動脈原性脳塞栓、血管れん縮、脳動脈解離（91頁参照）、もやもや病（93頁参照）、脳静脈血栓症、抗リン脂質抗体症候群（89頁参照）、全身性エリテマトーデス（SLE）（167頁参照）・側頭動脈炎・高安病（169頁参照）などの血管炎などによる脳梗塞が含まれる。

● Branch atheromatous disease（BAD）

アテローム血栓性脳梗塞とラクナ梗塞の中間に位置する病型である（1989年、Caplan）。病態は穿通枝の起始部（入口部）のアテローム硬化性閉塞によるため、

> Donnan らは線条体内包梗塞を心原性脳塞栓症、内頸動脈閉塞群、中大脳動脈（MCA）近位部異常群、成因不明群の4群に分類したが、MCA 近位部異常群に BAD が含まれるので、BAD は線条体内包梗塞の一部とみなすことができる。

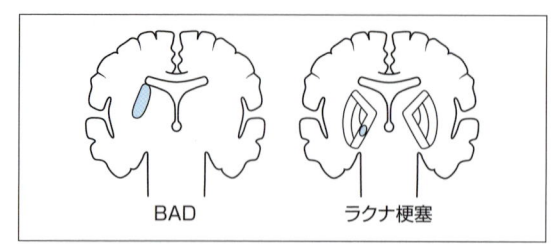

図Ⅲ-8 大脳半球のBADとラクナ梗塞（冠状断）

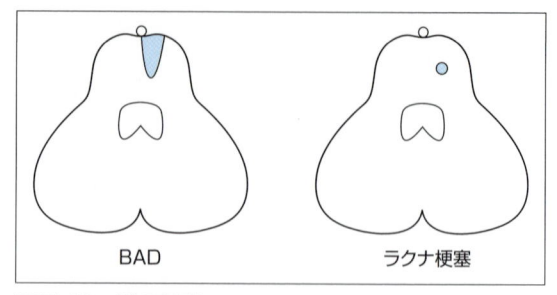

図Ⅲ-10 橋の梗塞

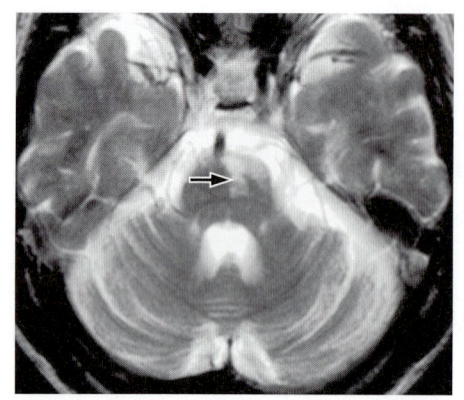

図Ⅲ-9 橋のBAD（MRI T2強調水平断画像）
橋腹部表面を底面とする楔状の梗塞巣がみられる（矢印）。

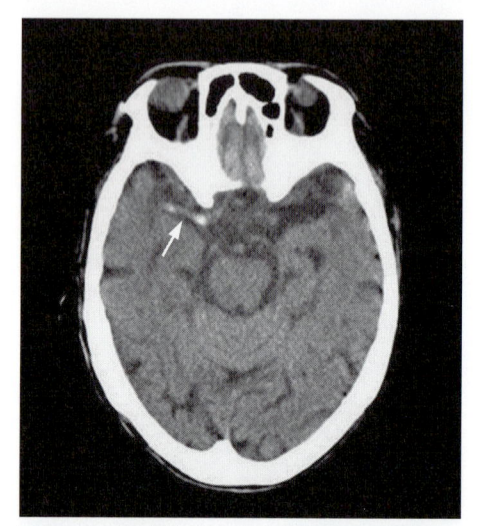

図Ⅲ-11 脳塞栓症におけるhyperdense MCA sign（矢印）（単純CT画像）

C 脳梗塞の病理

▶急性期（壊死期）　発症直後から4〜5日までの非可逆的変化で細胞膜のNa^+/K^+ポンプ機能が障害され、細胞内に水分が流入して細胞毒性浮腫が起こる。その後血液脳関門（BBB）の破綻により血管内水分が細胞外腔へ漏出して血管性浮腫が起こる。

▶亜急性期（液化吸収期）　発症の4〜5日後から2か月後頃まで脳浮腫は徐々に消退し、神経細胞脱落とマクロファージによる壊死組織の清掃が起こり、反応性アストロサイトが増生（グリオーシス、gliosis）する。発症から2〜3週後頃に梗塞巣辺縁で毛細血管の新生により病変部に造影剤増強効果がみられる（ぜいたく灌流、luxury perfusion）。

▶慢性期　壊死組織は吸収され、グリオーシスからなる壁をもつ囊胞が形成され、梗塞巣には脳脊髄液（CSF）が貯留する。

D 検査

▶CT
  ・超急性期：early CT sign（レンズ核、島皮質、皮髄境界、脳溝の不明瞭化など、広範囲の脳梗塞で、発症後数時間以内にみられるCT所見）。
  ・急性期：hyperdense MCA sign（塞栓性）（図Ⅲ-11）などがみられる。

▶MRI
  ・超急性期（発症後数時間）：拡散強調画像（DWI：diffusion weighted image）が有用で、高信号域を呈する〔細胞性浮腫のため細胞間の拡散が低下し、拡散係数画像（ADC map：apparent diffusion coefficient map）は低下〕。
  ・急性期（〜1週間）：DWIで高信号、T1、T2、FLAIR（fluid attenuated inversion recovery）法でflow voidの欠損（血管内高信号：intraarterial high signal）、T2*強調画像でMCAの低信号（MCA susceptibility sign、clot sign）。
  ・亜急性期（1週間〜1、2か月）：発症後2週間程度までDWIは高信号域を呈する。新生血管の未熟なBBBからの造影剤の漏出により、皮質梗塞で

脳回にそった造影効果を示す。T1強調画像で皮質病変の一部に脳回にそう線状〜円弧状の高信号域(反応性の細胞の増加、変性した蛋白、マクロファージからの過剰なフリーラジカル、Mn沈着などによる)がみられ、皮質層状壊死と呼ばれる。
- 慢性期(2〜3か月以降)：DWI低信号域、T1強調画像低信号域、T2強調画像高信号域。いずれの撮影方法でも、脳脊髄液と同等の信号強度を示す。

▶ MRA(MR angiography)　責任血管部位の狭窄、閉塞。
▶ 頸動脈エコー　頸動脈のプラークや解離の有無、収縮期最大流速の上昇の有無〔200 cm/秒以上ならNASCET(North American Symptomatic Carotid Endarterectomy Trial)で70％以上の狭窄〕。

> **ペナンブラ(penumbra)**
> 脳梗塞では、中心部が不可逆性の虚血病巣が存在するが(拡散強調画像で高信号域)、その周辺には perfusion MRI (灌流強調画像)で高信号域を呈するペナンブラと呼ばれる可逆性の不完全虚血病巣が存在する。ペナンブラは perfusion MRI と diffusion MRI の mismatch として確認される。ペナンブラは早期の血行再開で脳梗塞の回避や脳機能回復をはかることが可能なため、脳梗塞超急性期の治療ターゲットになる。

> 低酸素脳症でみられる皮質層状壊死(laminar necrosis)は、大脳皮質の第3層を主体に第5、6層に限局する選択的神経細胞壊死(不完全梗塞)であるが、脳梗塞の場合は皮質全層に生じる全層壊死で、pseudo-laminar necrosis と表現される。

E 治療

1 超急性期(発症後4.5時間以内)
▶ 血栓溶解療法　病型にかかわらず組織プラスミノーゲンアクチベーター(tPA)静注。
▶ 脳保護療法　エダラボン(フリーラジカルスカベンジャー)静注(24時間以内の脳梗塞すべての病型に使用可能、超急性期以後も継続)。

2 急性期
●一般的治療
▶ 安静、一般の管理(呼吸、循環、代謝)、合併症対策(感染症、消化管出血、発熱)、早期リハビリテーションなど。

> **リハビリテーション**
> 発症後早期からのリハビリテーションにより良好な機能回復が得られるため、急性期からの積極的なリハビリテーションが強く推奨されている。一般的には、発症日より各関節の可動域訓練を他動的に開始する。発症後7日以内に坐位保持訓練や起立訓練を開始する(主幹動脈に高度狭窄病変を有するときは、血圧低下により虚血が進展する危険性があるので注意)。

▶ 降圧薬による過度の降圧は禁忌(脳循環の悪化、再発、症状の増悪などをきたすため、収縮期血圧220 mmHg以上あるいは平均血圧130 mmHg以上が持続する場合以外は、降圧療法をしない)。

●血管内治療
▶ 8時間以内の急性期脳梗塞で、tPAで再開通がない場合やtPA治療の禁忌例の一部に、血栓除去を目的としたカテーテル治療(Merci retriever®, Penumbra systemなど)が適応となる。

●抗血栓療法
▶ 抗血小板療法(発症後48時間以内)
- ラクナ梗塞：抗血小板療法(トロンボキサンA2合成阻害薬：オザグレルナトリウム)
- アテローム血栓性脳梗塞：抗血小板療法(オザグレルナトリウム)

▶ 抗凝固療法
- 心原性脳塞栓：再発予防(ヘパリン静注療法後にワルファリン、ダビガトランあるいはリバーロキサバンの経口)。

▶ 脳保護療法　エダラボン(投与期間は14日以内)は可及的早期の開始が望ましいが、脳梗塞が脳半球の1/3を超えるときは出血性転化のリスクが高いため、開始時期を慎重に考慮する。

> 注：アテローム血栓性脳梗塞で進行性の経過をとる場合、凝固系の機能亢進も関与していると考えられるため、抗凝固療法(選択的トロンビン阻害薬：アルガトロバン)を行うこともある。

> 注：ダビガトラン(直接トロンビン阻害薬)、リバーロキサバン(第Xa因子阻害薬)は、INR(International Normalization Ratio)による定期的な血液凝固能のモニタリングが不要で、ビタミンKを含む食物との相互作用がないため食事内容の制限がない。非弁膜症性心房細動による脳塞栓の予防に用いられる。

表Ⅲ-3　TIAの症状（CVD-Ⅲ）

■左内頸動脈系〔典型的には以下の1つ以上の症状が急速（2分以内）に完成〕
  a．運動障害（構音障害、右側の上下肢や顔面の脱力、麻痺、巧緻性の障害）
  b．左眼の視力消失（一過性黒内障）、稀に右同名半盲
  c．感覚障害（右側の上下肢や顔面を含む感覚消失または異常感覚）
  d．失語（言語障害）
■右内頸動脈系〔上記と同様の症状が対側に起こる。ただし、失語が起こるのは右半球が言語について優位半球のときのみ〕
■椎骨脳底動脈系〔以下の症状が急速（2分以内）に完成〕
  a．上肢・下肢・顔面、左・右の種々の組み合わせの運動障害（脱力、麻痺、巧緻性の障害）
  b．左右または両方を含む感覚障害（感覚消失、しびれまたは異常感覚）
  c．同名半盲
  d．バランスの消失、回転性めまい、不安定性や平衡障害、複視、嚥下障害、構音障害は特徴的であるが、これらの障害が単独で起こったときはTIAとみなさない。

表Ⅲ-4　TIAと考えるべきでない症状（CVD-Ⅲ）

a．感覚障害のマーチ
b．回転性めまいのみ
c．めまい感、ふらつき感のみ
d．嚥下障害のみ
e．構音障害のみ
f．複視のみ
g．便失禁または尿失禁
h．意識レベルの変容を伴う視力消失
i．片頭痛に伴う局在症状
j．意識不鮮明のみ
k．健忘のみ
l．転倒発作（drop attack）のみ

▶脳浮腫対策　高張グリセロール（10％）静注（頭蓋内圧亢進を伴う大きな脳梗塞）。

3　慢性期

▶再発予防
  ・危険因子のコントロール：高血圧、糖尿病、高脂血症、喫煙。
  ・抗血栓療法
    ・血栓症：抗血小板療法（アスピリン、クロピドグレル、チクロピジン、シロスタゾール）
    ・心原性脳塞栓：抗凝固療法（ワルファリン、ダビガトラン、リバーロキサバンなど）。ワルファリンでINRを、非弁症性心房細動患者では2.0〜3.0（70歳以上では1.6〜2.6）に、人工弁置換術後患者では2.5〜3.0に、それぞれコントロール。

2　一過性脳虚血発作
（TIA : transient ischemic attack）

▶TIAの定義　局在性の脳、脊髄、網膜の虚血が原因で生ずる一過性の神経機能障害で、急性脳梗塞のないもの〔2009年、AHA（American Heart Association）/ASA（American Stroke Association）Stroke Council〕。持続時間は問わない。（発作の持続時間が24時間以内でも、約1/3のTIA症例ではDWIで新しい脳梗塞巣が観察される）。

▶米国NIHのCVD-Ⅲ分類（1990年）　左右のICA系、椎骨脳底動脈系でTIAの症状が異なり（表Ⅲ-3）、TIAと鑑別すべき症状がある（表Ⅲ-4）。

☞　TIAはアテローム血栓性脳梗塞の前駆症状として重要であるばかりでなく（心原性脳塞栓症でも10%前後にみられる）、発症直後のTIAは脳卒中早期発症リスクが高いため（90日以内に15〜20%、うち約半数が2日以内）、救急疾患として評価を行い、早急に治療を開始する必要がある。

●TIAの病型

▶アテローム血栓性脳梗塞型　アテローム硬化巣からの微小塞栓は崩れやすい血小板血栓が主体で、再開通を起こしやすい。頸動脈からの塞栓が多く、頸動脈エコー、MRA、CTA（CT angiography）での評価が有用である。NASCETでICAに70%以上の狭窄がみられた場合は、内頸動脈内膜剥離術（CEA：carotid endarterectomy）の適応がある。CEAハイリスク群は頸動脈ステント留置術（CAS：carotid artery stenting）を考慮する。一過性の眼動脈閉塞により、突然、片側眼の視力・視野障害が出現し数分で軽快する一過性黒内障は、頸動脈に高度の狭窄がみられることが多い。

▶ラクナ梗塞型　臨床症状の持続時間が長く、画像上病巣を認めることも多い。TIA発作を繰り返すたびに、発作の持続時間延長と発作間隔の短縮がみられ、最終的に脳梗塞に至るcrescendo（漸増性）TIAも多い。

▶心原性脳塞栓型　大きく硬いフィブリン血栓が多く、梗塞巣の大きな重篤な脳梗塞が多い。

●早期のリスク評価

TIA発症後早期の脳卒中リスクを評価するため、$ABCD^2$スコア（表Ⅲ-5）などの尺度が用いられている。TIA発症72時間以内でかつスコアが3点以上のときは、早期脳梗塞発症の可能性が高いため入院の適応がある。

表Ⅲ-5　ABCD²スコア
TIA後の脳卒中発症リスクを予測するスコア

A	age	60歳以上	1点
B	blood pressure	収縮期 140 mmHg ≧ または 拡張期 ≧ 90 mmHg	1点
C	clinical features	片側性脱力	2点
		脱力を伴わない発語障害	1点
D	duration of symptoms	60分以上	2点
		10〜59分	1点
D	diabetes	糖尿病あり	1点

TIA発症後2日以内の脳卒中発症リスク　0〜3点：1.0％、4〜5点：4.1％、6〜7点：8.1％

(Johnston SC, et al. Lancet, 369 : 283-292, 2007 改変)

3　可逆性脳血管れん縮症候群
（RCVS：reversible cerebral vasoconstriction syndrome）

突然の反復する激しい頭痛（雷鳴頭痛）と可逆性の脳動脈れん縮に伴う神経症状を示す疾患群。くも膜下出血、血管炎、若年性脳梗塞と鑑別する際に重要。

▶発症年齢　20〜50歳、女性に多い（男女比1：2〜3）。

【症状】急性の激しい頭痛（神経症状はあったりなかったり）、悪心・嘔吐。

【検査】
▶CTA、MRA、DSA（digital subtraction angiography）
  ・脳動脈に多発性に部分的れん縮がみられる（頸動脈には、れん縮は認められない）。
  ・脳動脈瘤によるくも膜下出血ではない。
  ・発症から12週以内に血管撮影の異常所見が消失する。
▶髄液　ほぼ正常（蛋白＜80 mg/dL、細胞数＜10/mm³、糖正常）。

【治療】Ca拮抗薬（ニモジピン®、ベラパミル）、ステロイド。

4　脳出血（Cerebral hemorrhage）

A　好発部位

高血圧による脳出血の好発部位は被殻（40〜50％）、視床（20〜30％）、大脳皮質下（脳葉）（10〜20％）、小脳（5〜10％）、脳幹（橋）（5〜10％）の順。

▶被殻出血　外側線条体動脈の破綻により、被殻の外側部にみられることが多い。内包後脚に及ぶと反対側の感覚障害や片麻痺が出現する。

▶視床出血　前部は視床灰白隆起動脈、後内側部は視床穿通動脈、後外側部は視床膝状体動脈、背側部は後脈絡叢動脈の破綻による。

▶大脳皮質下出血　致死的になることは少ないが、部位により高次脳機能障害が起こる。原因として若年者では動静脈奇形、高齢者ではアミロイドアンギオパチーが多い。

▶小脳出血　上小脳動脈や後下小脳動脈より起始して小脳歯状核に至る穿通枝の破綻が多い。好発部位は小脳歯状核。

▶橋出血　出血量が多いと死亡率が高くなる。瞳孔はpinpointで、眼球浮き運動がみられることもある。

【脳出血部位の鑑別診断】（表Ⅲ-6）

▶高血圧性脳出血の成因　脂肪硝子変性（lipohyalinosis）、線維素沈着による動脈壊死や微小動脈瘤の合併が素因。

B　画像検査

▶CT所見　高吸収域を呈する。CTで高吸収域を呈するのは出血と石灰化のみ。

☞　CTA spot sign
発症早期の血腫内にCTAで1〜2 mm程度の造影域を認めることがある。血腫増大の予見因子とされる。

▶MRI所見
  ・超急性期（数時間以内）：血腫内の赤血球膜は保たれていて（オキシヘモグロビン）、DWIで高信号になる以外は著変ない。
  ・急性期（数時間〜数日）：赤血球中のデオキシヘモグロビンにより、T2強調画像では低信号、T1強調画像ではやや低信号または高信号。
  ・亜急性期早期（数日〜1週間）：赤血球内のメトヘモグロビンにより、T1強調画像では高信号、T2強調画像では低信号。
  ・亜急性期後期（1週間〜1か月）：赤血球外のメトヘモグロビンにより、T1強調画像で高信号、T2強調画像で高信号。
  ・慢性期（1か月以降）：フェリチンとヘモジデリンにより、T1強調画像およびT2強調画像で低信号。

表Ⅲ-6 脳出血部位の鑑別診断

出血部位（頻度）	眼症状 共同偏倚	眼症状 瞳孔	意識障害	四肢麻痺	感覚障害	嘔吐
被殻出血（40〜50%）	病変側／病変側への共同偏倚	大きさ正常／対光反射＋	＋	対側片麻痺（内包障害時）	＋（内包〜視床）	±
視床出血（20〜30%）	下方共同偏倚（鼻先凝視）／病変側への共同偏倚／Horner症候群	縮瞳（2mm以下）	－	＋	対側片麻痺（内包障害時）	＋	±
小脳出血（5〜10%）	健側／病変と反対側への共同偏倚（脳幹部への影響）	縮瞳＋	±	なし	－	＋＋＋（めまいあり）
橋出血（5〜10%）	正中位、頭位変換眼球反射（－）／眼球浮き運動（56頁参照）	著しい縮瞳＋	＋＋	四肢麻痺	＋	＋

☞ 細胞性浮腫では、細胞間の水の移動が制限されるので（拡散の低下）ADC mapは低下し、血管性浮腫では、細胞間隙の水の移動が増加するのでADCは増加する。T2強調画像高信号で、ADC mapが低下していないにもかかわらずDWIで高信号になることがあり（脳梗塞亜急性期など）、T2 shine-throughと呼ばれる（DWIの基になるのはT2強調画像であるため、T2強調の影響を受ける）。

▶微小出血　ラクナ出血とも呼ばれ、T2*強調画像で検出能が高い（円形〜卵円形の低信号域）。Small vessel disease（多発性ラクナ梗塞、脳出血、Binswanger病など）の画像マーカーとされる。高血圧性細小血管症、脳アミロイドアンギオパチーでよくみられる。
【病理】血管の線維硝子変性あるいはアミロイド血管症（amyloid angiopathy）。

☞ 頭蓋内出血の有無の鑑別にはCTあるいはMRI T2*強調画像（低信号）が有用であるが、慢性期にはT2*強調画像のほうがCTより感度が高い。MRIで新旧の血腫判定が困難な場合、CTの追加が必要。

C 治療

1 治療の方針
▶意識清明（JCS 1桁）で切迫する脳ヘルニア所見なし　経過観察、内科的治療。
▶意識レベルの低下（JCS 2桁）があり、切迫する脳ヘルニア所見あり　外科的治療
▶深昏睡状態　手術は適応外。

2 急性期の治療
▶内科的治療
・一般的治療：呼吸管理、輸液、Ca拮抗薬の持続点滴などの降圧薬。
　・血圧の管理：収縮期血圧180 mmHg未満あるいは平均血圧130 mmHg未満に維持。
　・抗浮腫薬：高張グリセロール、マンニトールなど。
▶外科的治療
・血腫除去術：開頭術、定位的血腫除去術。
　・適応部位：被殻、小脳、皮質下（脳表からの深さが1 cm以内）の出血。
　・非適応部位：視床・橋出血および脳表からの深さが1 cm以上の皮質下出血。
・脳室ドレナージ：急性水頭症で切迫性の脳ヘルニア所見があるとき。

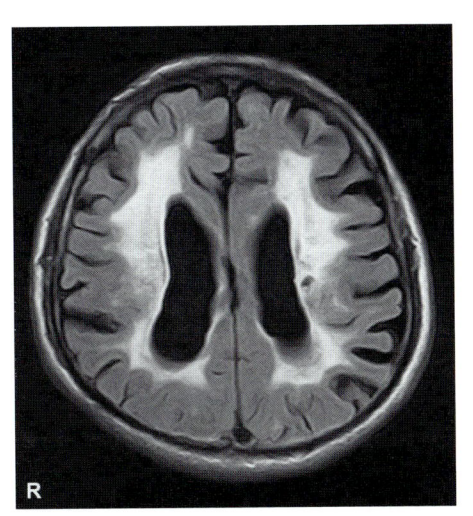

図Ⅲ-12　Binswanger 病（MRI, FLAIR 画像）
両側大脳白質のびまん性病変と左側脳室体部周辺に小梗塞がみられる。

3 慢性期の治療
▶ 内科的治療
- 血圧のコントロール（拡張期血圧 75～90 mmHg 以下）。
- 脳出血後遅発性てんかん発作（ヘモジデリン沈着による、皮質型では 15～23% に合併）に対して抗てんかん薬。

> **脳出血量の測定方法**
> CT スキャンで血腫の縦と横の最大径を測定し、血腫の高さを CT のスライス数から算定する。血腫量(mL)＝(縦 cm × 横 cm × 高さ cm)÷2

5　Binswanger 病

皮質下動脈硬化性脳症とも呼ばれる。高血圧によって深部白質域に小梗塞を含む多巣性、融合性あるいはびまん性の慢性虚血性病変をきたし、臨床的には進行性の認知機能障害（脳血管性認知症の一型）、歩行障害、偽性球麻痺、錐体路徴候、尿失禁などの症状がみられる。
【検査】画像所見：脳室周囲の白質にほぼ対称性かつびまん性の病変（CT では低吸収域、T2 強調画像および FLAIR 画像では高信号域）（図Ⅲ-12）を認め、基底核や白質に小梗塞巣が多発する。皮質下 U-fiber は免れる傾向がある。

6　抗リン脂質抗体症候群
（Anti-phospholipid antibody syndrome）

女性の若年性脳梗塞の原因として重要。β_2-glycoprotein I（β_2-GPI）依存性の抗カルジオリピン抗体あるいはループス抗凝固因子（lupus anticoagulant）が陽性である。脳梗塞は再発例が多く、予後も一般に不良である。
【症状】動・静脈の血栓症、習慣性流産・死産など。
【検査】血小板減少
【治療】抗凝固薬（ワルファリン）が第一選択薬。

7　CADASIL

CADASIL：cerebral autosomal dominant arteriopathy with subcortical infarcts and leukoencephalopathy とは、皮質下梗塞を伴う第 19 染色体 *Notch3* 遺伝子の突然変異による微小血管障害（microangiopathy）に起因する、常染色体優性遺伝性疾患である。
▶ 臨床的特徴
- 30～40 歳代に発症。
- 脳卒中の危険因子を有さない。
- ラクナ様の脳梗塞を繰り返し、進行性の認知症をきたす。
- 20～40% に前兆を伴う片頭痛。

【検査】
- CT：多発性小梗塞
- MRI：白質希薄化（leukoaraiosis）、側頭葉（特に前方の側頭極）の白質、外包域、上前頭回の白質病変（T2 強調画像および FLAIR 画像で高信号域）。
- 電顕で脳、皮膚などの血管平滑筋周囲に granular osmiophilic materials（GOMs）。
- DNA 解析で変異を認める。

8　CARASIL

CARASIL：cerebral autosomal recessive arteriopathy with subcortical infarcts and leukoencephalopathy とは、*HTRA1* 遺伝子変異で発症する常染色体劣性遺伝性疾患である。
▶ 臨床的特徴
- 男女比は 5：1。
- 平均発症年齢：30 歳代
- 早発性禿頭
- 変形性脊椎症（腰痛）
- MRI 所見は、CADASIL と同様。

9 アミロイドアンギオパチー
（Amyloid angiopathy, アミロイド血管症）

大部分が孤発性で、70歳以上の高齢者に多い（90歳以上では75％）。女性に多い（男女比1：2）。脳血管障害の危険因子とは関連がない（高血圧の既往歴なし）。皮質、皮質下に多発性あるいは再発性の脳葉型の大きな脳出血を起こす。高齢者でT2*強調画像で皮質、皮質下に微小出血がみられることが多い。血栓溶解療法に伴う脳出血の危険因子となる。

【病理】主に髄膜と皮質血管にみられ、後頭葉でより高度である。血管壁に、主にアミノ酸残基数が40のアミロイドβ40が沈着するほか（128頁参照）（口絵-19）、血管壁の重複化、内膜のヒアリン化・閉塞性変化、フィブリノイド壊死などがみられ、脳出血（脳葉型大脳出血）を起こしやすい。

10 高血圧性脳症
（Hypertensive encephalopathy）

比較的急激な激しい高血圧によって、頭痛、悪心・嘔吐、視覚障害、けいれん、意識混濁をきたし、進行すると昏迷や昏睡を伴う。本態性高血圧に伴うことが多い。妊娠高血圧症候群（子癇）に伴う高血圧性脳症は特殊型と考えられる。

【病理】細動脈のフィブリノイド壊死による微小梗塞、小出血、浮腫などがみられる。

【検査】
- CT、MRI：CTでは両側後頭葉に低吸収域、MRIではT2強調画像で後頭葉優位に高信号域がみられるが、数週間で正常化する。
- 髄液：蛋白の増加、細胞数は正常。

【治療】降圧薬による血圧降下。

11 くも膜下出血
（Subarachnoid hemorrhage）

何らかの原因でくも膜下腔に出血をきたす疾患。

1 頭部外傷性
2 頭部非外傷性
▶ 嚢状動脈瘤　70〜80％を占め、最多である（先天的に血管中膜および内弾性板が欠損している動脈壁に、血行力学的な応力が関与して生じる）。約90％が前方循環系（ICA, ACA, MCA）。20〜30％は多発性。家族に動脈瘤があれば、4〜10％に動脈瘤を有する（時に遺伝性）。

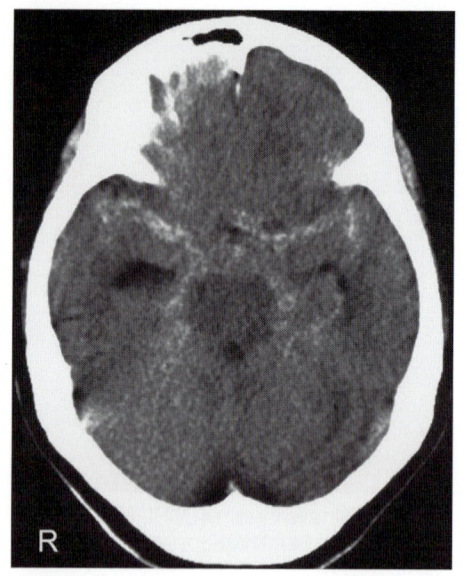

図III-13　くも膜下出血（単純CT画像）
橋前槽や両側Sylvius裂に高吸収域を認める。

- 最大径が7mm以上では有意に破裂の危険性増大。
- PcomAとAcomAの破裂が多い。
- 危険因子：常染色体優性多発性嚢胞腎、Ehlers-Danlos症候群、家族歴など。

▶ 紡錘状動脈瘤　動脈硬化性で高齢者に多い。
▶ その他　脳動静脈奇形（10％、20〜40歳）、動脈解離、もやもや病（数％、10歳以下と30歳代の二峰性）、脳腫瘍など。

【症状】突然、経験したことのない頭が割れそうな激しい頭痛で発症し、悪心・嘔吐を伴うことも多い。発症後24時間以降では、項部硬直やKernig徴候などの髄膜刺激症状を伴う。内頸動脈-後交通動脈（IC-Pcom）分岐部の動脈瘤では、動脈瘤と鉤（uncus）との間で動眼神経が圧迫されるため、散瞳を伴う一側の動眼神経麻痺がみられる。

【検査】
- 第一選択は単純CT（脳溝や脳槽にそった高吸収域）（図III-13）、発症後3日以降ではCTよりMRIのほうが鋭敏（FLAIR画像で脳溝内の高信号域）。
- CTA、MRA、DSA（要すれば脳血管造影）で動脈瘤の検索。
- 腰椎穿刺：髄液が血性あるいはキサントクロミー（黄色調）。CTやMRIで診断できれば腰椎穿刺は必要ない。血性なら3本の試験管に分けて採取（くも膜下出血なら3本とも血性）。

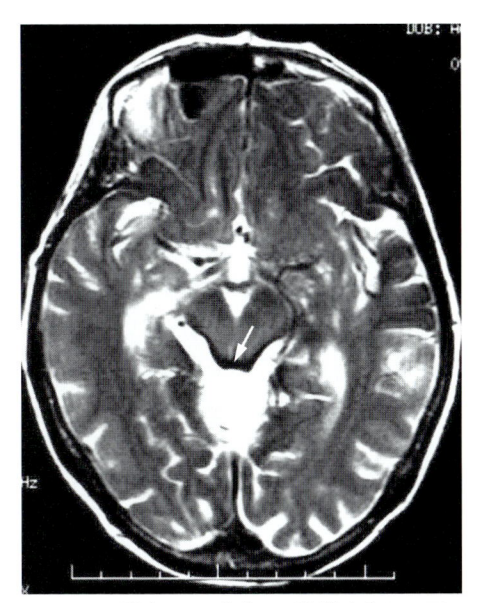

図Ⅲ-14 脳表ヘモジデリン沈着症（MRI T2強調画像）
中脳四丘体槽に低信号域がみられる（矢印）。

▶合併症
- 再破裂：約70％は72時間以内。
- 水頭症：15〜30％にみられ、くも膜顆粒からの髄液吸収障害による。
- 血管れん縮：3日以降〜3週間後頃（7〜8日後がピーク）で予後に影響。
- 脳梗塞：血管れん縮が主な原因。
- 脳表ヘモジデリン沈着症：テント下では難聴、錐体路症状、小脳性失調が3主徴。MRIで小脳、脳幹表面にT2あるいはT2*強調画像で低信号域（図Ⅲ-14）。
- てんかん（ヘモジデリン沈着による）。

【治療】
▶急性期　再出血予防が重要。
- 全身の管理：血圧のコントロール（140/90 mmHg以下を目安）、鎮静、鎮痛、呼吸管理、Cushing潰瘍の予防（H_2ブロッカー）。
▶手術適応　脳動脈瘤破裂の重症度の分類（表Ⅲ-7）、神経学的重症度が重要でHunt and Kosnikの分類が用いられる（表Ⅲ-8）。
- 術式
  ・開頭手術：動脈瘤頸部クリッピングなど。
  ・血管内手術：動脈瘤コイル塞栓術
▶動脈瘤破裂の予防　女性では高血圧コントロールと禁煙。

表Ⅲ-7　脳動脈瘤破裂の重症度の分類（Hunt and Kosnik）

Grade 0	未破裂動脈瘤
Grade Ⅰ	無症状または軽度の頭痛や項部硬直を示す。
Grade Ⅰa	急性の髄膜刺激症状または脳症状をみないが、固定した神経症状のある慢性例。
Grade Ⅱ	意識清明で中等度以上の頭痛、項部硬直はあるが、脳神経麻痺以外の神経症状がない状態。
Grade Ⅲ	傾眠、錯乱状態または軽度の片麻痺など、局所神経症状がある状態。
Grade Ⅳ	昏迷、中等度以上の片麻痺、時に早期の除脳硬直および自律神経症状のある状態。
Grade Ⅴ	深昏睡、除脳硬直、瀕死の状態。

重篤な全身性疾患、例えば高血圧、糖尿病、著明な動脈硬化、または慢性肺疾患、または脳血管造影でみられる頭蓋内血管れん縮が著明な場合には、重症度を1段階悪いほうに移す。

表Ⅲ-8　神経学的重症度の分類による手術適応（Hunt and Kosnik）

Grade Ⅰ〜Ⅲ：年齢、全身合併症などの制約がない限り、発症72時間以内の早期に行う。
Grade Ⅳ：合併する頭蓋内病態（急性水頭症、脳内出血）を同時に治療することにより状態の改善が見込める場合に、外科治療を行うことが多い。
Grade Ⅴ：原則として外科治療の適応は乏しいが、全身状態の改善がみられれば行う。

☞　**中脳周囲（非動脈瘤性）くも膜下出血**
血腫が中脳腹側の脳槽を主体にみられ、血管異常がない場合に疑う。突然の頭痛や悪心が多いが、軽度である。後方循環系（脳底動脈、後大脳動脈）の穿通動脈からの出血や静脈性の出血が推測される。再出血はみられず、予後も良好である。

☞　くも膜下出血（SAH）がCTやMRIで発見されない場合でも、脳脊髄液検査でわかることがある。出血後長期にわたって髄液中に存在するヘモジデリン分解産物（ビリルビン、ヘモジデリン、フェリチン）を測定する。ビリルビンは出血の12時間後から合成され、2週間以上経過するとビリルビン結晶としてみられる。ヘモジデリンは5日後からみられ、17週後まで存在する。

12　脳動脈解離（Arterial dissection）

動脈内膜に亀裂が生じ、内膜と中膜との間に血液が流入し偽腔が形成される。頭蓋外では頸動脈に多く、頭蓋内では椎骨・脳底動脈に多い。

▶原因　外傷が多く、その他スポーツ、首の回転、カイロプラクティックなど。
- 好発年齢：20～40歳の若年男性。

【症状】
- 内頸動脈解離では同側の顔面・頸部痛、椎骨動脈では同側の後頭・後頸部痛がみられるが、痛みの性質は種々。
- 虚血（真腔の閉塞）あるいはくも膜下出血（血管の破裂）で発症。椎骨動脈解離（内膜と中膜の間）による脳梗塞では、Wallenberg症候群の頻度が高い。くも膜下出血では、椎骨動脈の解離性動脈瘤（中膜と外膜の間）が多い。

【検査】画像所見
- 直接所見：CTAやMRA（水平断像）で真腔と偽腔を分けている隔壁（intimal flap）を認める。偽腔内血腫の三日月～半月状の高信号域（T1強調画像およびT2強調画像）。
- 間接所見：CTA、MRA、DSAでstring sign（内腔の狭小化）あるいはpearl and string sign（解離性動脈瘤を反映する血管の拡張が加わる）。

【治療】治療の十分なエビデンスはない。

13　脳動静脈奇形（Arteriovenous malformation）

毛細血管を介さず動脈と静脈が短絡した血管系奇形で、短絡部にはnidus（異常血管塊）がみられ、流入動脈と流出静脈が介在する。

▶臨床像　20～40歳頃、出血発症が多い（60～70％）。
- 約1/4はてんかんで発症。
- 眼窩、側頭部で血管雑音（bruit）を聴取できることがある。

【検査】画像所見：造影CT、CTA、MRA、DSAで流入動脈、nidus、流出静脈を同定する。

【治療】手術、塞栓術、ガンマナイフ、サイバーナイフ。

14　内頸動脈海綿静脈洞瘻（Carotid-cavernous fistula）

Nidusを有さず、動静脈が直接短絡するもの。蝶形骨の骨折により、ICAあるいは海綿静脈洞（cavernous sinus）にあるその分枝が裂傷することで起こる。外傷のほか、動脈瘤破裂などによっても生ずる。

【症状】
- 拍動性の眼球突出（動脈血が海綿静脈洞に直接流入

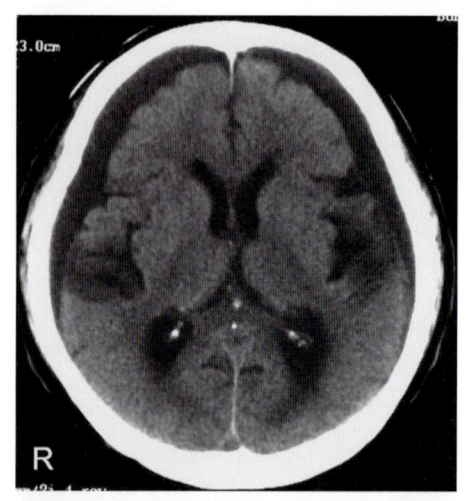

図Ⅲ-15　両側性慢性硬膜下血腫（単純CT画像）
両側前頭葉から側頭葉にかけて脳表に低信号域がみられる。

し、上下眼静脈が拡張する）。
- 眼窩部痛、眼球の運動制限（Ⅵの障害が最多、そのほかⅢ、Ⅳ）。
- 視力障害（視神経と網膜の虚血）

15　慢性硬膜下血腫（Chronic subdural hematoma）

頭部外傷後（1～3か月後）、脳と硬膜をつなぐ橋静脈が破綻し、硬膜と脳の間の硬膜下に血腫が形成される。血腫は被膜により覆われている。血腫が脳を圧迫し種々の症状が出現する。

数か月前に転倒し頭部打撲の既往があれば、本疾患の可能性が高い。抗血小板療法あるいは抗凝固療法を行っている際には、特に注意を要する。

【症状】
- 頭蓋内圧亢進症状：頭痛、嘔吐。
- 片麻痺、しびれ、けいれん、失語症。
- 精神症状：認知症、意欲の低下など。

若年者では主に頭蓋内圧亢進症状、片麻痺、失語症などの局所神経症状。高齢者では脳萎縮があるために頭蓋内圧亢進症状は少なく、認知症などの精神症状、失禁、片麻痺（歩行障害）などが多い。

【検査】画像所見
- CT：脳表に三日月形の血腫を認め、慢性化するに従い高吸収域から等吸収域さらには低吸収域になる（図Ⅲ-15）。血腫の周囲への圧迫所見としての脳室系の変形偏位、脳の正中構造の対側への偏位、血腫が接する部位の脳溝の消失など。

- MRI：急性期は T1・T2 強調画像で高信号域、慢性期には T1 強調画像で低信号域、T2 強調画像で高信号域。

【治療】
- 血腫が小さく神経症状がなければ、保存的療法。
- 血腫が大きく神経症状があれば、外科的治療（血腫除去術）が原則。

> **急性硬膜外血腫**
> 頭蓋内に向かって凸レンズ状の血腫がみられ、多くは頭蓋骨の骨折を伴う。血腫の増大は 6 時間以内に生ずるため、たとえ意識が清明（意識清明期）でも入院させ、血腫の増大の有無を観察し、血腫の増大があれば開頭血腫除去術も考慮する。

16 海綿状奇形（Cavernous malformation）

海綿状血管腫とも呼ばれる。洞様構造を示す拡張した血管腔の集合体である。病変部の血管腔はしばしば閉塞し、内部には種々の時期の血腫を含み、血栓や石灰化がみられる。病変辺縁にそってヘモジデリン沈着がみられるのが特徴。約 25％ に静脈性奇形を合併する。テント上皮質下に多い（70〜90％）。放射線治療後に誘導されることもある。

▶ 臨床像
- 平均 30〜40 歳。
- テント上では出血、てんかん、神経脱落症状、テント下では出血や神経脱落症状が多く、脳幹病変では脳神経症状や long tract sign（長経路徴候）がみられる。

> **長経路徴候**
> 錐体路や脊髄視床路などの長経路が障害された徴候。

【検査】画像所見
- CT：高吸収と低吸収の混在する不均一な類円形で、時に石灰化を伴う。造影されないことが多い。
- MRI：T1・T2 強調画像で高信号と低信号の混在するポップコーン様の病変、T2＊強調画像で病変の辺縁にそってリング状に沈着したヘモジデリンによる低信号。SWI（susceptibility-weighted imaging）はデオキシヘモグロビン化された静脈血（静脈血管系）（低信号）を描出し、微量の静脈出血も鋭敏に検出する。

【治療】無症候性は経過観察。進行性神経脱落症状、難治性てんかん、繰り返す出血では摘出術を考慮する。

17 もやもや病（Moyamoya disease）

両側内頸動脈終末部から ACA および MCA 近位部の閉塞と、もやもや血管と呼ばれる側副血行の出現がみられる。原則として両側性。一側性や基礎疾患をもつものは除外され、類もやもや病とされる。10 歳以下と 30〜40 歳にピーク。孤発性が多く、家族内発症は約 9％ である。

【症状】臨床所見
- 小児：虚血症状が大部分で、TIA で発症する（4 歳未満では脳梗塞が多い）。症状はしばしば交代性。成人までは進行性であるが、成人期以後は進行しないか、進行が極めて緩徐になる。
- 成人：約半数が頭蓋内出血で発症。脳血管撮影では経時的に進行することはほとんどない。

【検査】
- MRA：両側内頸動脈終末部の閉塞性変化と周囲のもやもや血管の出現（図Ⅲ-16）。
- MRI：もやもや血管を反映する脳底槽内（図Ⅲ-17）や基底核の flow void（図Ⅲ-18）。FLAIR 法や造影 T1 強調画像で、脳表の軟髄膜吻合を介する拡張した側副血管の遅い流れを反映した、脳溝にそう線状の血管影（ivy sign）がみられる。
- 脳波所見：過換気負荷後に遅れて徐波のバーストがみられるのが特徴。

【治療】TIA や脳梗塞などの脳虚血を繰り返す症例では、血行再建術が有効。

18 線維筋性形成異常症（Fibromuscular dysplasia）

頸動脈や腎動脈の筋層が原因不明の局所的肥厚を起こし、内腔の狭窄をきたす。椎骨動脈よりも内頸動脈により高頻度にみられる。

▶ 臨床像　40 歳以上の女性に多く、若年性脳梗塞の原因として重要である。

【症状】TIA、脳梗塞、脳出血、頭痛、めまい、脳動脈瘤の合併、腎動脈狭窄では高血圧。

【検査】
- 血液検査：赤沈や CRP は正常。
- 血管撮影：念珠状病変（string of beads）、輪状狭窄と末梢の拡張、多発性管状狭窄。

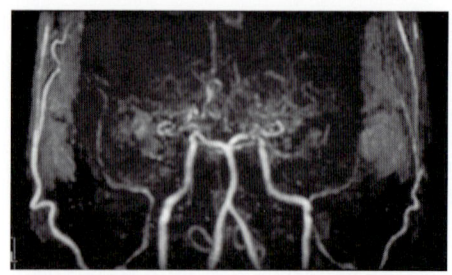

図Ⅲ-16　もやもや病（MRA 冠状断画像）
両側内頸動脈の閉塞と周囲のもやもや血管の出現がみられる。

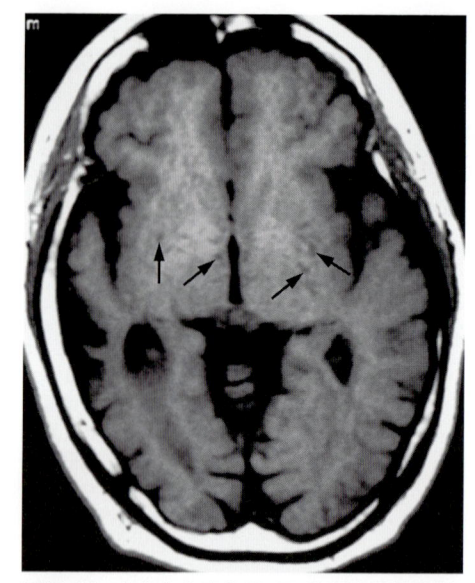

図Ⅲ-18　もやもや病（MRI T1 強調水平断画像）
基底核内に多数の flow void がみられる（矢印）。

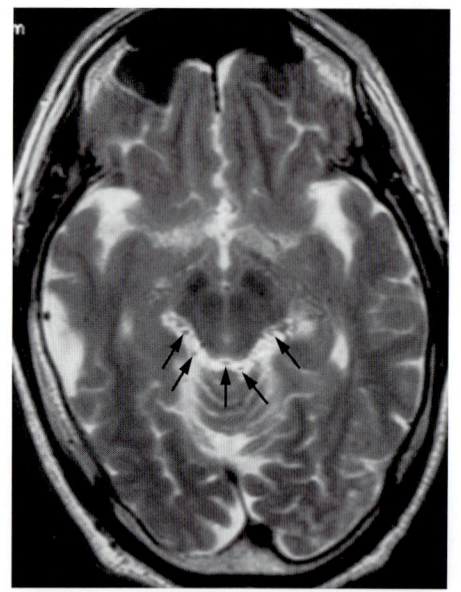

図Ⅲ-17　もやもや病（MRI T2 強調水平断画像）
四丘体槽内に多数の flow void がみられる（矢印）。

【治療】
- バルーンによる血管拡張術（POBA：plain old balloon angioplasty）とステント留置。
- 内頸動脈に進行性増悪をきたす症例には血管内治療。

19　静脈洞血栓症（Sinus thrombosis）

　硬膜静脈洞が血栓により狭窄あるいは閉塞し、静脈の還流障害によるうっ血を起こし、静脈性脳梗塞や脳出血をきたす。約 3/4 は基礎疾患（感染症、妊娠・産褥期、経口避妊薬、脱水など）を有する。上矢状洞、横静脈洞、直静脈洞が多い。

【症状】臨床所見
- 頭蓋内圧亢進症状：頭痛、悪心・嘔吐、乳頭浮腫、けいれん、意識障害など。
- 出血や静脈性梗塞による巣症状。

【検査】画像所見
- 血液検査：D-dimer やフィブリンモノマー複合体（FMC）の高値。
- Empty delta sign：造影 CT や造影 MRI T1 強調画像で上矢状洞の血栓が造影されず、三角形の辺にあたる静脈洞壁が造影される。発症後 1〜4 週頃にみられる。
- Cord sign：単純 CT で皮質静脈の血栓が脳表にそって索状高吸収域を示す。
- MRI：T2*強調画像と SWI は、静脈内血栓や拡張した静脈の描出感度が高く、診断に有用。
- MR 静脈撮影〔MRV（MR venography）〕で閉塞静脈洞の描出不良、静脈洞の flow void 消失（8 頁参照）。
- 静脈性梗塞：白質主体で、血管支配領域に一致しない。血管性浮腫のため、脳梗塞と異なり急性期でも DWI で著明な高信号域を呈さないことが多い。
- 上矢状静脈洞血栓症の場合は、両側の傍矢状部に出血性脳梗塞がみられる。

【治療】
- 基礎疾患の治療。
- 血栓症に対しては抗凝固療法（ヘパリン、ワルファリン）。
- 重症例や抗凝固療法が無効のとき、tPA やウロキナーゼによるカテーテルを用いた選択的血栓溶解療法。

20 Fabry病

α-ガラクトシダーゼ(ライソソームに存在する加水分解酵素の1つ)の遺伝子変異によって酵素活性が低下し、その基質が全身の組織や臓器に蓄積することで発症する、X連鎖性の先天性代謝異常症である。古典型では、学童期までに四肢末端痛、発汗異常(無汗症)、被角(角化)血管腫で発症し、20歳代から角膜混濁、尿蛋白を認め、30〜40歳から腎不全、脳血管障害、左室肥大を呈する。脳血管障害としては、若年発症の多発性ラクナ梗塞が多い。

【治療】原因である欠損酵素α-ガラクトシダーゼAの酵素補充療法が有効(早期発見が重要)。

21 脊髄動静脈瘻 (Spinal arteriovenous fistula)

▶脊髄硬膜動静脈瘻

【症状】静脈圧の上昇による脊髄神経根症(myeloradiculopathy)で発症し、緩徐進行性の経過をとることが多い。

【検査】
- MRI画像所見
  ・境界の明瞭な小さなflow voidが脊髄のすぐ周囲を取り囲むようにみられる。
  ・脊髄自体の腫大。
  ・T2強調画像で髄内にびまん性の高信号域がみられる。
- 血管造影
  ・太く蛇行した血管。

【治療】人工塞栓術による血管内治療。

22 前脊髄動脈症候群 (Anterior spinal artery syndrome)

72頁参照

23 鎖骨下動脈盗血症候群 (Subclavian steal syndrome)

一側の鎖骨下動脈が椎骨動脈の分岐部より近位で狭窄、閉塞すると、障害側上肢の運動により血流がWillis動脈輪を介して病変側の椎骨動脈から鎖骨下動脈に逆流するため、回転性めまいなどの脳虚血症状が出現する(図Ⅲ-2、81頁参照)。

▶原因 動脈硬化による狭窄が多い。その他、大動脈炎症候群など。

【症状】両上肢での血圧の左右差:障害側上肢の血圧が低い(収縮期で20 mmHg以上)、障害側上肢のしびれ、だるさ。

【検査】頸部血管超音波検査、経頭蓋超音波ドプラー検査など(椎骨動脈の血流逆流所見)。

【治療】虚血症状が強いときは血行再建術。
- 経皮的血管形成術
- ステント留置など。

Point 若年性脳血管障害の原因

1 心疾患
  ・弁膜症(リウマチ性、心内膜炎、僧帽弁逸脱症)
  ・不整脈(心房細動)
  ・奇異性脳塞栓症(卵円孔開存、心房中隔欠損、肺動静脈瘻)
  ・左房粘液腫
  ・心筋症
2 非感染性血管炎
  ・大動脈炎症候群(高安病、脈なし病)
  ・膠原病(SLE、ANCA関連血管炎、Sjögren症候群など)
  ・側頭動脈炎
3 感染性血管炎
  ・梅毒
  ・細菌性・結核性・真菌性髄膜炎
  ・ライム病
  ・AIDSなど
4 非炎症性疾患
  ・もやもや病
  ・線維筋性形成異常症
  ・動脈解離(椎骨動脈によるWallenberg症候群)
  ・脳動静脈奇形
  ・海綿状血管腫
  ・アミロイドアンギオパチー
  ・脳静脈洞血栓症
5 血液疾患
  ・血液粘稠度亢進(真性多血症、血小板増加症、マクログロブリン血症など)
  ・凝固・線溶系異常(抗リン脂質抗体症候群、アンチトロンビンⅢ欠乏症、プロテインC欠乏症、プロテインS欠乏症、Trousseau症候群、経口避妊薬など)
6 その他
  ・遺伝性素因(CADASIL、CARASIL、MELAS、Fabry病、多嚢胞腎症など)
  ・血圧の変動、特に急激な低下による分水嶺梗塞
  ・外傷、空気塞栓
  ・片頭痛

B 感染症

1 髄膜炎 (Meningitis)

【症状】
- 発熱、頭痛、悪心・嘔吐、羞明、聴覚過敏、眼球圧痛。
- 髄膜刺激症状 (項部硬直、Kernig 徴候、jolt accentuation、Brudzinski 徴候)
- 意識・精神障害 (化膿性、結核性)：脳実質への波及による。ウイルス性ではみられない。
- 脳神経障害 (化膿性、結核性、真菌性)

> 髄膜刺激症状のうち、項部硬直の感受性および特異性はそれぞれ 30%、68%、Kernig 徴候はそれぞれ 5%、95% であるが、1 秒間に 2〜3 回首を左右に振ることにより頭痛の悪化がみられる jolt accentuation の陽性率は感受性 97%、特異性 60% であり、臨床上重要視されている。

【検査】
- 髄液検査 (表Ⅲ-9)：左右腸骨稜の最上端を結んだ Jacoby 線上が L4 棘突起。穿刺は L4〜L5 あるいは L3〜L4 棘突起間で。
- 肉眼的所見：混濁があれば急性化膿性髄膜炎、他の髄膜炎では水様で日光微塵。
- 細胞数算定：リンパ球優位はウイルス性髄膜炎、多核球優位は化膿性髄膜炎、結核性・真菌性髄膜炎および Behçet 病ではその中間的な細胞反応。
- 髄液糖値：正常値は血糖の 1/2 〜 2/3 (髄液糖値は血糖値より 2 時間遅れる)。低下は化膿性・結核性・真菌性髄膜炎、髄膜癌腫症、サルコイドーシス、ウイルス性髄膜炎の一部〔軽度の低下：流行性耳下腺炎 (mumps) ウイルス、単純ヘルペスウイルス (HSV-2：herpes simplex virus-2)、水痘・帯状疱疹ウイルス (VZV：varicella-zoster virus)〕など。

表Ⅲ-9　髄膜炎の急性期髄液所見

	正常	細菌性	ウイルス性	結核性	真菌性	悪性腫瘍	膠原病	サルコイドーシス
	水様透明	混濁 膿性	水様透明、時に日光微塵	水様〜キサントクロミー	水様、時にキサントクロミー	水様、時にキサントクロミー	水様透明	水様透明
圧 (mmH₂O)	70〜180	↑↑↑ 200〜600	↑ 100〜300	↑↑ 200〜600	↑↑ 200〜600	↑ 200〜300	↑ 100〜300	↑ 10〜200
細胞 (0〜5/mm³)		500〜数万 多核白血球	10〜1,000 リンパ球	25〜1,000 リンパ球、初期には多核白血球も上昇	25〜1,000 リンパ球、初期には多核白血球も上昇	25〜500 リンパ球〜多核白血球	25〜500 リンパ球、初期には多核白血球も上昇	0〜100 リンパ球
蛋白 (15〜45 mg/dL)		↑↑ 50〜1,000	↑ 正常〜100	↑↑ 50〜500	↑↑ 50〜500	↑↑ 50〜500	↑ 100〜200	↑ 50〜200
糖 (50〜80 mg/dL)		↓↓ 0〜20	→　※ 正常	↓↓ 〜40	↓↓ 〜40	↓↓ 〜40	→ or ↓ 正常 or 軽度低下	→ or ↓ 正常 or 軽度低下
Cl (120〜130 mEq/L)		↓↓	→	↓↓	↓ or →	→	→	→
その他		起炎菌検出	ウイルス抗体価上昇 PCR でウイルス分離	結核菌検出 クオンテフェロン陽性 ADA ↑	真菌検出 (墨汁染色)	細胞診 (腫瘍細胞)	血清自己抗体	ACE 活性・リゾチーム・血清 Ca ↑

※ムンプス、単純ヘルペス、CMV 感染症では 25% で低下。　　PCR：ポリメラーゼ連鎖反応　　ADA：アデノシンデアミナーゼ
ACE：アンギオテンシン変換酵素

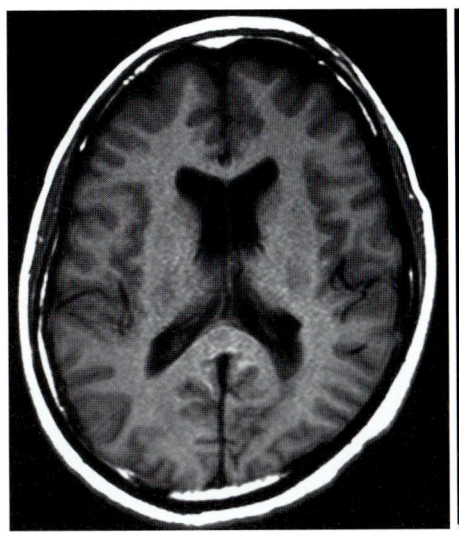

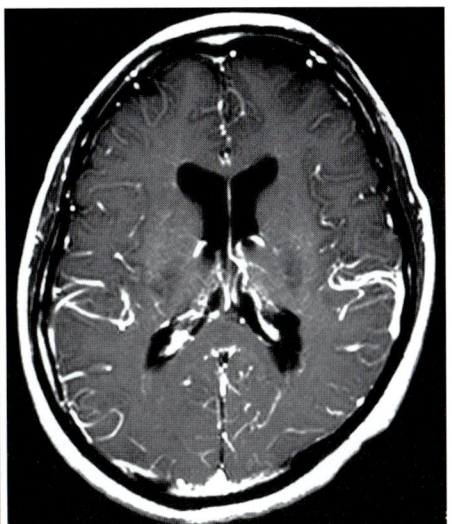

図Ⅲ-19　急性化膿性髄膜炎
左図：単純 MRI T1 強調画像　右図：造影 MRI T1 強調画像
脳溝の狭小化・消失と脳溝に異常増強効果がみられる。

☞ 髄液糖値が低下する理由として、髄液内で増加した病原微生物、好中球、癌細胞などによるエネルギー代謝の亢進（特に細胞核のブドウ糖消費による嫌気性解糖作用）、あるいは血液脳関門（BBB）の破壊による糖移送能障害などが考えられている。

☞ **プロカルシトニン（procalcitonin）**
重症の細菌・真菌・寄生虫感染などに対する全身的な反応過程で産生され、局所に限定された細菌感染、ウイルス感染、慢性炎症性疾患、自己免疫疾患、アレルギー疾患などでは産生されない。細菌性髄膜炎では血中プロカルシトニンが上昇するが、ウイルス性髄膜炎では上昇しないため、鑑別に有用である。

A ウイルス性髄膜炎（Viral meningitis）

【検査】髄液：圧の上昇、リンパ球増加、蛋白増加、糖正常。
【診断】髄液からウイルス分離（PCR：polymerase chain reaction）、ウイルス抗原の証明、ウイルスに対する血清・髄液抗体価〔補体結合抗体価（CF：complement fixation）、赤血球凝集抑制価（HI：hemagglutination inhibition）など〕の上昇（ペア血清で2週間の間をおき初期値の4倍以上）。
【治療】対症療法

☞ **ペア血清**
IgM 抗体、IgG 抗体とも感染のごく初期には陰性と出ることがあるため、ウイルス感染初期の急性期血清とその後2週間以上経過した回復期血清（ペア血清）で特異的抗体を測定し、4倍以上の上昇を示すときにウイルス感染があったと判断する。

B 急性化膿性髄膜炎（Purulent meningitis）

▶起炎菌
- 新生児期：B 群溶血性連鎖球菌、大腸菌、リステリア菌。
- 7歳以下の小児：インフルエンザ桿菌（b 型）。2歳以下ではインフルエンザ桿菌、肺炎球菌。
- 小児や若年者：肺炎球菌、髄膜炎菌。
- 成人：肺炎球菌、50歳以上ではそれに加えてブドウ球菌属（MRSA を含む）、緑膿菌、リステリア菌などが増加。

▶免疫不全　リステリア菌、結核菌、真菌、緑膿菌。
【検査】髄液：圧上昇、多核白血球増加、蛋白増加、糖低下、乳酸値上昇。
【診断】
- 尿、髄液：肺炎球菌抗原陽性のときは、肺炎球菌による髄膜炎の補助診断となる。
- CT、MRI：脳底槽やくも膜下腔の狭小化・消失、軟膜・くも膜の造影剤増強効果（図Ⅲ-19）。

- 髄液から菌を証明（鏡検、培養、同定）、迅速診断（ラテックス凝集法）。

【治療】
- グラム陽性菌
  ・肺炎球菌：第3世代セフェム系またはカルバペネム系（ステロイドの併用で、死亡率および後遺症率の低下が認められている）。重篤な敗血症がない場合、抗菌薬投与直前または同時にステロイドを併用する。
  ・ブドウ球菌属（MRSAを含む）：バンコマイシン（VCM）、または第3・4世代セフェム系［セフォペラゾン（CPZ）、またはセフタジジム（CAZ）］、またはカルバペネム系。ただし、MRSAが想定されるときはVCMを使用し、感受性結果により変更する。
  ・B群溶血性連鎖球菌：第3世代セフェム系［セフォタキシム（CTX）、またはセフトリアキソン（CTRX）］、またはアンピシリン（ABPC）。
- グラム陰性桿菌
  ・インフルエンザ菌：第3世代セフェム系（CTRXまたはCTX）、またはメロペネム、または両者の併用。

C 結核性髄膜炎（Tuberculous meningitis）

▶ 再興感染症の1つ。
▶ 罹患率　20〜30歳代と85歳以上が多い。
▶ 臨床像　脳底髄膜炎の形をとるのが特徴。Willis動脈輪の血管炎から脳梗塞を併発。

【検査】
- 髄液：圧上昇、リンパ球の増加、蛋白増加、糖低下。
- 画像所見
  ・脳底槽やSylvius槽など髄液腔の不明瞭化と造影剤増強効果。脳底動脈の血管炎による二次的脳梗塞。
  ・結核腫：皮髄境界部、小脳半球、側脳室周囲に好発。環状、結節状の増強効果あり。石灰化を伴う。

【診断】塗抹検査、培養検査、遺伝子増幅検査（PCR）から診断し、培養検査で陽性なら、その培養液を用いて菌種同定検査と薬剤感受性検査をする。
- 検体から抗酸菌を検出する検査
  ・塗抹検査：蛍光抗酸菌染色、Ziehl-Neelsen染色。
  ・培養検査：液体培地（MGIT）（検出時間や検出率に優れる液体培養）、小川培地。
  ・遺伝子増幅検査：PCR（nested PCR）など。

▶ 結核菌の菌体成分による生体の免疫反応を用いる検査
- QuantiFERON TB-2G：迅速（翌日に結果判明）かつ感度（70〜90％）および特異度（99％）が高い。
- その他：アデノシンデアミナーゼ（ADA：adenosine deaminase）値上昇

【治療】英国のガイドラインではイソニアジド（INH）＋リファンピシン（RFP）＋ピラジナミド（PZA）＋エタンブトール（EB）の4薬併用、ステロイドの併用。

▶ 副作用（服薬が長期にわたるため注意が必要）
  ・INH：ビタミンB_6排泄増加により感覚障害優位の多発神経炎（ビタミンB_6の投与で予防可能）。
  ・EB：視神経炎（定期的に視力の検査が必要）、感覚性多発ニューロパチー。

D 真菌性髄膜炎（Fungal meningitis）

▶ 起炎菌　多くはクリプトコッカス（cryptococcosis）。

【症状】亜急性・慢性髄膜炎が多い。肺→脳→肉芽腫（髄膜脳炎）。

【検査】
- 髄液：圧上昇、リンパ球の増加、蛋白増加、糖低下。
- 画像所見：基底核や大脳脚などの脳実質内血管周囲腔の拡大（造影剤増強効果はみられない）。脳実質内の小結節あるいは腫瘤形成（cryptococcoma）。

【診断】墨汁あるいはIndia ink標本でクリプトコッカス莢膜を証明、Sabouraud（サブロー）培地での培養、ラテックス凝集反応（迅速診断法）。血清や髄液のクリプトコッカス抗原陽性は補助診断となる。

【治療】アムホテリシンB（AMPH）＋5-フルシトシン（5FC）、効果不十分あるいはAIDSではさらにフルコナゾール（FLCZ）を投与。

E 癌性髄膜炎（Carcinomatous meningitis）

胃・肺・乳癌および悪性リンパ腫が多い。頑固な頭痛、脳圧亢進症状、脳神経麻痺。

【検査】
- 髄液：圧上昇、細胞数の増加（リンパ球〜多核白血球）、蛋白増加、糖低下、腫瘍細胞の確認、癌胎児性抗原（CEA）は病勢を反映。
- 画像所見：脳表血管の造影剤増強効果。

【治療】メトトレキサート（MTX）の髄腔内注入、局所への放射線療法。

F その他の髄膜炎

1 Mollaret(モラレ)髄膜炎
繰り返す再発性の髄膜炎、90％がヘルペスⅡ型(性器ヘルペス)による。
【検査】髄液：不整円形や腎臓形で時に深い切れ込みのある(足跡形)大きな核と、豊かな胞体からなる単球系細胞(Mollaret細胞)が特徴的。

2 Behçet病
髄液中の多核白血球の増加(急性期)、脳幹部・基底核・前頭葉(精神症状)病変(168頁参照)。

3 サルコイドーシス(167頁参照)
顔面神経麻痺。髄液中のリンパ球・蛋白増加。糖は低下することもある。

> **髄膜炎の後遺症としての水頭症のメカニズム**
> - 脳底部に炎症が強い結核性髄膜炎：Magendie孔, Luschka孔での髄液循環障害。
> - すべての髄膜炎：くも膜顆粒などの吸収機構の障害。

2 スピロヘータ感染症

A 神経梅毒(Neurosyphilis)

再興感染症の1つで、梅毒スピロヘータ(*Treponema pallidum*)の感染による。
【診断】臨床症状と血清・髄液梅毒反応〔ウシ脂質抗原を用いるSTS(脂質抗原法：Wassermann反応、ガラス板法、RPRカードテストなど)、梅毒トレポネーマ抗原を用いるTPHA(梅毒トレポネーマ感作赤血球凝集試験)、FTA-ABS(梅毒トレポネーマ蛍光抗体吸収法)〕。
【治療】ペニシリン系抗菌薬。治療後、発熱、悪寒、頭痛、四肢痛が出現することあり(スピロヘータの毒素の遊離によるJarisch-Herxheimer反応)。

1 無症候性神経梅毒(Asymptomatic neurosyphilis)
髄液で無症候性髄膜炎の所見あり。放置すると実質性梅毒に移行するので、治療が必要。

2 髄膜血管性梅毒(Meningovascular syphilis)
【症状】感染後3～5年で発症、亜急性経過で髄膜炎症状を主とする。脳神経麻痺、意識障害、動脈炎による脳症状を伴う。
▶ 梅毒性動脈炎　外膜の細胞浸潤、内膜の肥厚(中膜は侵されない)。
▶ ゴム腫　梅毒性炎症による限局性肉芽組織で脳実質を圧迫。

3 実質性梅毒

● 脊髄癆(tabes dorsalis)
【症状】初感染後5～20年で電撃性疼痛(下肢に多い)、失調性歩行、瞳孔異常(Argyll Robertson瞳孔：縮瞳、対光反射消失、調節反射正常)、腱反射消失(Westphal徴候)、深部感覚鈍麻(アキレス腱圧痛の欠如：Abadie徴候)、足関節の変形(Charcot関節症)。
【病理】後索、後根、後根神経節の慢性進行性変性。
【検査】髄液：軽度のリンパ球増加、蛋白増加。

● 進行麻痺(general paresis)
【症状】感染後10～20年の晩期髄膜脳炎で、精神および認知機能障害(前頭葉と側頭葉)を主症状とする。
【病理】髄膜肥厚、脳萎縮(前頭葉および側頭葉)、大脳皮質の神経細胞脱落、ミクログリアの増殖。

> **Charcot関節**
> 感覚神経と関節固有受容器障害で痛みを感じないため、外傷や過度の運動により関節が高度に損傷されたために生じた変形性の関節障害。梅毒のほか、脊髄空洞症、糖尿病、ステロイドなどでも起こる。

B ライム病(Lyme disease)

Borrelia Burgdorferi(スピロヘータの一種)がダニを媒介して感染することによる。神経系の感染は神経ボレリア症と呼ばれる。
【症状】
- 第1期(局所感染)：ダニに噛まれた周囲に無痛性遊走性紅斑が出現、感冒様症状。
- 第2期(早期播種)：髄膜炎、脳神経炎(両側顔面神経麻痺)、脊髄神経根炎(運動麻痺主体のときはGuillain-Barré症候群に類似)。
- 第3期(晩期播種)：慢性関節炎、慢性多発ニューロパチー。

【検査】
- 髄液：リンパ球優位の細胞増加、蛋白増加、糖正常、オリゴクローナルバンド陽性。
- 血清中および髄液の特異的抗体測定：間接蛍光抗体法、ELISA。

【治療】
ペニシリン、テトラサイクリン、ドキシサイクリン、セフェム系抗菌薬などの投与。

3 脳炎(Encephalitis)

A 日本脳炎(Japanese B encephalitis)

コガタアカイエカが媒介する脳炎。
- ▶潜伏期間　6〜16日間
- ▶死亡率　20〜40％で、幼小児や高齢者に多い。

【症状】典型例は髄膜脳炎型。高熱、頭痛、悪心・嘔吐、眩暈などで発病する(小児では腹痛、下痢を伴うことも多い)。その後、髄膜炎症状、意識障害、パーキンソニズム、不随意運動、麻痺、病的反射などが出現。けいれんは小児では多いが、成人では10％以下。

【検査】
- 髄液：圧上昇し、初期には多核白血球優位、その後リンパ球優位の増加、蛋白の軽度上昇。
- MRI：T2強調画像で両側視床に高信号域、その他、基底核、脳幹部、小脳、大脳(特に海馬)、脊髄に高信号域。

【病理】大脳皮質(特に海馬)、視床、脳幹(特に黒質)、小脳、脊髄前角などに炎症所見。

B 狂犬病(Rabies)

- ▶病因　狂犬病ウイルス
- ▶潜伏期間　20〜60日間。
- ▶病変部位　海馬、小脳Purkinje細胞、視床、脳幹。

【症状】2〜4日の前駆期(発熱、頭痛、倦怠感)に続いて、構音障害、嚥下障害(唾液過多)、咽頭筋のけいれん(恐水病)、全身けいれん、意識障害。

【病理】神経細胞質内に好酸性の封入体(Negri小体)。

【予後】発病すると死亡率100％である。

C ウエストナイル脳炎(West Nile encephalitis)

トリからヒトへカが媒介する。
- ▶病変部位　髄膜、脊髄、脳(視床、基底核、脳幹、小脳)。

【症状】
- 脊髄炎：前角が障害されると弛緩性麻痺(ポリオやGuillain-Barré症候群に類似)。
- 脳炎：意識レベルの低下(成人の10％でけいれんを伴う)、パーキンソニズム、弓なり反張(opisthotonus)、ミオクローヌス、舞踏アテトーゼなど。

☞ 日本脳炎ウイルス、ウエストナイル脳炎ウイルス、セントルイス脳炎ウイルスなどはFlavivirusに属する。

D インフルエンザ脳症(Influenzal encephalitis)

インフルエンザ感染症に伴う急性の意識障害を主徴とする症候群で、しばしば、けいれんや異常言動を伴う。
- ▶好発年齢　1〜10歳に最も多い。

【症状】
- 意識障害：傾眠とせん妄(または異常行動)の2つのタイプがある。JCSでⅡ-10(呼びかけないと覚醒しない)以上の意識障害が12〜24時間以上持続した場合を脳症とする。
- 頭蓋内圧亢進症状
- けいれん：短時間(数分以下)あるいは重積発作(15分以上)。

【病理】炎症を伴わない脳浮腫(細胞性および血管性浮腫)。

【検査】
- CT、MRI：脳浮腫の所見。
- 脳波：びまん性高振幅徐波、平坦脳波。
- 血液検査：インフルエンザ抗原陽性、臓器障害や代謝異常、血小板低下、凝固異常、CK上昇など。
- 髄液検査：細胞数は正常範囲内のことが多い。

【治療】特異的治療
- 抗ウイルス薬：オセルタミビル(タミフル®)、ザナミビル(リレンザ®)。
- ステロイドパルス療法

【予後】しばしば死亡や神経学的後遺症がみられる。

E トキソプラズマ脳症(Toxoplasmosis)

AIDSなどの免疫不全状態の日和見感染症として起こる。終末宿主であるネコの糞や汚染された土壌からの経口感染あるいは中間宿主のブタやヒツジなどの汚染された生肉からの感染による。弱毒性であるため、健常者では感染しても通常無症状に経過する。

【症状】発熱、頭痛、リンパ節腫大、意識障害、髄膜炎、けいれんなどが亜急性に起こる。

【検査】
- CTやMRI：多発性のリング状あるいは結節状の病変。
- 髄液：トキソプラズマ抗体陽性(特異度60〜70％)、PCR(感受性50％)。

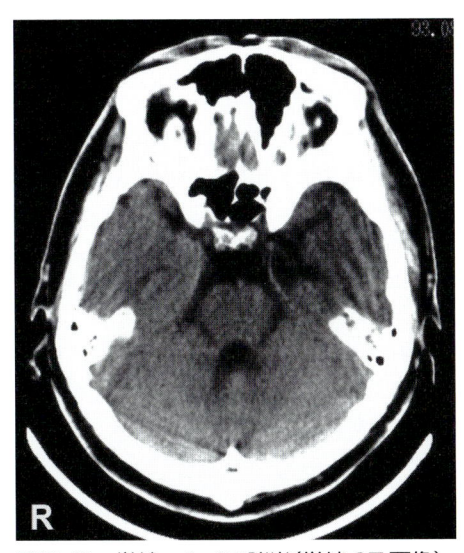

図Ⅲ-20　単純ヘルペス脳炎（単純 CT 画像）
左側頭葉内側面に低吸収域がみられる。

表Ⅲ-10　各種抗体と悪性腫瘍および症状との関係

	悪性腫瘍	症状
抗 Hu 抗体	小細胞肺癌	感覚性ニューロパチー、辺縁系脳炎
抗 Yo 抗体	卵巣癌、乳癌	小脳変性症
抗 Ri 抗体	乳癌（腺癌）	オプソクローヌス、ミオクローヌス、小脳性失調
抗 Ma 抗体	精巣癌	辺縁系脳炎

- 発症 2 週間以後は髄液 HSV 抗体価の経時的かつ有意な上昇、または髄液内抗体産生を示唆する所見を確認。
- 髄液からのウイルス分離は稀（5% 未満）で、臨床上有用ではない。

【治療】アシクロビル（第一選択薬）、不応例にはビダラビン（アラセナ-A®）。
- けいれん発作：ジアゼパム、フェニトインなどの静注、筋注。
- けいれん重積発作：ミダゾラム、プロポフォール、ペントバルビタールなどの持続点滴。

【病理】散在性の肉芽腫性病変が脳実質や髄膜などにみられる（口絵-20）。
【診断】確定診断は脳生検でトキソプラズマを同定する。
【治療】AIDS ではスルファドキシン・ピリメタミンとクリンダマイシンの併用療法。

4 辺縁系脳炎(Limbic encephalitis)

A 単純ヘルペス脳炎
（Herpes simplex encephalitis）

ウイルス性辺縁系脳炎の大半を占める。
- ▶ HSV-1 型　成人の急性脳炎。
- ▶ HSV-2 型　髄膜炎

【症状】急性、時に亜急性に発熱、頭痛、精神症状、意識障害、けいれん。
【検査】
- CT、MRI：側頭葉・前頭葉病巣（主として側頭葉内側面、前頭葉眼窩、島回皮質、角回）（図Ⅲ-20）。
- 脳波：局在性異常（約 80%）。特徴とされる周期性一側てんかん型放電（PLEDs：periodic lateralized epileptiform discharges）は 30% でみられる。
- 髄液：髄液圧の上昇、リンパ球優位の細胞増加、蛋白増加、糖正常、時に赤血球やキサントクロミーを認める。
- ウイルス学的検査
  - 発症急性期の PCR 法（nested PCR では 95〜100% 陽性）は早期診断の標準的検査法である。

B 傍腫瘍性辺縁系脳炎
（PLE：paraneoplastic limbic encephalitis）

各種抗神経抗体と臨床病型の関係（表Ⅲ-10）。
- ▶ 関連腫瘍　小細胞肺癌、精巣の胚細胞系腫瘍、胸腺腫など。

【症状】認知機能障害（記銘力障害）
【検査】画像所見：MRI（T2 強調画像や FLAIR 画像）で一側性あるいは両側性に側頭葉内側の高信号域を呈するが、圧排効果（mass effect）や造影効果はみられないことが多い。
【病理】非特異的な亜急性脳炎（グリオーシス）、慢性期には辺縁系の萎縮。

C その他の傍腫瘍性神経症候群
（PNS：paraneoplastic neurological syndrome）

1 腫瘍随伴性小脳変性症
- ▶ 関連腫瘍　小細胞肺癌、婦人科系の癌、乳癌など。

【症状】急速に進行する小脳性失調。
【検査】画像所見：初期はほぼ正常、後期には小脳萎縮。
【病理】Purkinje 細胞の広範な脱落。

2 眼球クローヌス、ミオクローヌス
- ▶ 関連腫瘍　小児では約 50% が神経芽細胞腫、成人では小細胞肺癌、乳癌、卵巣癌。

	末梢神経系		中枢神経系
電気生理	線維束性収縮・ミオキミア放電・ニューロミオトニア放電		てんかん性放電
病型	cramp-fasciculation症候群 / Isaacs症候群 / Morvan症候群		抗VGKC抗体陽性NHLE
治療	カルバマゼピン フェニトイン クロナゼパム	ステロイド 血漿交換 免疫グロブリン大量療法	ステロイドパルス療法 免疫グロブリン大量療法

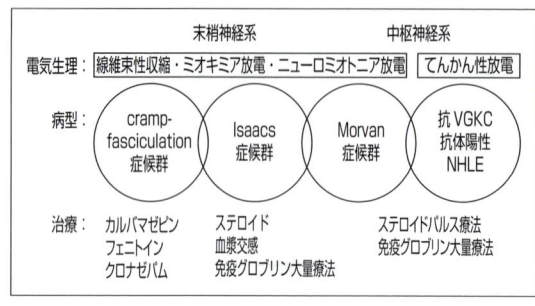

図Ⅲ-21 抗VGKC抗体陽性が関連する疾患
NHLE：非ヘルペス性辺縁系脳炎　VGKC：電位依存性Kチャネル

【症状】不随意の不規則、多方向への異常眼球運動（眼球クローヌス、オプソクローヌス）、四肢のミオクローヌス、小脳性失調など。
【検査】画像所見：MRIは正常なことが多い。
【病理】脳幹部を中心とする免疫反応による炎症性変化。

D 抗VGKC抗体辺縁系脳炎〔Anti-VGKC (voltage-gated potassium channel) antibody-associated encephalitis〕

原則として傍腫瘍性症候群ではないが、胸腺腫や悪性リンパ腫などを合併することがある。末梢神経系から中枢神経系まで広範な症状を呈する（図Ⅲ-21）。
▶好発年齢　30～70歳代。
【症状】亜急性あるいは慢性の記憶障害。
【検査】
- 血清中の抗VGKC抗体陽性。
- 髄液：軽度の蛋白増加あり（細胞増加はなし）。
- MRI：FLAIR画像やT2強調画像で両側あるいは片側の側頭葉内側を中心とする高信号域。
- 抗利尿ホルモン不適合分泌症候群（SIADH）による低Na血症の合併。

【治療】ステロイド療法に反応し予後良好。

> **抗VGKC複合体抗体関連症候群**
> 抗VGKC抗体陽性症候群では、VGKCのみならずLGI-1 (leucine-rich glioma inactivated-1 protein) やCaspr-2などの抗体も陽性であることから、上記の疾患概念が提唱されている。

E 抗NMDA受容体脳炎〔Anti-NMDA (N-methyl-D-aspartate)-receptor encephalitis〕

▶好発年齢　若年女性

【症状】
- 発熱や頭痛の先行、亜急性に精神症状、けいれん、意識障害、記憶障害が出現。
- 中枢性低換気、自律神経症状（頻脈、血圧上昇、発汗過多、唾液分泌亢進など）、口-顔面-四肢のジスキネジアなどの異常運動がみられる。
- しばしば卵巣の奇形腫を合併する。

【検査】MRIはしばしば正常。25％で側頭葉内側面に病変がみられる。
【治療】腫瘍切除、副腎皮質ステロイドホルモン、免疫グロブリン療法、抗CD20抗体（rituximab）、血漿交換などが有効。

> 細胞内抗原に対する自己抗体（抗Hu抗体、抗Ma抗体、抗amphiphysin抗体など）陽性疾患では、免疫療法（ステロイド、大量免疫グロブリン、血漿交換）に対する反応は不良である。一方、細胞膜抗原に対する自己抗体（抗VGKC抗体、NMDA抗体）陽性疾患では、免疫療法に対する反応は良好である。辺縁系脳炎を起こす疾患はA～E以外に梅毒、HHV-6 (human herpes virus-6) 脳炎などがある。

F Stiff person症候群

病因として自己免疫的機序あるいは傍腫瘍性症候群によるものが考えられている。
▶好発年齢　中年で、男女差なし。
【症状】
- 体幹筋に初発し、四肢近位部に数週～数か月で進行する筋硬直、有痛性筋けいれん、筋強剛、筋れん縮（spasm）。
- 随意運動や歩行の障害。
- 情動や感覚刺激で増悪、反弓緊張や、咽頭・喉頭筋の障害による嚥下・構音障害。
- 時に腱反射の亢進（病的反射、筋力低下および筋萎縮は目立たない）。

【検査】
- 血清および髄液中の抗GAD (glutamic acid decarboxylase) 抗体陽性（約90％）（しばしばDMやほかの自己免疫疾患でも陽性を示すが、通常、潜在癌とは無関係）。
- 抗amphiphysin (GABAの放出後、シナプス小胞の取り込みを制御) 抗体陽性では、50～90％に乳癌がみられる。
- 髄液：炎症性マーカーの存在（オリゴクローナル

IgG バンド陽性）。
- 表面筋電図：安静時にも主働筋に加えて拮抗筋も同時に収縮する持続的な筋活動(continuous motor unit activity)。

【治療】ジアゼパム、クロナゼパム、バクロフェン。

5 遅発性ウイルス感染症
（Slow virus infection）

A AIDS 脳症・脳炎

臨床症状、血液検査、放射線学的検査で決定的なものはなく、除外診断からなる。

【症状】
- 急性無菌性髄膜炎
- 進行性認知機能障害：脳症は 25～30％の患者にみられ、初発症状になることも少なくない。

【検査】
- 髄液：HIV-RNA 負荷量高値
- 画像：MRI（T2 強調画像および FLAIR 法）で大脳白質にびまん性、左右対称性、造影剤で造影効果のない高信号域。

【治療】HAART（highly active anti-retroviral therapy）療法

B 進行性多巣性白質脳症（PML：progressive multifocal leukoencephalopathy）

免疫能低下（長期のステロイドホルモン服用やAIDS など）患者が罹患する。

Papovavirus に属する JC ウイルス(JCV)により乏突起膠細胞が障害され、多発性の脱髄と浮腫をきたす疾患。特に、同一あるいは隣接する脳回を結ぶ短線維である弓状線維(U-fiber)が障害されやすい。

【症状】
人格変化や知的障害が数日～数週にわたって進行。その他、片麻痺、視野障害、皮質盲、小脳症状など。

【検査】
- 髄液：通常は正常。
- MRI（図Ⅲ-22）：T2 強調画像や FLAIR 画像で白質の斑状あるいは融合性の高信号域。通常、拡散の低下や圧排効果はみられない。造影剤増強効果はみられないことが多い。

【病理】好酸性核内封入体（主にオリゴデンドロサイト）、反応性の異常なアストロサイト、マクロファージの出現、脱髄および組織の萎縮。

【予後】多くは神経症状出現後 3～6 か月あるいは 1 年以内に死亡。

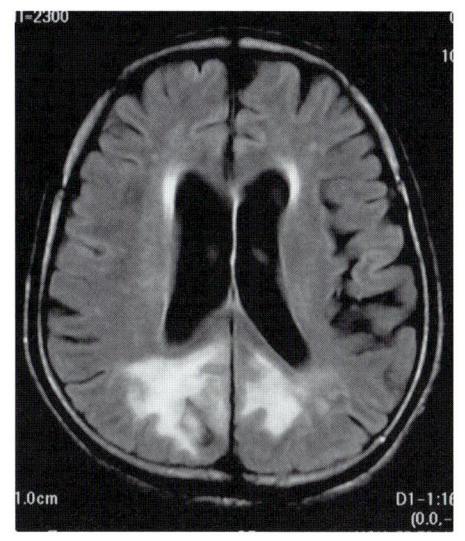

図Ⅲ-22　進行性多巣性白質脳症(MRI、FLAIR 画像)

> **グリアの好酸性核内封入体**
> PML、SSPE、ヘルペス脳炎などのウイルス性脳炎でみられる。

C 亜急性硬化性全脳炎
（SSPE：subacute sclerosing panencephalitis）

麻疹後または麻疹ワクチン数年後に小児や若年者に発症。

【症状】行動異常、性格変化、認知機能障害、ミオクローヌス、けいれん、運動能力低下、運動失調など。

【検査】
- 画像所見：側頭葉後部から後頭葉の皮質から白質に T2 強調画像で多発性、非対称性の高信号域（6 か月～1 年以内）、その後びまん性脳萎縮と側脳室周囲の白質病変が出現。
- 脳波：周期性同期性放電（PSD：periodic synchronous discharge、1 回／5～8 秒）
- 髄液：麻疹ウイルス抗体価の上昇、PCR で麻疹ウイルス RNA の検出、IgG 増加（IgG index 増加）、オリゴクローナルバンド出現。

【治療】
- イノシンプラノベクス
- インターフェロン-α の髄注・脳室内投与。
- リバビリン（抗肝炎ウイルス薬）の早期脳室内投与。

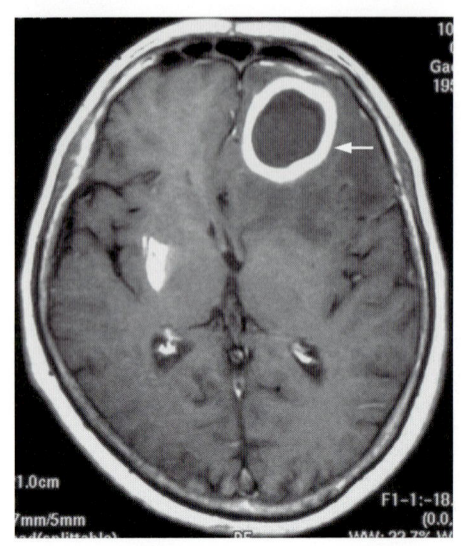

図Ⅲ-23 脳膿瘍(造影 MRI、T1 強調画像)
リング状の増強効果がみられる(矢印)。

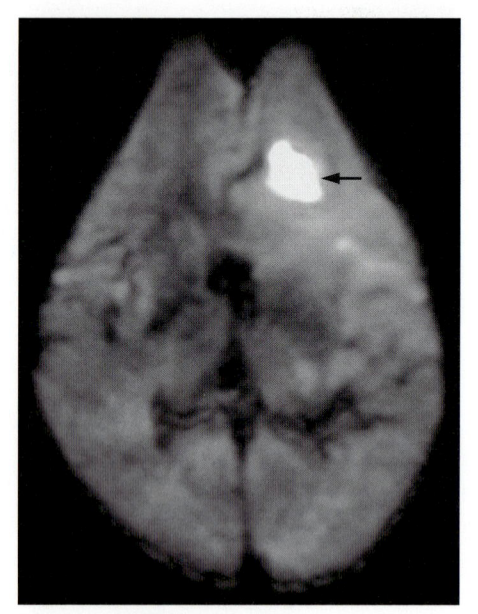

図Ⅲ-24 脳膿瘍(MRI DWI)
膿瘍内部は著明な高信号域を呈する(矢印)。

6 脳膿瘍(Cerebral abscess)

化膿性脳炎早期(発生から3〜5日)、脳炎後期(5〜14日)、被膜早期(2週以降)、被膜後期(数週〜数か月)の順に進行する。

【症状】発熱のほか頭痛、悪心・嘔吐などの頭蓋内圧亢進症状。

【検査】画像所見
- T1 強調画像で低信号域、T2 強調画像で高信号域(被膜の線維性成分は低信号域)。
- 造影 MRI、T1 強調画像でリング状増強(ring enhancement)効果(図Ⅲ-23)。
- MRI DWI で膿瘍内部は著明な高信号域(膿の粘稠度、細胞密度が高く水分子の運動が制限されるため拡散が低下する)が特徴的(図Ⅲ-24)。
- MR spectroscopy:乳酸、コハク酸、酢酸、アミノ酸が検出。

【治療】
- 手術療法(排膿ドレナージ、抗菌薬)
- 抗菌薬

7 肥厚性硬膜炎(Hypertrophic pachymeningitis)

1 特発性

20〜80歳(平均50歳)、頭痛で発症することが多く、けいれん、脳神経麻痺などを伴うこともある。

【検査】画像所見:大脳鎌、テント、硬膜の肥厚により単純 CT 画像で高吸収、CT/MRI で造影増強がある。

【病理】線維化と慢性炎症性細胞から構成されている。

2 二次性

感染症(梅毒、結核、真菌など)、関節リウマチ、IgG4 関連疾患など。

8 嚢虫症(Cysticercosis)

ブタの生肉を摂取することにより、有鉤条虫が脳実質内で被嚢して生じる。

【検査】MRI:T1 強調画像および T2 強調画像で脳実質内、特に皮質と髄質の境界部に多発性の嚢胞がみられ、その中に幼虫の頭節を示す壁在結節を有する。嚢胞壁に環状(リング)の造影剤増強効果がみられる(約70%)。慢性期には石灰化した頭節が残存し、造影剤増強効果はみられなくなる。

9 脊髄炎(Myelitis)

A ポリオ(急性脊髄前角炎)(Acute anterior poliomyelitis)

▶感染経路 糞便から経口を介しての腸内ウイルス(ポリオウイルス)による感染。

▶潜伏期 咽頭や腸管でウイルスが増殖(1〜3週間)。

【症状】
- 初期症状：95～99％は無症候性あるいは咽頭炎や胃腸炎などの非特異的症状で終息する。その後1％以下の確率で左右非対称の弛緩性麻痺が生じる。
- 非麻痺性あるいは前麻痺性ポリオ：発熱、頭痛、筋痛、上気道炎、消化器症状から無症候性髄膜炎。
- 麻痺性ポリオ：48時間以内。若年成人では球麻痺が多い（延髄の疑核）。延髄呼吸中枢・血管運動中枢障害および横隔膜や肋間筋障害では重篤。
▶ 予防　Salk 不活化ワクチン、Sabin 生ワクチン。
▶ 予後　高齢者や小児では5～10％の死亡率。

B ポリオ後症候群(Post-polio syndrome)

ポリオ後遅発性筋萎縮症とも呼ばれる。
【誘因】廃用あるいは過用。
【診断】
- ポリオに罹患して10～40年安定した時期がある。
- 筋萎縮、筋力低下、疲労、息切れ、関節痛、下肢冷感などの新たな身体所見が出現。
- これらの所見がポリオ罹患と何らかの関連がある。
- ほかの疾患を除外できる。

【治療】
- 筋力低下対策：誘因の排除。
- 学童期におけるライフスタイルの再構築（筋の過用を避ける）。
- 装具の使用（負荷の軽減）。

C ヒトTリンパ球向性ウイルス脊髄症
(HAM/TSP : human T-lymphotropic virus type I associated myelopathy/tropical spastic paraparesis)

成人T細胞白血病を起こすウイルスと同じレトロウイルスによる感染で、主に輸血が感染経路。九州、四国に多発する。現在では輸血の際にHTLV-I抗体がスクリーニングされるため、発生は激減している。
【症状】特に中部胸髄の両側の側索が障害され、上位運動ニューロン症状（痙性対麻痺による歩行障害が主症状）のほか、排尿障害、腹部以下の感覚障害などがみられる。
【病理】血管炎と血管周囲の炎症反応。
【治療】ステロイド、免疫グロブリン大量静注療法、インターフェロン-α。

表Ⅲ-11　ヒトのプリオン病

1. 特発性プリオン病
   - 孤発性 CJD
2. 感染性プリオン病
   - Kuru
   - 医原性 CJD（硬膜・角膜移植後、ヒト成長ホルモン製剤投与後など）
   - 変異型 CJD
3. 遺伝性プリオン病
   - 家族性 CJD
   - Gerstmann-Sträussler-Scheinker 病
   - 家族性致死性不眠症

10 プリオン病(Prion disease)

核酸を含まない感染性を有する蛋白粒子により伝播される感染性疾患である。

孤発性および家族性 Creutzfeldt-Jakob 病(CJD)、Gerstmann-Sträussler-Scheinker（ゲルストマン-シュトロイスラー-シャインカー）病、Kuru、医原性（硬膜・角膜移植や成長ホルモンの注射など）、牛海綿状脳症（変異型 CJD、狂牛病）などが知られている（表Ⅲ-11）。孤発性 CJD と変異型 CJD の鑑別を表Ⅲ-12に示す。

A 孤発性 CJD
(Sporadic Creutzfeldt-Jakob disease)

80％は50～80歳（60～64歳がピーク）に診断される。プリオン蛋白遺伝子コドン129多型にはmethionine/methionine(MM)、methionine/valine(MV)、valine/valine(VV)の3種の遺伝子多型が存在し、異常型プリオンには分子量21 kDa のタイプ1、19 kDa のタイプ2が存在する。これらの組み合わせにより臨床症状や検査所見が異なる。古典型 CJD は MM1、MV1、視床型 CJD は MM2 視床型、大脳皮質型 CJD は MM2 皮質型、アミロイド斑を有する CJD は MV2、VV2 に相当する。

【症状】急速に進行する認知症、意識障害、ミオクローヌス。
【検査】
- 脳波（図Ⅲ-25）：PSD（高振幅鋭波がびまん性に周期的かつ同期して出現、1回/秒）。
- 髄液：14-3-3 蛋白の増加。
- CT：急速に進行する脳萎縮。
- MRI（図Ⅲ-26）：基底核および大脳皮質に DWI と T2 強調画像で高信号域。DWI では早期から高信号域（ADC 低下）がみられ、長期にわたってみられる

表Ⅲ-12 孤発性 CJD と変異型 CJD の鑑別

	孤発性 CJD	変異型 CJD
平均発症年齢	66 歳	29 歳
平均罹病期間	4～6 か月	12～14 か月
臨床的特徴 　初期症状	認知症、運動失調	精神症状・行動異常、四肢の疼痛・異常感覚
臨床経過	視覚異常 ミオクローヌス 無動性無言	運動失調 認知症 不随意運動
脳波	約 70% に PSD*	非特異的変化、病後期には PSD が出現することがある
MRI（T2WI、FLAIR、DWI）	基底核、皮質に高信号	pulvinar sign（約 90%）
髄液 14-3-3 蛋白	90% 以上で陽性	50% で陽性
PrP 遺伝子 129 多型**	MM、MV、VV（病像に影響）	すべて MM
脳病理	海綿状変化、稀にアミロイド斑	florid plaque および海綿状変化

*PSD：周期性同期性放電（periodic synchronous discharge）　　**プリオン蛋白遺伝子コドン　129 多型（M＝メチオニン、V＝バリン）

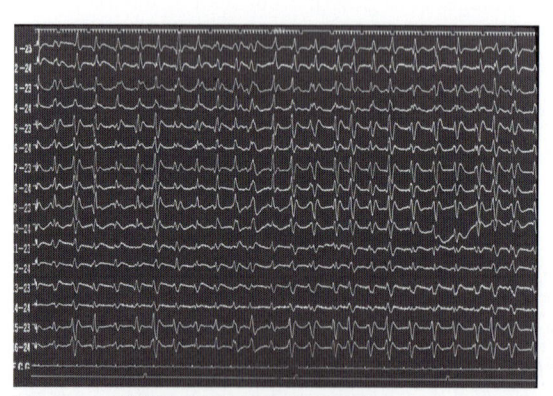

図Ⅲ-25　孤発性 CJD の脳波（PSD）

のが特徴。

B 変異型 CJD（Variant CJD）

若年発症（平均 29 歳）で、初期症状は非特異的な精神症状（うつ症状、無関心、不安、行動異常、人格変化、幻覚、妄想など）や異常感覚が多い。発症後平均 6 か月で認知機能障害、運動失調、不随意運動、無言、無動などの神経症状が出現。
▶ プリオン蛋白遺伝子のコドン 129 多型　全例 MM のホモ接合体（東洋人の 90% 以上はホモ接合体）。
【検査】画像所見：両側視床枕に pulvinar sign（視床枕徴候）あるいは hockey stick sign（図Ⅲ-27）。
【病理】ひな菊様のアミロイド斑（florid plaque）（口絵-21）。
▶ 経過　孤発性 CJD（約 6 か月）よりも長い（約 1 年）。

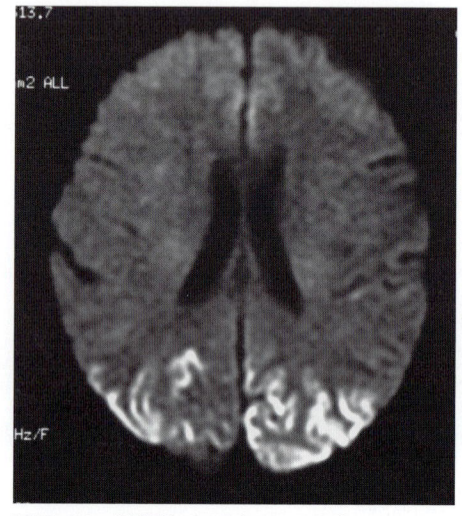

図Ⅲ-26　孤発性 CJD（MRI DWI）

C 遺伝性プリオン病

1 家族性 CJD

コドン 180 や 200 変異など、種々のプリオン蛋白遺伝子変異がみられている。臨床および病理所見は孤発性 CJD に類似する。

2 Gerstmann-Sträussler-Scheinker 病

多くは常染色体優性遺伝であるが、孤発性もある。発症年齢は中年（40～60 歳）で、慢性の経過を示す（平均 5 年）。

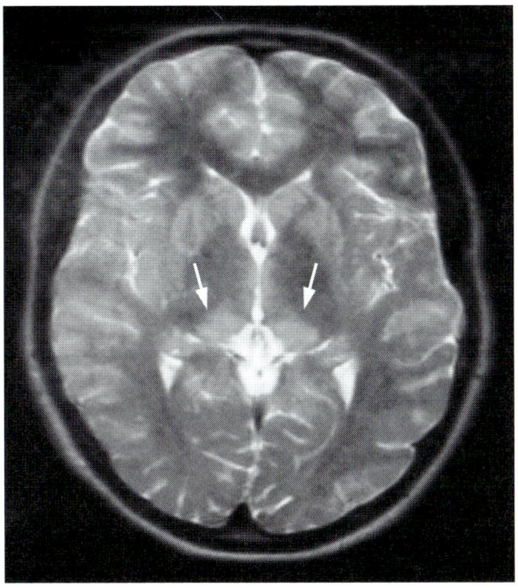

図Ⅲ-27 変異型CJDのpulvinar sign（hockey stick sign）（矢印）（MRI T2強調画像）
（金沢大学神経内科 山田正仁教授 提供）

【症状】進行性の小脳性失調と認知機能障害が中核で、錐体路症状や構音障害がみられる。

【検査】画像所見：MRIにおいて通常、正常であるが、進行すると小脳萎縮を伴う。

【病理】小脳、脳幹、大脳に海綿状変性と抗プリオン蛋白抗体陽性のアミロイド斑が多数みられる。

D 医原性CJD

▶ **硬膜移植** Lyodura（ドイツBブラウン社のCJD病原体に汚染されていたヒト死体乾燥硬膜）の移植により感染し、孤発性CJDと変異型CJDの2群がみられる。変異型CJDは小脳性失調などの症状で発症し、緩徐進行性で一般にPSDはみられず、病理学的には変異型CJDの特徴であるflorid plaqueがみられる。

▶ **ヒト下垂体ホルモン** 感染した成長ホルモンやゴナドトロピンの注射により発症し、その臨床像や病理像はKuruに類似している。

▶ **角膜移植** CJDのドナーからの角膜移植後に発症。

▶ **深部脳波電極** てんかん手術時にCJD患者に使用された同一の電極を使用されて感染。

C 神経変性疾患

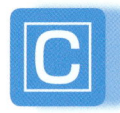

1 筋萎縮性側索硬化症、運動ニューロン疾患
(ALS：amyotrophic lateral sclerosis, MND：motor neuron disease)

A 孤発性筋萎縮性側索硬化症
(sporadic ALS)

MND と ALS は同義語で MND/ALS と記載されることもあるが、英国では MND、米国やわが国では ALS と呼ぶことが多い。

▶疫学　多くは孤発性で平均発症年齢は 60 歳代、やや男性に多く（男女比は 1.3 対 1）、約 10％ は遺伝性を示す。有病率は全世界ほぼ均一で、人口 10 万人に対し 2～6 人。世界的に患者数が増加しているが、グアム島（チャモロ族）、西ニューギニア、紀伊半島といったかつての ALS 多発地域では発生率が激減している。

▶概念　上位（一次）（大脳皮質運動野）および下位（二次）（脊髄前角細胞および脳幹部運動諸核）運動ニューロン障害をきたす進行性の変性疾患である。

▶病型（表Ⅲ-13）
1) 古典型 ALS：上位・下位運動ニューロン症状。
2) 脊髄性進行性筋萎縮症（SPMA：spinal progressive muscular atrophy）：四肢の下位運動ニューロン徴候のみ。
3) 進行性球麻痺（PBP：progressive bulbar palsy）：球麻痺症状のみ。
4) 原発性側索硬化症（PLS：primary lateral sclerosis）：上位運動ニューロン症状のみ。

1)～4) は ALS と同一の病的過程が異なった表現をとるものと理解され、運動ニューロン疾患と総称される。一般に、SPMA と PBP は 2 年以内に上位運動ニューロン徴候が現れて ALS に移行することが多い。

> **認知症を伴う ALS**
> ALS 患者の約 30～50％ は経過中に前頭葉機能障害で特徴づけられる認知機能障害を示すこと、画像所見、PET、SPECT、あるいは神経心理学的検査などで ALS と前頭側頭型認知症（FTLD）がしばしば併存することから、認知症を伴う ALS は ALS の一亜型であるとみなされている（ALS の約 10％）。わが国では認知症を伴う ALS は湯浅・三山型として知られているが、海外では FTLD に運動ニューロン疾患を伴う一亜型（FTLD-MND）として報告されている。FTLD-MND は大脳皮質、海馬歯状回および脊髄前角細胞にユビキチン陽性タウ陰性の封入体を有し、FTLD-U (frontotemporal lobar degeneration with ubiquitin) と呼ばれてきたが、TDP-43（TAR DNA-binding protein of 43 kDa）に陽性であることから、認知症を伴う ALS は FTLD-TDP に分類される（表Ⅲ-14）(129 頁参照)。

表Ⅲ-13　運動ニューロン疾患の鑑別

主症状＼病型	古典型 ALS	ALS の subtype			遺伝性	
		PLS	PBP	SPMA	SMA	BSMA
上位運動ニューロン徴候〔腱反射亢進、病的反射(+)〕	+	+	−	−	−	−
下位運動ニューロン徴候（四肢の筋萎縮、線維束性収縮など）	+	−	−	+	+	+
球麻痺（構音障害、嚥下障害、舌萎縮）	+	−	+	−	−	+

ALS：筋萎縮性側索硬化症　　PLS：原発性側索硬化症　　PBP：進行性球麻痺
SPMA：脊髄進行性筋萎縮症　　SMA：脊髄性筋萎縮症（112 頁参照）
BSMA：球脊髄性筋萎縮症（112 頁参照）

表Ⅲ-14 分子病理に基づいた FTLD の分類

異常蛋白	臨床病理学的分類	関連する遺伝子
Tau	3R（リピート）Tau 　Pick 病 　MAPT 変異を伴う FTLD	MAPT
	4R（リピート）Tau 　大脳皮質基底核変性症 　進行性核上性麻痺 　認知症を伴う多系統タウオパチー 　嗜銀顆粒性認知症 　MAPT 変異を伴う FTLD	MAPT
	3R/4R Tau 　神経原線維変化優位型認知症 　MAPT 変異を伴う FTLD	MAPT
TDP-43	孤発性の FTLD-TDP/FTLD-U GRN 変異を伴う FTLD TARDBP 変異を伴う FTLD VCP 変異を伴う FTLD 第 9 番染色体に連鎖する FTLD	GRN TARDBP VCP chromosome 9p
FUS/TLS	神経細胞性中間径フィラメント封入体病 非典型的な FTLD-U 好塩基性封入体病 FUS 変異を伴う FTLD	FUS
UPS	FTD-3（CHMP2B 変異を伴う FTLD）	CHMP2B

（Cairns NJ, Ghoshal N. Neurology 74：354-356, 2010 より改変）
CHMP2B：荷電多発空胞体蛋白 2B 遺伝子
FTLD：前頭側頭葉変性症
FTLD-U：ユビキチン陽性封入体を有する前頭側頭葉変性症（最近は FTLD-TDP と呼ばれる）
FUS/TLS：fused in sarcoma 遺伝子 /translocated in liposarcoma
GRN：progranulin 遺伝子
MAPT：微小管関連蛋白タウ遺伝子
TARDBP（TDP-43）：TAR DNA 結合蛋白遺伝子
UPS：ユビキチン-プロテアソーム系
VCP：valosin 含有蛋白遺伝子

【症候】
- 下位運動ニューロン症状：左右非対称性に、手首より遠位に起始と終始をもつ手内筋（小手筋）あるいは下肢遠位部の筋力低下および筋萎縮で始まる。筋力低下は遠位筋優位であるが、近位筋優位のこともある（約 10％）。母指球および小指球が萎縮して手掌は平坦化し（猿手あるいは Aran-Duchenne の手）（図Ⅲ-28）、さらに進行すると近位指節間（PIP）関節と遠位指節間（DIP）関節が屈曲し、手指が強く屈曲する（鷲手）。四肢、体幹、顔面（特に頤部（オトガイ））に線維束性収縮（fasciculation）がみられる。腱反射は低下あるいは消失する。
- 球症状：構音障害、嚥下障害、舌の筋萎縮（図Ⅲ-29）および線維束性収縮。
- 上位運動ニューロン症状：四肢腱反射亢進、病的反射（Babinski 徴候陽性）、偽性球麻痺（嚥下障害や構音障害、下顎反射亢進、頭後屈反射出現、感情失禁など。球麻痺と異なり、舌の筋萎縮および線維束性収縮はみられない）。
- 陰性徴候：感覚障害、眼球運動障害、膀胱直腸障害、褥瘡が有名。その他、小脳症状、錐体外路症

> 解離性小手筋萎縮（split hand）
> 頸椎症などで尺骨神経が障害されると、尺骨神経支配の小指球筋と第 1 背側骨間筋は通常一緒に障害される。一方、ALS では、初期の段階では短母指外転筋（正中神経支配）と第 1 背側骨間筋の筋萎縮がみられても、小指球筋は比較的保たれ、同じ尺骨神経支配でありながら第 1 背側骨間筋と小指球筋の筋萎縮の程度に解離がみられるという特徴がある。

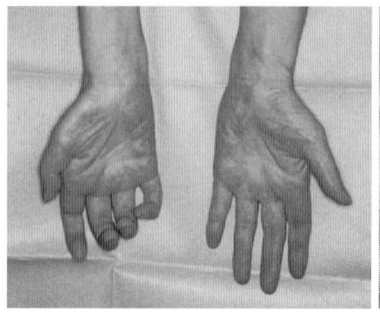

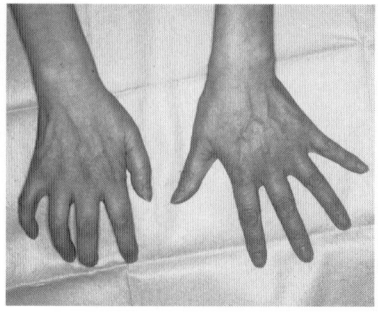

図Ⅲ-28 猿手あるいは Aran-Duchenne の手（右手）

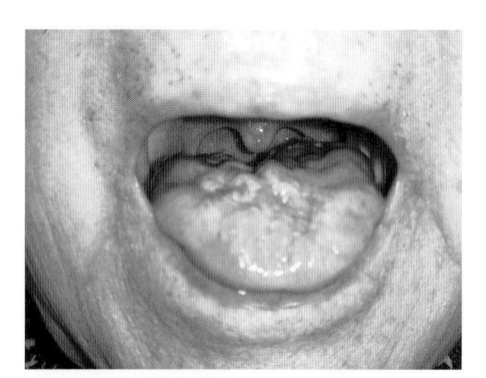

図Ⅲ-29 舌の筋萎縮

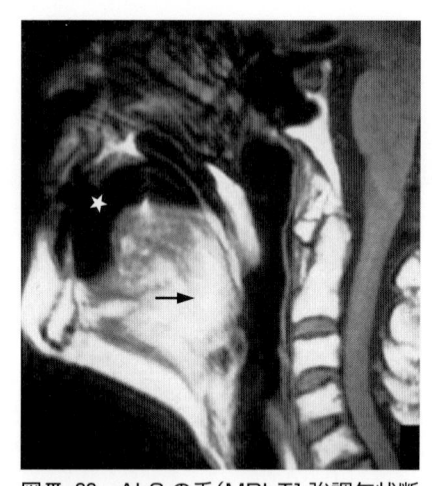

図Ⅲ-30 ALS の舌（MRI T1 強調矢状断画像）
舌の高信号域（脂肪変性）（矢印）と、舌の萎縮のため口腔内に隙間（星印）がみられる。

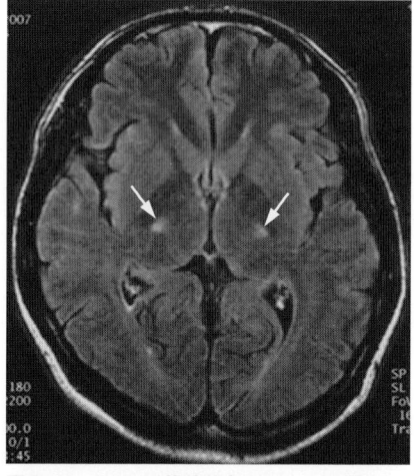

図Ⅲ-31 ALS の錐体路（MRI FLAIR 画像）
両側の内包後脚の錐体路に高信号域がみられる（矢印）。

状、自律神経障害などもみられない。

【検査】
- 血液検査：CK は正常、時に軽度上昇。
- 髄液：原則的に正常、軽度の蛋白増加。
- 頭部 MRI：中心前回が T2 強調画像で低信号域（鉄沈着のためか）（非特異的）、矢状断画像で舌の萎縮（図Ⅲ-30）、プロトン強調画像や FLAIR 画像で内包後脚錐体路の高信号域（図Ⅲ-31）。
- SPECT、PET：前頭葉（運動皮質）や感覚野などの大脳皮質で血流あるいは脳代謝の低下。
- 舌エコー：舌萎縮のほか、舌の静止で線維束性収縮（図Ⅲ-32）がみられる。
- 筋電図：最も重要な検査である。fibrillation potential（線維自発電位）、positive sharp wave（陽性鋭波）、fasciculation potential（線維束自発電位）などの脱神経所見、high amplitude（高振幅）、long duration MUP（motor unit potential、運動単位電位）などの再生所見および発射（MUP）頻度の減少〔recruitment（動員）の減少〕など神経原性パターンを示す。針筋電図による所見を図Ⅲ-33〜35 に示す。
- 筋生検：群集萎縮、小角化線維。

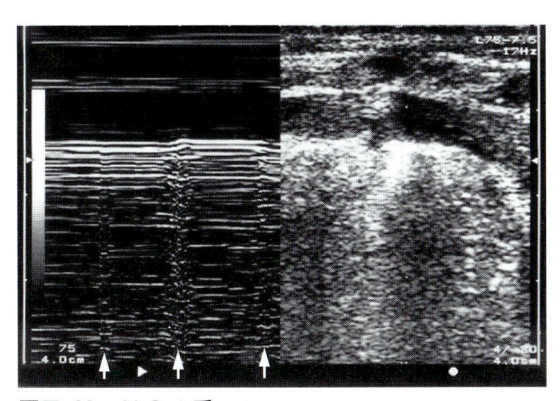

図Ⅲ-32　ALS の舌エコー
左：M mode　右：B mode
M mode で、舌筋層のさまざまな深度で短い持続時間の線維束性収縮がみられ（矢印）、B mode で軽度の舌萎縮を認める。

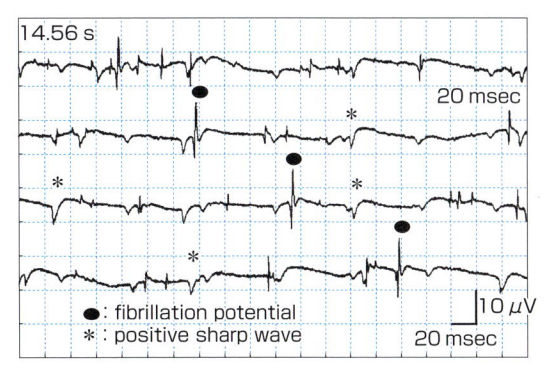

図Ⅲ-34　Fibrillation potential と positive sharp wave
fibrillation potential：陽性から始まる 2、3 相性の棘波様電位。positive sharp wave：鋭く深い陽性から始まる鋸歯状の 2 相性の電位。右三角筋中部、安静時。

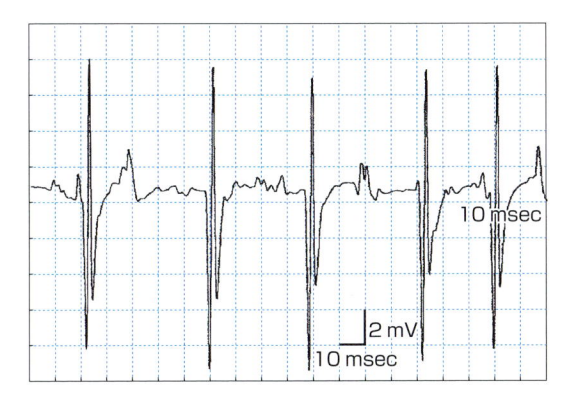

図Ⅲ-33　Giant MUP と MUP リクルートメントの減少
右前脛骨筋、随意収縮時。

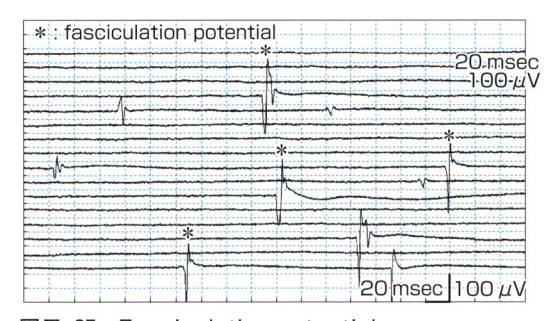

図Ⅲ-35　Fasciculation potential
随意収縮時の MUP と同様の電位。1 つの MUP の自発放電。第 1 背側骨間筋、安静時。

☞ **線維自発電位、陽性鋭波、線維束自発電位**
線維自発電位は通常 2〜3 相の波形で、振幅は 1 mV 以下と小さい。陽性鋭波は鋭く下がる陽性成分の後に小さい上向きの陰性部分が続く波形である。線維自発電位、陽性鋭波の発火パターンは極めて規則的であることが特徴である。不規則に発火する線維自発電位もあるが、この場合は随意 MUP の残存との鑑別が、慣れていないと困難である。これらの波形は脱神経線維から発生するが、筋原性でもみられる。他方、線維束自発電位は MUP と同じ運動単位全体の活動が、低頻度（1 Hz 以下など）で不随意かつ不規則に出現し、一般に脱神経所見としてみられ、ALS および伝導ブロックの際に特徴的である。

☞ **ALS の筋電図**
筋電図でみられる線維自発電位、陽性鋭波および線維束自発電位などの脱神経所見は、ALS にかなり特徴的である。ALS の早期診断にあたり、僧帽筋（C3〜C4 が中枢）でみられる脱神経所見は最も有用性が高い。舌の筋電図は、臨床的に舌の筋萎縮がみられること以上の有用性はほとんどなく、舌の線維束性収縮をみるには舌エコーが有用である。

【病理】
- 骨格筋：神経原性萎縮（群集萎縮）
- 脊髄
  ・前角の萎縮による脊髄の扁平化、前角細胞の変性脱落。
  ・前角細胞内の ALS に特徴的な封入体：Bunina 小体（口絵-22）、Lewy 小体様封入体（round body）（口絵-23）、糸かせ様封入体（skein-like inclusion）。Bunina 小体は cystatin C および transferrin に陽性、round body と skein-like inclusion はユビキチン（ubiquitin）、TDP-43〔transactivation responsive region（TAR）-DNA-binding protein

of 43 kDa）（口絵-24）および p62（選択的オートファジーの基質）に陽性（口絵-25）。
- ・前根の萎縮（大径有髄線維脱落）。
- ・第2仙髄前角の Onuf 核は保たれる（膀胱直腸障害がみられないことと関係）。
- 脳幹部運動諸核：舌下神経核、副神経核、迷走神経核、顔面神経核、三叉神経運動核の変性脱落と Bunina 小体の存在。眼球運動支配脳神経核Ⅲ、Ⅳ、Ⅵ はよく保たれる。
- 錐体路：中心前回の萎縮と第5層の Betz 巨細胞の脱落、内包後脚、大脳脚、延髄錐体路、側索（皮質脊髄路）の変性。

【鑑別診断】 変形性頸椎症（Keegan type）、Kugelberg-Welander 病、Kennedy-Alter-Sung（ケネディ－オルター－スン）症候群、多巣性運動性ニューロパチー、重症筋無力症（MG：myasthenia gravis）、多発筋炎、封入体筋炎、脊髄空洞症など。

【治療】 特異的に有効なものはない。興奮性アミノ酸であるグルタミン酸を抑制するリルゾール（リルテック®）が唯一の市販薬で、軽度延命効果がある。緩和ケア（呼吸苦と痛みのコントロールなど）にはモルヒネが有効。

【予後】 常に進行性で、発症後3～5年で呼吸不全などで死亡し、予後は悪い。時に長い経過を呈し、脊髄性進行性筋萎縮症（SPMA）や下肢痙性麻痺型でその傾向が強い。稀に、10年以上長期生存する症例がみられる。発症年齢が最も重要で、若年であるほど予後がよい。

B 家族性筋萎縮性側索硬化症
（FALS：familial amyotrophic lateral sclerosis）

ALS 全体の約10％。

FALS の約20％ に染色体第21番目の Cu/Zn superoxide dismutase（*SOD1*）（活性酸素の解毒を触媒する酵素）の変異が認められる。*SOD1* 遺伝子の点変異をもつ遺伝子導入マウスは、ヒト FALS に類似した臨床経過および病理像を示す。約4％ に TDP-43 の変異、約4％ に FUS（fused in sarcoma）の変異がみられている（表Ⅲ-15）。

▶古典型　孤発性 ALS に類似。
▶後索型　後索の middle root zone（中央根帯）のほか、脊髄小脳路、Clarke 柱の変性が加わる。残存前角細胞内に hyaline inclusion（ヒアリン封入体）がみられる。

☞ TDP-43 は不均一核リボ蛋白に属し、RNA の安定化やスプライシング、転写調節などのプロセスに関与している。全身の臓器に広範に発現しているが、脳における機能は不明である。ユビキチン陽性封入体を伴う前頭側頭型認知症、認知症を伴う ALS および孤発性 ALS でみられるユビキチン陽性封入体の主な構成成分が異常リン酸化した TDP-43 からなることが判明し、TDP-43 プロテノパチー（TDP-43 蛋白症）と呼ばれている。
TDP-43 は正常神経細胞では非リン酸化の状態で核のみが染色される。ALS の運動神経細胞の核は TDP-43 の染色性が低下あるいは消失し、反対に細胞質内には TDP-43 陽性封入体以外に TDP-43 陽性の異常構造物が増加してみられる。孤発性および家族性 ALS の症例で約4％ に TDP-43 の遺伝子異常が発見され、TDP-43 が ALS の発症機序と密接に関連していることが判明した。さらに、最近、ALS の遺伝子異常として FUS/TLS（fused in sarcoma/translated in liposarcoma）の変異と緑内障に関与する遺伝子の異常である optineurin が発見された。

C Kennedy-Alter-Sung 症候群（球脊髄性筋萎縮症）
（BSMA：bulbospinal muscular atrophy）

20～40歳代に発症し、緩徐な進行で伴性劣性遺伝形式をとり、男性に生じる。

▶病因　アンドロゲン受容体の遺伝子異常で、CAG リピートの異常伸長あり。CAG のリピート数が多いほど発症は若年化および重篤になる（促進現象、anticipation）。

【症状】 四肢近位筋および顔面筋の筋力低下、筋萎縮、線維束性収縮などの下位運動ニューロン症状、球麻痺症状、女性化乳房、手指振戦など（ALS と異なり上位運動ニューロン徴候はみられない）。

【検査】 CK の軽度～中等度上昇、針筋電図で神経原性変化（high amplitude, long duration MUP などの再生所見および recruitment の減少）、耐糖能異常、高脂血症。

【病理】 運動ニューロンの変性脱落、運動ニューロンの核内に抗ポリグルタミン抗体陽性の封入体。

▶予後　ALS と比較して進行は極めて緩徐で、予後はよい。

D 脊髄性筋萎縮症
（SMA：spinal muscular atrophy）

Survival motor neuron（*SMN*）遺伝子変異を認める。

【症状】 体幹および四肢近位部優位の筋力低下・筋萎

表Ⅲ-15 家族性 ALS の分類

疾患	遺伝子座	遺伝形式	原因遺伝子	遺伝子産物(蛋白)	臨床症状の特徴	病理学的特徴
ALS1	21q	AD	SOD1	Cu/Zn superoxide dismutase	下位運動ニューロン優位、臨床経過：A4V は 1.5 年、H46R は約 17〜18 年	Lewy 小体様ヒアリン封入体
ALS2	2q33	AR	ALS2	Alsin	乳幼児期発症で痙性対麻痺と偽性球麻痺が主体	
ALS3	18q21	AD	未同定			
ALS4	9q34	AD	SETX	Senataxin		
ALS5	15q21	AR	SPG11	Spatacsin		
ALS6	16q11	AD, AR	FUS/TLS	fused in sarcoma/translated in liposarcoma	古典型 ALS あるいは下位運動ニューロン優位	神経細胞やグリア細胞質内に FUS 陽性の封入体。FTLD-FUS は① aFTLD-U、② BIBD（口絵 -26）、③ NIFID に分類される
ALS7	20p11	AD	未同定			
ALS8	20q13	AD	VAPB	vesicle-associated membrane protein-associated protein B		
ALS9	14q11	AD	ANG	Angiogenin		
ALS10	1p36	AD	TARDBP	TAR DNA binding protein	孤発性 ALS と同様の臨床像	古典型 ALS に類似
ALS11	6q21	AD	FIG4	FIG4 homolog		
ALS12	10p15	AD, AR	OPTN	optineurin	孤発性 ALS の臨床像に類似	ALS の神経病理、TDP-43 陽性の細胞内封入体（抗 OPTN 抗体陰性）
ALS13	12q24	AD	ATXN2	ataxin 2		脊髄で ataxin 2 の異常な局在化
ALS14	9p13	AD	VCP	valosin-containing protein		
ALS15	Xp11	XD	UBQLN2	ubiquilin 2		
ALS16	9p13	AR	SIGMAR1	sigma non-opioid intracellular receptor 1		

aFTLD-U：atypical frontotemporal lobar degeneration-ubiquitin-positive inclusions（ユビキチン陽性封入体を有する非典型的な前頭側頭葉変性症）　　BIBD：basophilic inclusion body disease（好塩基性封入体病）（口絵 -26）　　NIFID：neuronal intermediate filament inclusion disease（神経細胞性中間径フィラメント封入体病）

縮、舌・手指の線維束性収縮、腱反射低下・消失。
1 型：Werdnig-Hoffmann 病、発症は生後 6 か月まで。
2 型：中間型、発症は 1 歳 6 か月まで。
3 型：Kugelberg-Welander 病、発症は 1 歳 6 か月以降。
(4 型：成人発症型)

2 大脳基底核変性疾患

A Parkinson 病（本態性パーキンソニズム）（表Ⅲ-16）

ドパミンを産生する黒質の神経細胞が変性脱落する（原因不明）ことにより、錐体外路症状を呈する疾患。

表III-16 Parkinson病の重症度分類(改訂版)

Hoehn-Yahr(ホーン-ヤール)重症度分類

- 0 ：パーキンソニズムなし
- 1 ：一側性パーキンソニズム
- 1.5：一側性パーキンソニズム＋体幹障害(頸部および体幹の筋強剛など)
- 2 ：両側性パーキンソニズムだが平衡障害なし
- 2.5：軽度両側性パーキンソニズム＋後方突進があるが自分で立ち直れる
- 3 ：軽～中等度パーキンソニズム＋平衡障害、肉体的には介助不要
- 4 ：高度のパーキンソニズム、歩行は介助なしでなんとか可能
- 5 ：介助なしでは車椅子またはベッドに寝たきり(介助でも歩行は困難)

【症状】

● 4大症状

▶ **静止時振戦** 片側性で初発症状のことが多く(約70％)、Parkinson病に特徴的。

▶ **寡動、無動**

▶ **筋強剛** 片側から始まる(hemiparkinsonism)。両側四肢にみられるときは、頸部にも必発。

▶ **姿勢反射障害** 後ろあるいは前から押されると立ち直れず転倒する。

- **自律神経障害**：便秘はほぼ必発、脂漏性顔貌、起立性低血圧、発汗異常。
- **嗅覚障害**：約80％にみられ、初発症状となりうる。
- **うつ症状**：約40％にみられる。
- **認知症**：約30％にみられる。
- **Myerson徴候**：眉間を叩打し続けても瞬目が続く。
- **歩行障害**：小刻み歩行、加速歩行(突進現象)、すくみ足。
- **前傾・前屈姿勢**：腰から屈曲(camptocormia、体幹屈曲)、下位胸椎から上位腰椎の屈曲。
- **レム期睡眠行動異常症**(☞)。

> ☞ **Parkinson病の振戦の特徴**
> 手掌を下にして膝の上に置いた両上肢を前方に伸展挙上、保持させると約8～10秒してから出現する振戦は re-emergent tremor と呼び、静止時振戦と同様、Parkinson病に特徴的な振戦である。一方、本態性振戦では、上肢を伸展挙上させると直ちに振戦が出現する。

> ☞ Parkinson病の歩行は、正常圧水頭症の歩行障害と異なり、開脚歩行(wide-based gait)にはならない。

> ☞ **レム期睡眠行動異常症(REM sleep behavior disorder)**
> レム睡眠時に夢で行動するとおりに身体が動いてしまい、パートナーを蹴ったり殴ったりする暴力行為などを伴う、睡眠に関連した異常行動である。正常では、レム睡眠時の脳は覚醒状態に近い活動をしているが、全身の骨格筋は緊張が低下しており、夢で見たことを行動に移すことはないが、レム睡眠行動異常症では、何らかの原因で筋緊張の抑制が障害されるために、夢で見たことをそのまま実行してしまう。基礎疾患として Parkinson 病が多い。治療としては少量のクロナゼパム(CZP)が有効である。

【検査】

- 画像所見：CT、MRIは原則正常。Fluorodopa PET(前シナプス脱炭酸酵素活性、ドパミンの貯蔵)、^{123}IFP-CITや^{11}C-N-methylspiperon(ドパミントランスポーター)で線条体の取り込み低下、^{11}C-raclopride(ドパミンD2受容体結合)は正常あるいは軽度増加。
- MIBG心筋シンチグラフィー：心臓への取り込み減少、消失およびwashout ratioの亢進(ほかの錐体外路疾患との鑑別に有用)(図III-36)、感度は約70％。

> ☞ MIBG(^{123}メタヨードベンジルグアニジン)が低下する疾患は、進行性自律神経機能不全症(PAF：progressive autonomic failure)、Parkinson病およびLewy小体型認知症の3つで、いずれもLewy小体がみられるLewy小体病に属する。

【病理】肉眼的に黒質の脱色素所見がみられる(口絵-27)。Lewy小体(口絵-28)は、まず舌咽神経・迷走神経背側核および前嗅覚核に出現し、青斑核や黒質に上行し(脳幹型)、その後辺縁系(Meynert核、扁桃体、経嗅内野、帯状回)(辺縁型)さらに新皮質(側頭葉、前頭葉、頭頂葉)(新皮質型)にも出現する(Braakのステージ分類)(表III-21、128頁参照)。新皮質型はLewy小体型認知症あるいはびまん性Lewy小体病に一致する。Lewy小体はユビキチンや抗α-synuclein抗体に陽性である(口絵-29)。便

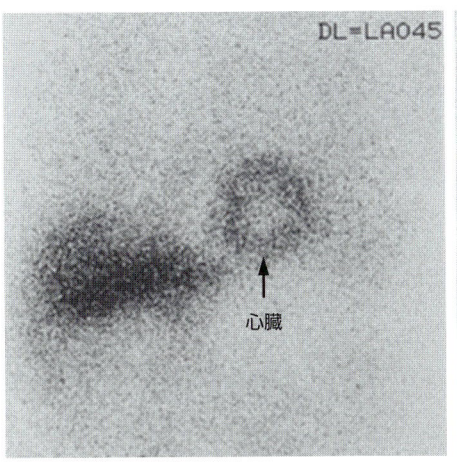

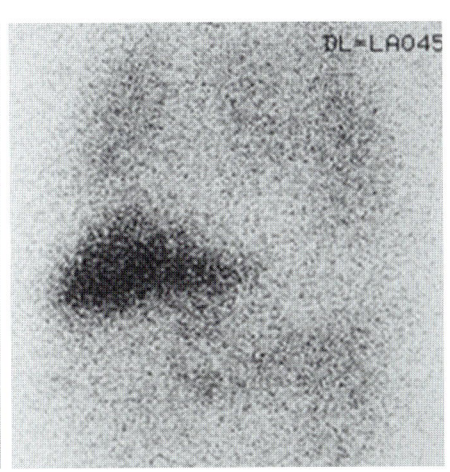

図Ⅲ-36　MIBG心筋シンチグラフィー
左：対照例　　右：Parkinson病

秘などの消化器症状と関連して、早期からLewy小体が食道下部Auerbach神経叢を中心として食道上部から直腸まで広く分布してみられる。

> α-synuclein抗体に陽性の疾患はα-synucleinopathyの概念で統一され、Lewy小体病と多系統萎縮症（神経膠細胞質封入体、glial cytoplasmic inclusion）が含まれる。

【治療】薬物療法
- ドパミン前駆物質：L-dopa（レボドパ）、L-dopa合剤（カルビドパ、ベンセラジド）。
  - 副作用：起立性低血圧、不随意運動（舞踏様運動など）。長期使用での運動症状の変動。
- ドパミン受容体作動薬：ドパミン受容体の刺激。
  - 副作用：麦角薬では心臓弁膜症、非麦角系では突発性睡眠。
- 抗コリン薬（トリヘキシフェニジル）：70歳以上の高齢者には用いない（認知機能低下の可能性あり）。緑内障、前立腺肥大には用いない。
  - 副作用：口渇、頻脈、便秘、尿閉、認知機能低下。
- アマンタジン（シンメトレル®）：ドパミンの放出促進。L-dopaによるジスキネジアにも有効。
  - 副作用：下腿浮腫、網状青斑。
- MAO-B（モノアミン酸化酵素阻害薬：セレギリン）：ドパミンの分解を阻害し、脳内ドパミンの濃度を上げる。SSRIや三環系抗うつ薬とは併用禁忌。
- 末梢COMT阻害薬（エンタカポン）：脳に入るL-dopaの量を増やし、L-dopaの作用持続時間を延長する。
  - 副作用：尿の着色（オレンジ色）。
- 副作用　抗Parkinson病薬の共通の副作用として、消化器症状（悪心・嘔吐、食欲不振）や幻覚などの精神症状がある。
- ゾニサミド：L-dopa作用を増強、延長し、振戦やwearing offに有効。副作用（眠気と消化器症状）や相互作用が少ないのが特徴。
- その他、振戦にはβブロッカー、すくみ足にはノルアドレナリン前駆物質（ドロキシドパ）が使用される。

> 若年発症および認知症のない非高齢者では、ドパミン作動薬を中心とする治療を行い、必要に応じてL-dopaを追加する。高齢者あるいは認知症を伴うときはL-dopaで開始し、効果が不十分なときはドパミン作動薬を併用する。

▶外科的療法
- 薬物療法が有効であるが、薬物量が多く副作用としてジスキネジアなどの症状がみられ、日常生活に支障をきたしているときに適応がある。術後、薬物の減量がはかれるため、薬物の副作用が軽減される。
- 深部脳刺激（脳内に電極を埋め込み、外部から電気刺激する方法）。
  - 視床下核：パーキンソニズムのすべての症状に有効。
  - 淡蒼球内節：特にジスキネジアに有効。
  - 視床外側腹側核：特に振戦に有効。

B 家族性 Parkinson 病

Parkinson 病の約 5〜10% にみられる。一般的には若年発症で、10 種類以上の変異が確認されているが、わが国では PARK 2、PARK 6 および PARK 8 が報告されている。いずれも認知機能障害がみられない。

▶ PARK 2　常染色体劣性若年性パーキンソニズム（ARJP：autosomal recessive juvenile parkinsonism）の大部分を占め、遺伝子蛋白は *parkin* である。緩徐進行性でパーキンソニズムと軽度のジストニアを主徴とする。著明な日内変動と睡眠効果があり、レボドパが著効。Parkinson 病と異なり便秘などの自律神経症状はないか、あっても軽度で、MIBG は正常である。病理では一般に Lewy 小体がみられないが、一部にみられるとの報告もある。

▶ PARK 6　ARJP で稀な疾患である。遺伝子蛋白は *PINK1*（PTEN-induced kinase 1）で、ミトコンドリアに局在して、ミトコンドリアの品質維持に関与していると考えられている。緩徐進行性で、レボドパが効果あり。自律神経症状はみられず、PARK 2 と同じく MIBG は正常である。剖検例で Lewy 小体の存在が確認された。

▶ PARK 8　常染色体優性遺伝形式をとり、遺伝子蛋白は *LRRK2/dardarin*（leucine-rich repeat kinase 2）で、遅発性発症（平均約 65 歳）かつ緩徐進行性である。レボドパが著効する。剖検では Lewy 小体がみられる症例とみられない症例が存在する。

C 悪性症候群（Malignant syndrome）

抗 Parkinson 病薬を急激に中止することにより、あるいは抗精神病薬（フェノチアジン系やブチロフェノン系）や向精神薬（炭酸リチウムなど）などの治療中に生じる。ドパミン受容体遮断によって視床下部や線条体のカテコラミン受容体が高度にブロックされるため急激に起こる。死亡することも多く、迅速な対応が必要である。

● 3 主徴
▶ 発熱
▶ 自律神経症状　頻脈、頻呼吸、血圧不安定、発汗など。
▶ 運動障害　高度の筋強剛、寡動。
その他、脱水や意識障害など。

【検査】血液検査：CK および白血球の増加〔AST および LDH（筋由来）の上昇〕。

【治療】該当薬物の中止、補液、ダントロレンあるいはブロモクリプチンの投与。

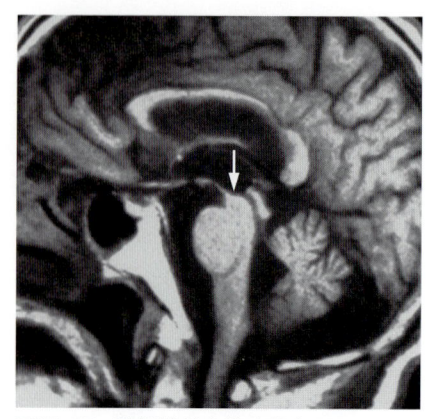

図Ⅲ-37　進行性核上性麻痺（MRI T1 強調矢状断画像）
中脳被蓋部の萎縮が強く（矢印）、ハチドリ徴候がみられる。

D Parkinson 症候群（Parkinsonian syndrome）〔症候性（二次性）パーキンソニズム〕

▶ 薬物性　フェノチアジン系（クロルプロマジン）、ブチロフェノン系（ハロペリドール）、スルピリド（ドグマチール®）など。症状は比較的速やかに出現し、通常は両側性の筋強剛が主体で振戦はみられない。薬物の中止により症状は改善する。

▶ 脳血管障害性　基底核の脳梗塞によることが多い。Lower half parkinsonism が多く、症状は主に両下肢でみられる。

▶ 脳炎後　日本脳炎、以前は Economo 脳炎が有名。

▶ 中毒性　マンガン、MPTP（1-methyl-4-phenyl-1,2,3,6-tetrahydropyridine）、一酸化炭素。

E 進行性核上性麻痺（PSP：progressive supranuclear palsy）

▶ 発症年齢　50〜70 歳代の男性に好発。

【症状】頭部後屈（ジストニア）、垂直性（後に水平性）眼球運動障害（核上性：人形の目現象あり）、パーキンソニズム（筋強剛と寡動が主体で振戦はみられない）、早期より後方への転倒、皮質下性認知症。

【検査】MRI では中脳被蓋部の萎縮がみられ、矢状断画像でハチドリ徴候（humming bird sign）（図Ⅲ-37）あるいはコウテイペンギン徴候がみられる。SPECT で前頭葉の血流低下がみられる（脳幹部から前頭葉への求心路遮断が考えられている）。

【病理】脳幹部（橋核や黒質など）の神経細胞内にタウ（tau）陽性の神経原線維変化や（口絵-30）、大脳皮質などにタウ（4 リピートタウ）陽性および Gallyas-

Braak 銀染色で PSP に特徴的な tufted astrocyte（房付き星状細胞）（口絵-31）がみられる。

【治療】L-dopa の効果は少ない。

●臨床病型

最近、典型的 PSP 以外に非典型的 PSP なども報告され、以下のような臨床病型がある。

▶ 典型的 PSP（Richardson 症候群）　後方への易転倒性など姿勢反射障害を中心とするパーキンソニズムと、垂直方向性（特に病初期には下方注視麻痺）の核上性眼球運動障害を特徴とする疾患。

▶ 非典型的 PSP

- PSP-parkinsonism（PSP-P）：眼球運動正常、静止時振戦や L-dopa に反応性があり Parkinson 病を思わせるが、長期的には古典的 PSP に移行する。
- PSP-pure akinesia with gait freezing（PSP-PAGF）：歩行開始時および歩行時のすくみなどの純粋無動を主症状とする。
- PSP-corticobasal syndrome（PSP-CBS）：あたかも大脳皮質基底核変性症を思わせる症状を呈する。
- PSP-progressive non-fluent aphasia：前頭側頭型認知症の一病型で、進行性非流暢性失語を主症状とする。
- PSP with cerebellar ataxia：早期から病後期まで、四肢の失調や失調性歩行などの小脳性失調を主症状とする。

PSP-P、PSP-PAGF はともに進行が緩徐で PSP としての病理所見の程度が軽く、初期には PSP に特徴的な所見（易転倒性や眼球運動障害、認知症など）が乏しい。PSP-P は左右差のある無動および振戦を特徴とし、初期に L-dopa が中等度有効であるためしばしば Parkinson 病と診断される。PSP-PAGF は L-dopa 無効で、発症が緩徐で、歩行または発語のすくみ現象がほかの神経症候より長期間先行し、罹病期間は平均13年と長い。

> タウ蛋白は軸索内の微小管結合蛋白で、微小管の重合や安定化に作用している。成人脳では、タウは第17染色体にある遺伝子から exon 2, 3, 10 の mRNA スプライシングによって6種類のアイソフォームを発現する。このうち主な機能ドメインがある C 末端のアミノ酸の繰り返しによって、exon 10 の挿入のないものは3リピートタウ、exon 10 の挿入のあるものは4リピートタウと呼ばれる。3リピートタウを示す代表的疾患には Pick 病があり、4リピートタウを示す疾患には CBD、PSP、嗜銀顆粒性疾患（argyrophilic grain disease）などがある。

F　大脳皮質基底核変性症
（CBD：corticobasal degeneration）

▶ 発症年齢　45～75歳に好発。

【症状】左右差のみられる運動拙劣、運動失行、ジストニア肢位で発症することが多い。経過とともに alien hand sign（他人の手徴候：自己の意志とは無関係に、左手が無目的に動く）、拮抗性失行（自己の意志による一方の手の動作に対し、他方の手が妨害する動作、49頁参照）、パーキンソニズム（振戦はみられない）、不随意運動（ジストニア、ミオクローヌス）、錐体路徴候などを伴う。

【検査】CT、MRI で左右差のある前頭葉や頭頂葉の萎縮、SPECT で大脳皮質の萎縮部位で血流の低下。

【病理】黒質と前頭葉、頭頂葉に左右差のみられる変性をきたし、淡蒼球、視床なども障害される。髄鞘染色（Klüver-Barrera 染色）で ballooned neuron（風船様ニューロン）あるいは achromasia（無色素性）を示す神経細胞（口絵-32）、タウ陽性および Gallyas-Braak 銀染色で CBD に特徴的な astrocytic plaque（星状細胞斑）（口絵-33）がみられる。

【治療】抗 Parkinson 病薬の効果は期待できない。

G　多系統萎縮症
（MSA：multiple system atrophy）

臨床病理的にしばしば相互に合併して存在するオリーブ橋小脳萎縮症（OPCA：olivopontocerebellar atrophy）、線条体黒質変性症（SND：striatonigral degeneration）および Shy-Drager 症候群（SDS）を包括する疾患概念。共通して存在するグリア細胞内封入体（GCI：glial cytoplasmic inclusion、オリゴデンドロサイト由来と考えられている）は MSA に対する特徴的なマーカーで、α-synuclein 抗体に陽性（口絵-34）であるため α-synucleinopathy に分類される。

【症状】臨床的には孤発性、成人発症（>30歳）、進行性の疾患で、以下の共通の特徴がある。

- 自律神経不全：尿失禁（排尿コントロール不能、男性では勃起不全を伴う）、または起立性血圧低下（3分間横になった後に起立して3分以内に収縮期血圧が 30 mmHg 以上あるいは拡張期血圧が 15 mmHg 以上の低下）。
- パーキンソニズム：レボドパ反応性が不良。
- 姿勢時や動作時の手指の細かい規則性の乏しい動き（minipolymyoclonus）。
- 小脳症状
- 錐体路徴候：腱反射亢進、Babinski 徴候陽性。

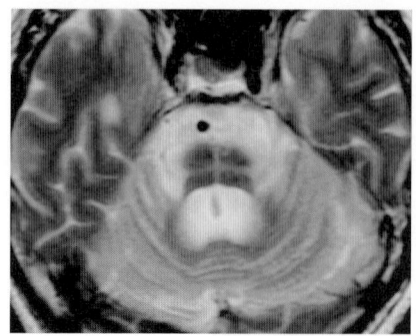

図Ⅲ-38　MSA-C（MRI T2強調水平断画像）
橋の十字サインがみられる。

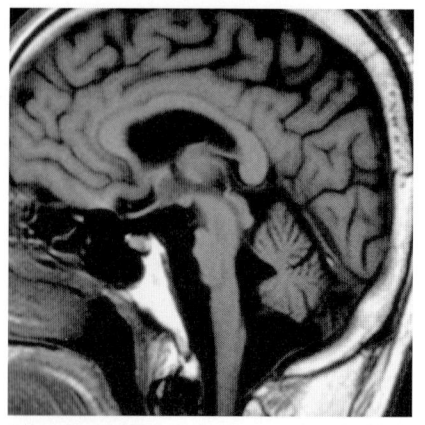

図Ⅲ-39　MSA-C（MRI T1強調矢状断画像）
前方の膨らみがなくなり平坦化した橋と小脳の萎縮がみられる。

- ●オリーブ橋小脳萎縮症（OPCA）/MSA-C

  MSAの小脳タイプ（MSA-C）とも称される。

  ▶発症　40～60歳。失調性歩行障害で始まり、上肢にも及ぶ。経過中、大脳基底核障害によるパーキンソニズムが出現し、小脳症状がマスクされる。

  【検査】画像所見：MRI T2強調水平断画像で橋の十字サイン、田の字サインあるいはhot cross bun sign（図Ⅲ-38）、橋や小脳の萎縮（図Ⅲ-39）。MRI T1強調矢状断画像で橋の萎縮は初期には橋下部1/2の部位に生じ、進行すると橋上部も萎縮し、前方の膨らみがなくなり平坦化する（図Ⅲ-39）。

  【病理】橋（特に橋下部）の萎縮（横走線維の変性）が著明。OPCA以外に線条体、特に被殻、黒質、脊髄（後索と側索）、前角細胞、後根神経節および中間外側核の変性。

- ●線条体黒質変性症（SND）/MSA-P

  線条体（尾状核と被殻）と中脳黒質が障害されるため、パーキンソニズムが出現する。パーキンソニズムタイプのMSA（MSA-P）と称される。

  【症状】寡動、筋強剛などのパーキンソニズムがみられるが、特発性Parkinson病と異なり、通常、静止時振戦はみられない。特発性Parkinson病よりも経過が速い。

  【検査】画像所見：MRI T2強調画像で被殻後部の外側にスリット状の高信号域（図Ⅲ-40）。

  【病理】特に被殻の変性が強い。Lewy小体や神経原線維変化はみられない。

  【治療】抗Parkinson病薬はParkinson病ほど効果がみられない。

  ▶予後　約6年で寝たきりの状態になることが多い。

- ●Shy-Drager症候群（SDS）

  ▶発症　男女比5:1で男性優位、40～60歳代に多い。

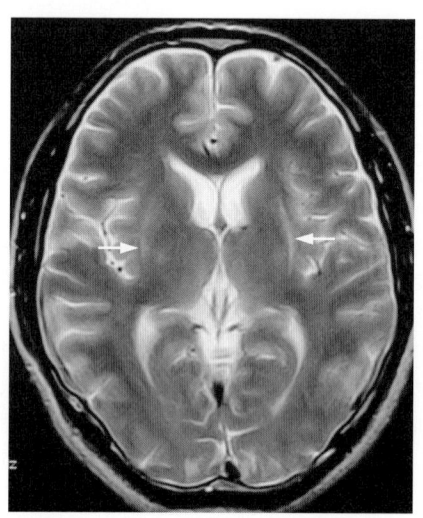

図Ⅲ-40　MSA-P（MRI T2強調画像）
被殻後部の外側にスリット状の高信号域がみられる（矢印）。

【症状】

- 自律神経症状：食事後や起立時の血圧低下、勃起不全、無力性膀胱、発汗低下・消失、交代性Horner症候群（日によって症状が左右交代）。Valsalva試験で反跳性の血圧上昇が認められない。昇圧試験（ノルアドレナリン注射）で交感神経の脱神経過敏がみられる（過剰昇圧反応）。Aschner試験や頸動脈洞マッサージで血圧下降反応の低下、心電図のR-R間隔の変動係数（心拍数の標準偏差/心拍数の平均値×100%、主に副交感神経の活動を反映）が小さくなる。

- パーキンソニズム

- 小脳症状、運動ニューロン症状など。

- 大音響性かつ高調性のいびき様の吸気性喘鳴（特に睡眠時）（発声や嚥下機能は正常）が聞かれる。喉頭ファイバースコピーで覚醒吸気時に声帯の外転麻痺、睡眠時には著明な奇異性運動ないし呼・吸気時ともに声門の著しい狭窄がみられる（窒息の可能性があり気管切開が必要）。
- 【病理】脊髄の交感神経である中間外側核、下オリーブ核、Purkinje 細胞、黒質、線条体、第2仙髄前角の Onuf（Onufrowicz）核（膀胱・肛門括約筋を支配）の変性、脱落。
- 【治療】起立性低血圧には各種昇圧薬、下肢に弾性包帯。筋強剛に L-dopa が時に有効。

> 国際的に MSA は自律神経障害と運動障害（パーキンソニズムと小脳障害）の両者を有するものと定義され、運動障害の内容により小脳型（MSA-C）とパーキンソニズム型（MSA-P）に分類される（SDS は分類に含まれない）。

H Wilson 病

銅代謝異常をきたす、第13番染色体長腕にある銅輸送 ATPase（*ATP7B*）の遺伝子異常による常染色体劣性遺伝性疾患で、肝機能障害と中枢神経症状（錐体外路症状）を呈する。正常肝細胞では、*ATP7B* により銅はサイトゾル（細胞質基質）から Golgi 体へ輸送され、アポセルロプラスミンと結合してセルロプラスミン結合銅（血清銅の 90% 以上）となり、血中および胆汁中に分泌される。本症では、*ATP7B* 欠損により銅は肝細胞内で Golgi 体に輸送されず、サイトゾルに蓄積する。

【症状】10歳代で肝機能障害、20歳代でジストニア、寡動、姿勢時振戦、構音障害などで発症することが多く、進行すると筋強剛、緩徐な衝動性眼球運動、上方視制限、羽ばたき振戦、小脳性失調をきたす。

【検査】
- スリットランプで Kayser-Fleischer 角膜輪〔Descemet（デスメ）膜への銅の沈着〕。
- 肝機能障害、肝生検で銅沈着。
- 血清セルロプラスミン低値（20 mg/dL 以下）
- 血清銅低値、尿中銅の排泄増加。
- CT で両側基底核の対称性低吸収域。MRI T2 強調画像で両側基底核の対称性高信号域。

【治療】食事療法（銅制限）、D- ペニシラミン、塩酸トリエンチン、亜鉛製剤などの薬物療法。重症例では肝移植も考慮。

> **Wilson 病の診断と治療**
> 多くの症例では尿中の銅排泄量で診断可能であるが、遺伝子検査（*ATP7B*）（常劣のため全エクソンを調べても 10～20% の患者では変異なし）でも診断がつかなければ、最終的に肝生検をして高濃度の銅沈着を証明する（肝臓に銅が蓄積する疾患、例えば胆汁うっ滞などに比較して桁違いに高濃度である）。治療は、発症前の軽度肝機能障害のみの場合は酢酸亜鉛、肝型では塩酸トリエンチンかペニシラミンで銅をキレートして、亜鉛で維持療法、神経型ではトリエンチン（ペニシラミンは投与後に神経症状が一時的に悪化することが多く、欧米ではあまり使用されない）、欧州では亜鉛（治療効果発現までに時間がかかる）を第一選択薬とし（欧州 Wilson 病診断治療ガイドライン）、神経症状の進行が速い場合はトリエンチンを使う。

I Menkes（メンキーズ）病
（Kinky-hair disease）

銅輸送 ATPase（*ATP7A*）の遺伝子異常を呈する X 染色体劣性遺伝性疾患（男児に発症）で、銅欠乏により中枢神経障害、結合織障害をきたす。*ATP7A* の欠損により、経口摂取した銅が腸管に蓄積し体内に分泌されず銅欠乏になるとともに、血液脳関門（BBB）にも銅が蓄積するため、血液から神経細胞への銅輸送が障害される。銅欠乏により銅酵素（チトクローム C オキシダーゼ、ドーパミン β ヒドロキシダーゼなど）活性が低下し、さまざまな障害をきたす。

【症状】新生児期からみられる頭髪異常（縮れ毛、赤毛、脱毛）、生後3か月頃からの発育不良、低体温、難治性けいれん、結合織異常に基づく血管壁障害での血管蛇行や頭蓋内・内臓出血など。

【病理】脳全体（特に視床）の高度の変性萎縮。Purkinje 細胞体から突出する多数の短い突起（いが栗様）が特徴。脊髄では Clarke 細胞の消失と脊髄小脳路の変性。

【治療】BBB が未熟な新生児期に銅の皮下注射。

J パントテン酸キナーゼ関連神経変性症（PKAN：pantothenate kinase-associated neurodegeneration, Hallervorden-Spatz 病）

常染色体劣性遺伝疾患で小児期に発症する。

【症状】ジストニア、筋強剛、錐体路症状、精神発達遅滞。

【検査】MRI で eye of the tiger（虎の目）徴候（淡蒼球の T2 強調画像で低信号域の中に高信号域）。

【病理】淡蒼球と黒質網状帯に spheroid（軸索の腫大）および鉄の沈着。
【治療】L-dopa の反応は極めて悪い。

K Huntington（ハンチントン）病

常染色体優性遺伝（第4番染色体短腕先端部、CAG リピートの異常伸長、*HTT* 遺伝子変異、遺伝子産物が huntingtin）、舞踏アテトーゼ、認知症の3大特徴を示す疾患。

【症状】
- 精神症状：易怒性、衝動的、うつ状態、妄想、幻覚など。
- 知能障害：注意力や集中力の低下、皮質下性認知症。若年発症では高度（表現促進現象）。
- 運動異常：運動拙劣・緩慢。
- 不随意運動：舞踏運動、アテトーゼ。舞踏運動があると、一定の強さの力で握り続けることができず、途中で手が弛んでしまうことを繰り返す（milking sign, milkmaid sign）。
- パーキンソニズム：振戦、寡動、筋強剛（筋強剛型あるいは Westphal 型といわれ、10歳代の若年発症に多くみられる）。古典型でも病期の進行とともに筋強剛を呈するものがある。
- 眼球運動障害：追従および随意的衝動性眼球運動が緩徐である。上方視障害。
- 若年発症は経過が速く、高齢発症は遅い。自殺の頻度が高い。

【検査】
- CT、MRI：両側尾状核頭部および被殻の萎縮と側脳室前角の拡大、前頭葉・側頭葉の萎縮（図Ⅲ-41）。
- 基底核のドパミンは正常であるが、GABA（γ-aminobutyric acid）と GAD（glutamic acid decarboxylase）が減少。

【病理】尾状核と被殻の萎縮、特に小型神経細胞の脱落。その他、視床、視床下核、黒質の網状帯、脳幹、小脳核などの障害。

【治療】抗ドパミン作用薬（ハロペリドール）（抗 Parkinson 病薬は舞踏運動を悪化させる）。

L 有棘赤血球舞踏病〔Levine-Critchley（レヴァイン-クリチュリー）症候群〕

思春期あるいは成人初期に、口-顔面のジスキネジアから始まり全身に及ぶ舞踏運動をきたす、第9番染色体長腕（9q21）の *VPS13A* 遺伝子の一部欠損（遺伝子蛋白は chorein）による常染色体劣性遺伝疾患である。

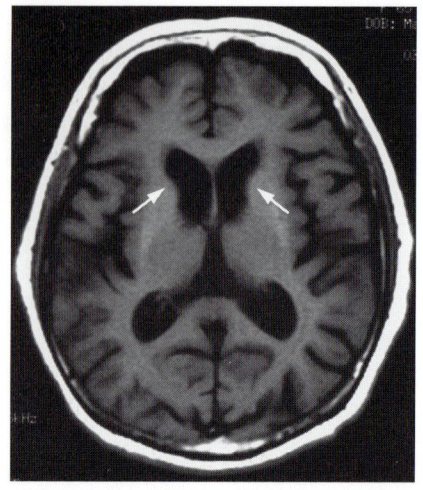

図Ⅲ-41 Huntington 病（MRI T1 強調画像）
両側尾状核頭部の萎縮（矢印）と側脳室前角の拡大がみられる。

【症状】
- 発症年齢：平均32歳
- 行動異常を伴う精神衰退、認知機能障害。
- 舞踏運動、ジストニア、チック、筋強剛、口唇や舌の咬傷。
- 腱反射の低下、消失。
- 慢性の末梢性軸索障害による筋の萎縮。

【検査】
- 末血で有棘赤血球がみられる（耳朶採血でよくみられる）。
- CR, MRI：尾状核の萎縮。

【病理】尾状核と被殻の萎縮とグリオーシス。
【治療】対症療法

M 小舞踏病（Sydenham 舞踏病）

A群β型溶血性連鎖球菌（溶連菌）感染に伴って起こるリウマチ熱の大症状の一症状である。リウマチ熱による関節炎などほかの症状が治まったときに起こることが多い。

▶好発年齢 10〜15歳、女性。

【症状】舞踏運動、舌の不随意運動（舌を出したり、口唇をなめたり）、筋緊張低下。

【検査】PET で基底核の代謝亢進。表面筋電図で拮抗筋間での不規則な持続の短い相反性放電がみられる。

【病理】尾状核と視床下核の神経細胞の障害。

> **Point**
> 舞踏運動を特徴とする主な疾患
> 1）遺伝性疾患
> ・Huntington 病
> ・有棘赤血球舞踏病
> ・歯状核赤核淡蒼球ルイ体萎縮症
> ・Wilson 病
> 2）リウマチ性舞踏病
> ・Sydenham 舞踏病
> ・妊娠舞踏病
> 3）薬物誘発性舞踏病
> ・抗精神病薬（フェノチアジン系、ハロペリドールなど）
> ・経口避妊薬
> ・フェニトイン
> 4）片側舞踏運動
> ・脳卒中
> ・腫瘍
> ・血管奇形

【治療】舞踏運動にはドパミン受容体拮抗薬（チアプリド、ハロペリドールなど）。

N 下肢静止不能症候群
(Restless legs syndrome)

むずむず脚症候群ともいう。40歳以上の中高年、女性に多い（男女比2：3）。下肢だけでなく、腰から背中、腕、手など全身にむずむずした不快な症状を感じることも少なくない。原因として尿毒症や鉄欠乏性貧血などが知られているが、病態機序は不明である。

【診断】下記の4つの診断基準すべてにあてはまることが必要。
1) 脚を動かしたいという強い欲求が、不快な下肢の異常感覚に伴って、あるいは異常感覚が原因となって起こる。
2) その異常感覚は、安静にして横になったり座ったりしている状態で始まる、あるいは増悪する。
3) その異常感覚は、運動によって改善する。
4) その異常感覚は、日中より夕方、夜間に増悪する。

【治療】ドパミン受容体作動薬、抗けいれん薬（クロナゼパムなど）、L-dopa。

O 糖尿病性舞踏病（高血糖性舞踏病）
(Diabetic chorea)

一過性の著明な高血糖状態をきたした場合に生じる、不随意運動（舞踏運動）を中心とする脳症。

【症状】片側性あるいは両側性に生じる舞踏運動、バリズム。

【検査】
- 単純CT：基底核、特に被殻の軽度高吸収域。
- MRI：T1強調画像で基底核は高信号域、T2強調画像の信号強度は種々。DWIでは信号変化はない。T2*強調画像で低信号域がみられることがある。

【病理】基底核の微小出血、グリオーシス、石灰化など。

【治療】血糖コントロールで不随意運動は数日後に改善し、MRIの異常信号は数か月〜数年で改善する。

3 脊髄小脳変性症
(Spinocerebellar degeneration)

1 症候
▶ 小脳半球皮質の障害
- 測定異常（dysmetria）：測定過小（hypometria）、測定過大（hypermetria）。
- 運動分解（decomposition of movement）
- 反復拮抗運動不能症（adiadochokinesia, dysdiadochokinesia）
- 筋トーヌスの低下。

▶ 小脳前葉の障害　失調性歩行

▶ その他
- 体幹揺動（truncal titubation）
- 構音障害：slow、不明瞭（slurred）、断綴性（scanning）、爆発性（explosive）。
- 企図振戦

2 分類
▶ 孤発性疾患
- 皮質性小脳萎縮症（CCA：cortical cerebellar atrophy）
- 多系統萎縮症（MSA）
  ・オリーブ橋小脳萎縮症（OPCA）：MSA-C
  ・線条体黒質変性症（SND）：MSA-P
  ・Shy-Drager 症候群（SDS）

▶ 遺伝性疾患
- 優性遺伝
  ・脊髄小脳失調症1型（SCA1：spinocerebellar ataxia type 1）(*ataxin-1*)。
  ・脊髄小脳失調症2型（SCA2）(*ataxin-2*)
  ・脊髄小脳失調症3型（SCA3）（Machado-Joseph病）(*ataxin-3*)
  ・脊髄小脳失調症6型（Holmes型遺伝性失調症）（SCA6）(*CACNA1A*)
  ・脊髄小脳失調症31型（SCA31）(*BEAN*)
  ・歯状核赤核淡蒼球ルイ体萎縮症（DRPLA：dentato-rubro-pallido-luysian atrophy）(*atrophin-1*)
  ・その他

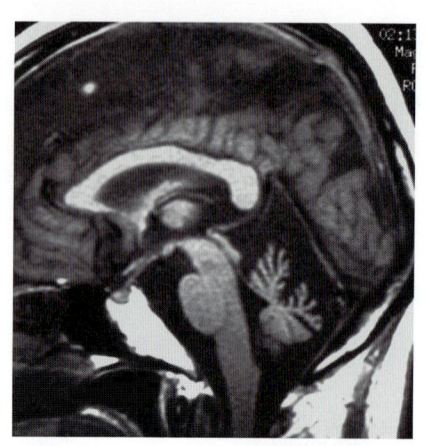

図Ⅲ-42　LCCA(MRI T1強調矢状断画像)
小脳の萎縮のみがみられる。

- 劣性遺伝：Friedreich（フリードライヒ）運動失調症（Friedreich's ataxia）(*frataxin*)。
- 家族性痙性対麻痺
- 反復発作性失調症

☞ 脊髄小脳変性症は孤発性（約70％）、遺伝性（約30％）に大別され、孤発性はさらに皮質性小脳萎縮症（約1/3）と多系統萎縮症（約2/3）に分けられる。

A 孤発性疾患

1 晩発性小脳皮質萎縮症(LCCA：late cortical cerebellar atrophy)

高齢発症（50歳代以降）が多く、経過が長い。小脳前葉の障害による失調性歩行、進行すれば四肢の失調が加わる。
【病理】前葉虫部の強い萎縮（Purkinje細胞の脱落）、下オリーブ核の変性。
【検査】MRI：小脳の萎縮（図Ⅲ-42）。

注：アルコール中毒、傍腫瘍性神経症候群（腫瘍随伴性小脳変性症）、フェニトインの副作用でも小脳前葉の障害による失調性歩行が出現。

2 多系統萎縮症(117頁参照)

B 遺伝性疾患

全脊髄小脳変性症の40％を占める。CAGリピートの異常伸長が共通してみられるため（ポリグルタミン病）、表現促進現象（anticipation：世代を経るごとに発症年齢が若年化し、病型の重症化が起こる）がみられる。父親由来のほうが早く発症する。四肢の失調、構音障害および眼球運動障害は共通の症状。

1 優性遺伝

●**脊髄小脳失調症1型(SCA1)**：*ataxin-1*
▶発症年齢　平均40歳代
▶平均寿命　15年
【症状】測定過大性・過小性衝動性眼球運動、上位運動ニューロン症状、嚥下障害、末梢神経障害。

●**脊髄小脳失調症2型(SCA2)**：*ataxin-2*、キューバに多い。
▶発症年齢　平均30〜40歳代。
▶平均寿命　10〜15年。
▶臨床症状　水平・垂直方向の衝動性眼球運動の減速（slow eye movement）。腱反射低下、消失。

☞ **SCA2とALS**
*ataxin-2*遺伝子のCAGリピート中間長がALSの危険因子となり、また*ataxin-2*はTDP-43と相互に作用し、TDP-43毒性の修飾因子となる。ALS脊髄では*ataxin-2*が、SCA2脊髄ではTDP-43が、それぞれ異常な局在化を示す。

●**脊髄小脳失調症3型**(Machado-Joseph病)(MJD/SCA3)：MJD gene：*ataxin-3*
▶発症年齢　平均40歳代
▶平均寿命　10年
【症状】小脳失調、注視眼振、錐体路徴候、錐体外路徴候（ジストニアを中心）、末梢神経障害が多彩な組み合わせで出現。その他、進行性外眼筋麻痺、びっくり眼、顔面・舌の線維束性収縮ないしミオキミア、開眼困難、動作緩慢など。認知症は認められない。
【病理】橋背側部の萎縮、小脳歯状核、黒質、赤核、視床下核、淡蒼球（内節優位）、脊髄では前角、脊髄小脳路、Clarke柱が主病変（下オリーブ核、Purkinje細胞はよく保たれる）。

☞ SCA1、SCA2、SCA3(MJD)の臨床的鑑別点（**表Ⅲ-17**）。Machado-Joseph病の淡蒼球病変はMで内節優位、DRPLAはLで外節優位と覚える。

●**脊髄小脳失調症6型**(Holmes型遺伝性失調症)(SCA6)：*CACNA1A*
▶発症年齢　平均50〜60歳代。

表Ⅲ-17　SCA1〜3の臨床的鑑別点

	SCA1	SCA2	SCA3（MJD）
眼振	++	−	++
緩徐眼球運動	+	++	−
腱反射	亢進	低下	亢進
痙性	++	−	+

▶ 平均寿命　25年以上
【症状】孤発性晩発性小脳皮質萎縮症（LCCA）と同様。下眼瞼向き眼振、頭位性めまいなど。進行は非常に緩徐。

> グルタミンをコードする3塩基CAGリピートの異常伸長をきたす疾患
> SCA1, SCA2, MJD（SCA3）, SCA6, SCA7, SCA12, DRPLA, Kennedy-Alter-Sung症候群, Huntington病など。

● 脊髄小脳失調症31型（SCA31）（*BEAN*）
　常染色体優性遺伝疾患で、TGGAAの5塩基リピートの異常伸長による。
▶ 発症年齢　平均50〜60歳代。
▶ 頻度　わが国ではSCAの10〜50%と比較的高頻度。
【症状】純粋小脳型で小脳症状のみ。
【病理】Purkinje細胞の変性脱落と、Purkinje細胞体の周囲のエオジン好性構造物。

● 歯状核赤核淡蒼球ルイ体萎縮症（DRPLA）
　（*atrophin-1*）
　常染色体優性遺伝形式、染色体第12番目短腕。
【症状】若年ではてんかんやミオクローヌス、成人では小脳性運動失調に加えミオクローヌス、舞踏運動、アテトーゼ、バリズム、眼球運動異常。
【検査】画像所見：経過の長い成人発症では、しばしばMRI T2強調画像で大脳深部白質にびまん性の高信号域（図Ⅲ-43）。
【病理】脳全体が小さく「小造り」と表現される。病変部位は歯状核、赤核、淡蒼球（外節優位）、ルイ体以外にPurkinje細胞、脳幹被蓋。

> わが国においては、優性遺伝性疾患ではSCA3（MJD）が最も頻度が高く（30%）、SCA6、SCA31、DRPLAがそれに次ぐ。

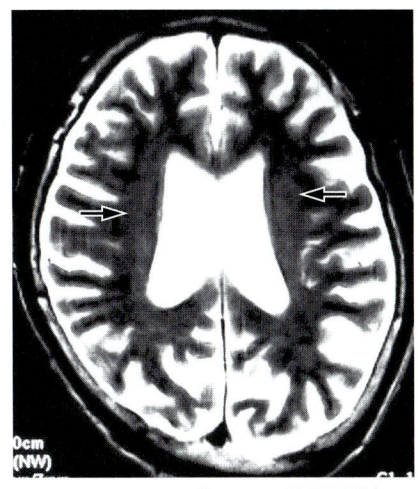

図Ⅲ-43　DRPLA（MRI T2強調画像）
両側大脳深部白質にびまん性の高信号域がみられる（矢印）。

2 劣性遺伝
● Friedreich失調症（Friedreich's ataxia）
　10〜20歳に歩行時のふらつきで発症。常染色体劣性が多い。染色体第9番目の遺伝子欠損（*frataxin*遺伝子の第一イントロンのGAAリピートの異常伸長）。
【症状】
・後索：Romberg徴候陽性
・後脊髄小脳路の障害：脊髄型運動失調
・末梢神経障害：腱反射の低下、消失。
・錐体路障害：Babinski徴候陽性
・その他：骨格異常（Friedreich足：凹足、内反尖足）、心障害の合併（心肥大、心筋症、心雑音、心電図異常）、自律神経系の障害（糖尿病の合併が多い）。
【病理】脊髄は狭小化し、後索、側索（脊髄小脳路、延髄以下の錐体路）が主病変。その他Clarke柱、後根神経節、後根および末梢神経の障害。

3 家族性痙性対麻痺（FSP：familial spastic paraplegia）
　遺伝性痙性対麻痺（hereditary spastic paraplegia）ともいう。
　通常は常染色体優性遺伝形式が多く、劣性遺伝がそれに次ぐ。35歳以前に発症する緩徐進行性タイプと遅発性（40〜60歳）発症タイプの2型に分類される（Hardingの分類）。後者には、しばしば感覚脱失、排尿障害、動作時振戦がみられる。
▶ 原因遺伝子　優性遺伝形式をとる染色体第2番目のSPG4（遺伝子蛋白はspastin）の頻度が高く、FSPの40〜50%を占める。

【症状】
- 純粋型
  1) 両下肢の痙性麻痺が緩徐に進行し、歩行障害をきたす。
  2) 錐体路徴候
- 複合型：1) および 2) に加えて、小脳性失調、感覚障害、眼振、網膜色素変性、感覚運動多発ニューロパチーなどの症状を伴う。

【検査】MRI：錐体路の萎縮により、横断画像でおむすび型の脊髄萎縮がみられる（図Ⅲ-44）。

【病理】脊髄の皮質脊髄路変性、Goll（ゴル）束の萎縮（主に腰仙髄）、脊髄小脳路の変性、運動野第5層のBetz巨細胞および脊髄前角細胞の脱落。

4 反復発作性失調症

▶ 発症年齢　小児期あるいは思春期。

● 反復発作性失調症1型（episodic ataxia type 1；EA1）

常染色体優性遺伝形式を示す稀な疾患で、第12番染色体上の電位依存性Kチャネル（*KCNA1*）の点変異により起こる。数秒～数分の小脳性失調症状が発作的に出現し（感情や運動により誘発されやすい）、ミオキミアを伴う。電位依存性Kチャネルの再分極機能の障害が示唆されている。

● 反復発作性失調症2型（EA2）

P/Q型CaチャネルαlA遺伝子（*CACNA1A*）変異によって起こる優性遺伝性疾患で、発作性の小脳性失調が数時間続く。非発作時には眼振を伴うことが多い。発作の予防にアセタゾラミド（acetazolamide）が有効である。

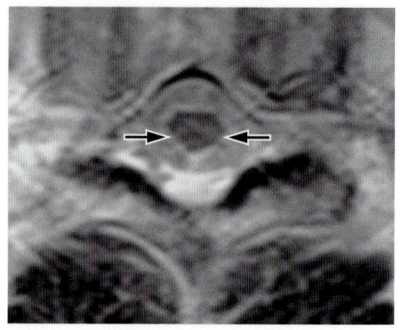

図Ⅲ-44　家族性痙性対麻痺（MRI T2強調横断画像、胸椎レベル）
両側の錐体路変性（矢印）により、おむすび型の脊髄萎縮がみられる。

D 認知症

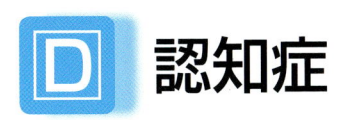

▶ **認知症の定義** 一度獲得した脳の機能が、脳の損傷によって持続的な認知機能の障害をきたし、日常的あるいは社会的生活、対人関係が明らかに障害された状態。全認知症の中で Alzheimer 病の頻度が最も高く、次いで脳血管性認知症が多い。神経変性疾患の中では Alzheimer 病に次いで、Lewy 小体型認知症、前頭側頭型認知症の順に多いが、65 歳以下では前頭側頭型認知症が 2 番目に多い。

Point
認知機能障害をきたす主な疾患
- Alzheimer 病
- 脳血管性認知症
- Lewy 小体型認知症
- 前頭側頭型認知症
- Creutzfeldt-Jakob 病
- 錐体外路系病変：Parkinson 病、Huntington 病、進行性核上性麻痺、大脳皮質基底核変性症、Wilson 病
- 小脳系病変：Gerstmann-Sträussler-Scheinker 病
- 運動ニューロン系病変：ALS-Parkinson-dementia complex（認知症を伴う ALS）
- 辺縁系病変：Wernicke-Korsakoff 脳症、単純ヘルペス脳炎後遺症
- 白質性認知症：白質変性症、Binswanger 病、頭部外傷後遺症（びまん性軸索損傷）
- 進行麻痺

☞ **まだら痴呆（認知症）**
認知機能の一部が障害されている状態で、例えば記憶障害が著明である割には人格、判断力、理解力などが比較的よく保たれているといった状態で、認知機能障害にむらがあることをいう。脳血管性認知症に特徴的である。

☞ **Papez circuit（パペッツ回路）と Yakovlev circuit（ヤコブレフ回路）**
Papez circuit：海馬→脳弓→乳頭体→乳頭視床路→視床前核→内包膝→帯状回→海馬傍回→嗅内皮質→海馬の回路で記憶に関与する。
Yakovlev circuit：前頭葉眼窩皮質→側頭葉極→扁桃体→視床背内側核→前頭葉眼窩皮質の回路で、情動的な行動と記憶に関与する。

1 Alzheimer 病

変性疾患の認知症の中では最も多く、病変が頭頂葉およびその連合野に存在するため、後方型認知症と呼ばれる。以前は 65 歳以上を Alzheimer 型老年痴呆、64 歳以下を Alzheimer 病として区別することもあったが、病理学的にほとんど同一で区別する意味がないことから、現在では Alzheimer 病と総称される（表Ⅲ-18）。患者数はわが国では約 180 万人で、20 年ごとに倍増するといわれている（2012 年 8 月現在、わが国の認知症高齢者数は 305 万人）。

表Ⅲ-18　DSM-Ⅳ 分類による Alzheimer 病の定義

a. 多彩な認知障害の発現 　① 記憶障害（新しい情報を学習したり、以前に学習した情報を想起する能力の障害） 　② 以下の認知障害のいずれか 1 つ（またはそれ以上） 　　・失語 　　・失行 　　・失認 　　・実行機能（計画を立てる、組織化する、順序立てる、抽象化する）の障害 b. 上記の認知障害は、その各々が社会的または職業的機能の著しい障害を引き起こし、また病前の機能水準からの著しい低下を示す。 c. 経過は緩やかな発症と持続的な認知の低下により特徴づけられる。 d. a の認知障害は以下のいずれによるものでもない。 　① 記憶や認知に進行性の障害を引き起こす他の中枢神経系疾患（例：脳血管障害、Parkinson 病、Huntington 病、硬膜下血腫、正常圧水頭症、脳腫瘍） 　② 認知症を引き起こす全身性疾患（例：甲状腺機能低下症、ビタミン B$_{12}$ または葉酸欠乏症、ニコチン酸欠乏症、高 Ca 血症、神経梅毒、HIV 感染症） 　③ 物質誘発性の疾患 e. その障害はせん妄の経過中にのみ現れるものではない。 f. その障害は他の第 1 軸の疾患では説明されない（例：うつ病、統合失調症）。

〔高橋三郎、染矢俊幸、塩入俊樹（訳）：DSM-Ⅳ-TR ケーススタディ―鑑別診断のための臨床指針．p46、医学書院、2004〕
DSM-Ⅳ：Diagnostic and Statistical Manual of Mental Disorders, Fourth Edition.

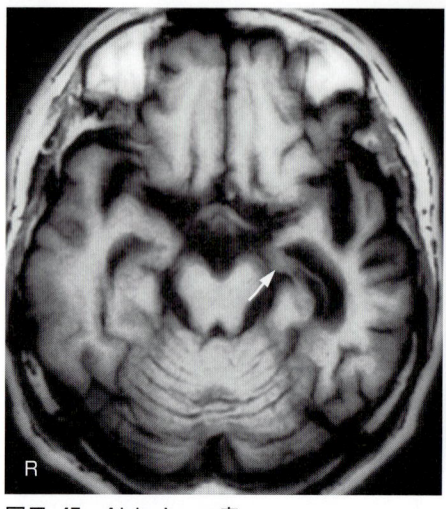

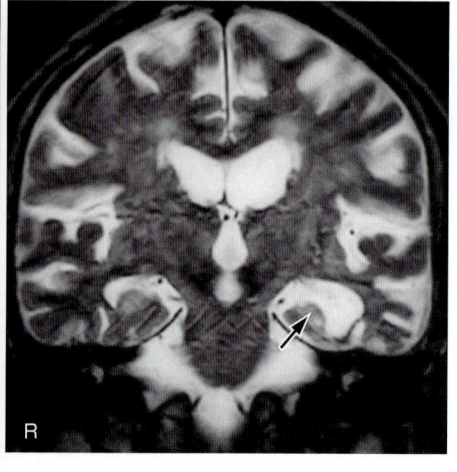

図Ⅲ-45　Alzheimer病
左図：MRI T1強調水平断画像　　右図：MRI T2強調冠状断画像
両側、特に左側の海馬の萎縮（矢印）と側脳室下角の拡大がみられる。

☞ **軽度認知機能障害（MCI：mild cognitive impairment）**
記憶障害のみが認められ、ほかの認知機能はほぼ正常で、社会生活上も問題がない状態。
1) Amnestic（記憶障害型）MCIの約90％は将来Alzheimer病になる。年に10～15％がAlzheimer病に移行する。
2) AChE阻害薬の効果がより大きく、早期発見が重要である。

☞ Alzheimer病では短期記憶障害のほか、被害妄想（誰かにものを盗まれたなど）、鏡現象（鏡に映っている自分を認識できずお前は誰だという現象）などが特徴的である。Alzheimer病でみられる失語症は、初期には健忘失語、超皮質性感覚失語に類似するが、後期にはWernicke失語あるいは全失語に近づく。

1 症状経過

一般的に10～15年の経過。
- 第1期（初期）：もの忘れ（最近のことの記憶障害）、意欲減退、自発性の低下、興味や関心の欠如、抑うつ状態、嗅覚障害。
- 第2期（中期）：進行した記憶障害（過去のことも忘れる）、夕暮れ症候群（夕方になると落ち着かなくなり、自宅にいるのに家に帰りたいと言うなど）、失見当識、失語、失行、失認、人物誤認、幻覚・妄想（もの盗られ妄想、他人が侵入してくる妄想）、鏡現象、著明な人格変化、けいれん発作、姿勢異常、筋緊張異常。
- 第3期（末期）：あらゆる精神機能の高度障害、失外套症候群、寝たきり、語間代、反響言語。

▶言語障害（失語）　健忘失語、超皮質性感覚失語（意味性失語に類似し、Alzheimer病の意味記憶障害を反映）、Wernicke失語。
- 初期：頻度8～10％
- 進行期：ほぼ全例

2 検査

▶脳脊髄液　タウ（リン酸化タウ）蛋白の上昇、アミロイドβ（amyloid β、Aβ、β protein, βA4）42蛋白の低下。
▶EEG　初期は基礎律動の徐波化、その後広汎性のθ、δ波の存在が混在、時に発作波の出現。
▶CT, MRI　側頭葉の萎縮が著明で、側脳室下角の拡大、海馬溝の開大、海馬の萎縮がみられる（図Ⅲ-45）。VSRAD（Voxel-based Specific Regional analysis system for Alzheimer's Disease）により脳萎縮の程度を客観的に評価。
▶SPECT, PET　初期には頭頂葉の機能低下、言語障害や失行が生じる時期では側頭葉の機能低下がみられる（口絵-35）。SPECTでは3D-SSP（3-dimentional stereotactic surface projection）、eZIS（easy z-score imaging system）、3D-SRT（3-dimentional stereotaxic ROI template）などの脳血流統計解析ソフトウェアを用いることにより、局所脳血流低下を客観的に捉えることができる。

> **アミロイドβ（Aβ）の代謝**
> アミロイドβは細胞表面をはじめ小胞体やGolgi体などで産生され、可溶性蛋白として細胞外に分泌される。分泌後は、① ネプリライシン、インスリン分解酵素、エンドセリン変換酵素により分解、② 細胞に取り込まれてライソソームで分解（ネプリライシンの作用が大きい）、③ 脳実質から血管内に取り込まれる（pinocytosis あるいは transcytosis）などが考えられている。このように脳内のアミロイドβ量は、産生とクリアランスのバランスによって決まる。ヒトのアミロイドβのクリアランス値（clearance rate）は1時間に8％、サルでは10％である。Alzheimer病ではアミロイドβが老人斑として脳内に沈着するため、脳脊髄液での値は低下する。

3 Alzheimer病の早期診断

- **髄液所見** アミロイドβ42の低下、総タウおよびリン酸化タウの上昇。
- **SPECT/PET画像（3D-SSP、eZIS、3D-SRT）** 正常な各個人の脳を標準脳に合うように変換して脳形態の標準化を行い、大脳皮質内の血流・代謝をSPECT/PET画像で作成する。患者のSPECT/PET画像を正常対照から作られたデータベース画像と比較し、血流・代謝低下部位をZスコアで画像表示することにより、血流の低下の程度を可視化できる。Alzheimer病では、早期から後部帯状回と楔前部での血流・代謝が低下しているため、診断に有用である（口絵-36）。
- **Pittsburgh compound B（11C-PiB）を用いたPET画像** PiBはPittsburgh大学で開発されたthioflavin Tの蛍光性アナログで、アミロイドβを標識するため脳内の老人斑を可視化できる。この方法を用いると、早期あるいは発症前のAlzheimer病さえ診断することが可能となり、さらにはAlzheimer病の鑑別診断や薬物治療の効果判定にも有用である。
- **VSRAD** 健常者の脳画像データベースと統計学的に比較することで、個々の患者の相対的な局所脳容積を評価できる。関心領域内、例えば側頭葉内側部のZスコア（個々の患者の灰白質濃度が健常者の平均標準偏差からどのぐらい離れているかの指標）が3以上では、脳萎縮が強いことを示唆し、Alzheimer病の可能性が高い。

4 原因遺伝子

●単一遺伝
極めて少数例である。
- βAPP（アミロイドβ前駆体蛋白：アミロイドβ precursor protein）（第21番染色体）
- Presenilin-1（PS-1）（第14番染色体）
- Presenilin-2（PS-2）（第1番染色体）

> APPは、多くの組織でみられる膜蛋白であるが、特にシナプス内に豊富に存在する。機能は明らかでないが、シナプス形成、神経の可塑性およびイオンの輸送などに関与していると考えられている。β-secretase、γ-secretase（presenilin-1）によりAPPが順次切断されてアミロイドβが形成される。

●多因子遺伝
孤発性Alzheimer病と晩発型家族性Alzheimer病。
- **アポリポ蛋白E（apoE）遺伝子多型（第19番染色体上）** apoEは肝細胞およびグリア細胞（中枢神経ではアストロサイトやミクログリア、末梢神経ではSchwann細胞）で産生され、脂質と結合しコレステロールおよび中性脂肪の代謝に関与。ε2、ε3、ε4の3つの遺伝子があり、ε4はAlzheimer病の危険因子、ε2は抑制因子。
- **ほかの遺伝学的危険因子** apoE以外のほかの複数の危険因子：ネプリライシン（neprilysin）およびインスリン分解酵素（insulin degrading enzyme）遺伝子多型を有すると3倍Alzheimer病になりやすいなど。

> 細胞から生理的に排出されるアミロイドβの90％以上はアミロイドβ40であり、アミロイドβ42の占める割合はわずかであるが、Alzheimer病の脳にはアミロイドβ42が最初に沈着して核となり、アミロイドβ40が重合し線維形成に至る。家族性Alzheimer病遺伝子変異により、選択的にアミロイドβ42の産生が増加する。

5 病理
- **病変の進行** 嗅内野から始まり海馬と扁桃体、さらに大脳皮質へと進展。
- **老人斑（senile plaque）** アミロイドβ42蛋白からなり、apoE陽性で大脳皮質に沈着する（口絵-37）。
- **Alzheimer神経原線維変化（NFT：neurofibrillary tangle）** リン酸化タウ（microtubule associated protein tau）、ubiquitinおよびapoEで陽性（口絵-38）。電顕では対らせんフィラメント（PHF：paired helical filament）からなる。
- 神経細胞とシナプスの脱落。
- 脳血管のアミロイドアンギオパチー：脳血管がアミ

表Ⅲ-19　Braak の NFT のステージ分類

- stage Ⅰ〜Ⅱ（transentorhinal、経嗅内野）
　　　　　生理的な加齢変化で認知症なし
- stage Ⅲ〜Ⅳ（limbic、辺縁系）
　　　　　軽度の認知機能障害
- stage Ⅴ〜Ⅵ（isocortex、新皮質）
　　　　　高度の認知機能障害

表Ⅲ-20　Braak の老人斑のステージ分類

- stage A：新皮質の底面
- stage B：全新皮質連合野（海馬にはごく軽度）
- stage C：感覚野と運動野を含む全新皮質

アミロイドβ沈着自体は認知機能と無関係

表Ⅲ-21　Braak の Lewy 小体の進展ステージ分類

- 脳幹型
　　stage 1：延髄の舌咽神経・迷走神経背側核、前嗅覚核を含む嗅球
　　stage 2：青斑核・青斑下核複合体
　　stage 3：中脳黒質、Meynert 基底核
- 辺縁型（移行型）
　　stage 4：海馬経嗅内野
- 新皮質型
　　stage 5：感覚連合野、前頭前野
　　stage 6：一次感覚野、中心前回

ロイドβ蛋白の免疫染色で陽性（口絵-19）。
- Lewy 小体型認知症との合併。
- Braak の NFT のステージ分類（表Ⅲ-19）。
- Braak の老人斑のステージ分類（表Ⅲ-20）。

> 👉 **脳アミロイドアンギオパチー（CAA）と Alzheimer 病（AD）**
> AD では約 20％に脳出血がみられる。AD や加齢に伴う CAA では、髄膜の動脈や大脳皮質を貫通する動脈、小動脈の血管壁に主にアミロイドβ40 が沈着し、脳実質の毛細血管の CAA（capillary CAA）では主にアミロイドβ42 が沈着して、amyloid angiopathy をきたし出血しやすくなる。孤発性 CAA は加齢とともに増加し、AD 患者では 80〜90％ に CAA がみられる。

> 👉 Down 症候群は、40 歳以上で Alzheimer 病の病理を示す。

> 👉 **神経細胞の新生について**
> 最近、ヒトを含めた哺乳動物などで、側脳室上衣細胞下に存在する脳室下帯（嗅球に移動して顆粒細胞や傍糸球体細胞になる）および海馬歯状回の下顆粒細胞層などにおいて、神経細胞の新生が起こることが報告されている。これらの現象は新たな神経細胞の可塑性を示しており、今後 Alzheimer 病などの神経変性疾患や脳梗塞などの再生医療の実現を含めて注目されている。

6 精神症状を悪化させる薬
- 抗コリン作用を有する薬剤　記銘力低下、せん妄など→トリヘキシフェニジル。
- 抗不安薬、睡眠薬　記銘力低下、せん妄など→すべてのベンゾジアゼピン系、非ベンゾジアゼピン系の薬剤。
- ホルモン製剤　うつ、躁状態、不眠など→副腎皮質ステロイドホルモン。
- 抗悪性腫瘍薬　白質脳症→FU 製剤（テガフール、カルモフール、メトトレキサート）。
- 消化管用薬　せん妄、錯乱など→H_2 受容体遮断薬。

7 治療
- AChE（acetylcholine esterase）阻害薬　ドネペジル、リバスチグミン、ガランタミン。
- NMDA glutamate receptor antagonist　メマンチン（中等度から高度の症例に効果）。

2 Lewy 小体型認知症
（DLB：dementia with Lewy bodies）

　Lewy 小体が大脳皮質および皮質下の神経細胞内にびまん性に出現。α-synucleinopathy に属する。
【症状】
- 進行性の変動する認知機能障害。
- 再発性の幻覚（虫やヒトなどの具体的なものが多い）。
- パーキンソニズム（振戦は約 30％）

【検査】
- SPECT、PET：両側性側頭 - 頭頂 - 後頭連合皮質（視空間および視覚性構成障害に一致）および一次視覚領野の血流、代謝低下（口絵-39）。3D-SSP 法では、早期からより敏感に脳の機能低下を検出可能である（口絵-40）。
- MIBG 心筋シンチグラフィー：初期から取り込み低下、washout ratio の亢進（図Ⅲ-36、115 頁参照）。

【病理】Braak の Lewy 小体の進展ステージ分類（表Ⅲ-21）。

☞ 認知症を伴うParkinson病とLewy小体型認知症は、臨床的にも病理学的にもほぼ同じであると考えられている。

☞ **DLBで避けるべき薬物**
DLBでは、非定型抗精神病薬(クエチアピン、リスペリドン、オランザピンなど)に過敏性(パーキンソニズムの悪化、悪性症候群類似症状)や死亡リスクの増加(2〜3倍)がみられるため、避けるべきである。また、抗コリン薬も認知機能低下や幻覚の増悪をきたす可能性があり、要回避。

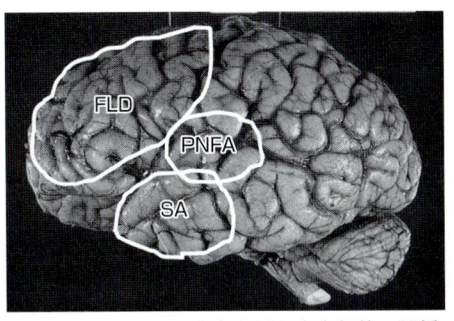

図Ⅲ-46 FLTDの臨床病型と病変部位の関係
FLD：前頭葉変性型、PNFA：進行性非流暢性失語、SA：意味性(語義性)失語

3 前頭側頭型認知症、前頭側頭葉変性症
(FTD：frontotemporal dementia, FTLD：frontotemporal lobar degeneration)

FTDは臨床的名称で、FTLDは病理学的名称である。病変分布から前方型認知症とも呼ばれる。

▶ **FTLDの臨床病型**(1996年 Manchester Group)(図Ⅲ-46)
- 前頭側頭型認知症
  - FLD(前頭葉変性型 frontal lobe degeneration)：行動障害が主体
  - Pick病
  - 運動ニューロン疾患(MND)
- 進行性非流暢性失語(PNFA：progressive non-fluent aphasia)
- 意味性(語義性)失語(SA：semantic aphasia)

▶ **疫学** 発症年齢は50歳代が多い。

【症状】初期には人格変化や自発語減少、中期には人格変化の進行とともに行動異常、常同行動、言語障害などがみられ、末期には精神荒廃が著しく、無動、無言、寝たきり状態となる。
- 人格変化：他人に対する思いやりの欠如。
- 行動異常：無銭飲食や信号無視などの脱抑制や反社会的行為、常同行動(毎日同じ時間に同じことをする、同じ食事内容など)、保続的行動。
- 言語障害：同じ文章や単語を反復して話したり、書いたりする言語症状。

【検査】
- MRI：前頭葉と側頭葉の萎縮(図Ⅲ-47)。
- SPECT、PET：前頭葉と側頭葉で血流、代謝の低下(口絵-41)。

【病理】Pick病では肉眼的に大脳運動野、上側頭回の

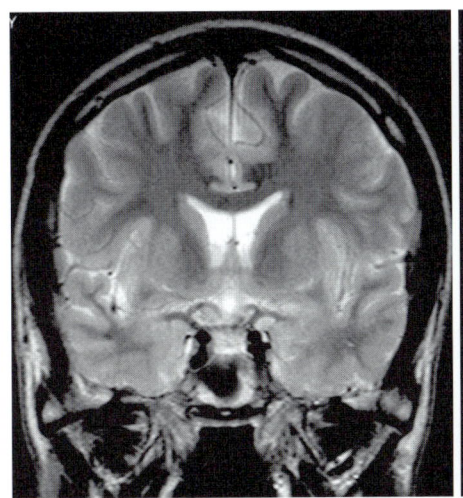

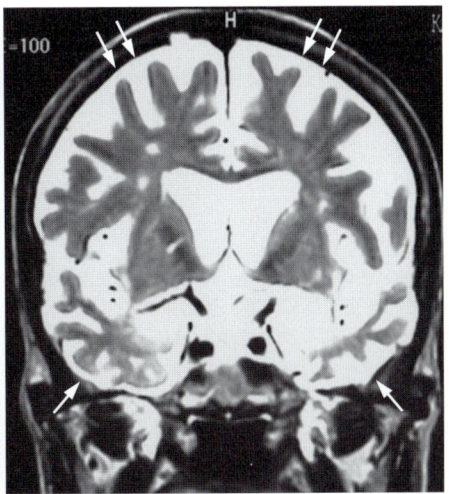

図Ⅲ-47 前頭側頭型認知症(MRI T2強調冠状断画像)
左図：対照例　　右図：前頭葉(2本矢印)と側頭葉(1本矢印)の萎縮がみられる。

表Ⅲ-22 脳血管性認知症、Alzheimer病、前頭側頭型認知症の鑑別

	脳血管性認知症	Alzheimer病	前頭側頭型認知症(FTD)
年齢	老年期(50歳代より)	老年後期(70歳前後に多い)	初老期(65歳以下)
経過	階段状増悪	緩徐進行性	緩徐進行性
痴呆	まだら痴呆	全般性痴呆	人格変化、行動異常、言語障害
局所症状	運動麻痺 感覚障害 尿失禁など	巣症状は少ない	巣症状は少ない
言語障害	構音障害	初期：超皮質性感覚失語 後期：Wernicke失語	常同言語 反響言語 保続
人格	末期まで保持	晩期に人格崩壊	早期から人格崩壊
病識	あり	なし(初期にはあり)	なし
CT、MRI	脳梗塞巣	海馬萎縮、側脳室下角拡大	側頭葉・前頭葉の萎縮
SPECT 血流低下	前頭葉中心に多発性の部位	頭頂葉(楔前部) 後部帯状回	前頭葉、側頭葉
病理	多発性脳梗塞	老人斑、神経原線維変化	Pick 嗜銀球、TDP-43陽性封入体

後半および海馬は萎縮を免れる。組織学的にはPick嗜銀球(口絵-42)や細胞質色素融解(achromasia)がみられ、MNDタイプでは大脳皮質、海馬歯状回および脊髄前角細胞などの細胞質内にユビキチンおよびTDP-43陽性の封入体がみられる(口絵-43)。

【治療】特異的な治療方法はなく、対症療法や介護が中心。

▶予後 全経過2～15年(平均6年)で、ほとんどが10年以内に死亡する。

> FTDでは、Alzheimer病でみられる記憶障害、視空間認知障害、被害妄想や、Lewy小体型認知症でみられる幻覚は通常みられない。

Point
脳血管性認知症、Alzheimer病、前頭側頭型認知症の鑑別(表Ⅲ-22)。

4 嗜銀顆粒性認知症
〔Argyrophilic grain disease(Argyrophilic grain dementia)〕

記憶障害を中心とする認知機能障害が主たる症状で、臨床症状はAlzheimer病に類似するが、Alzheimer病に比較して発症年齢がより高齢で進行がより緩徐である。一般的に高齢者認知症の5～10％を占め、加齢とともに頻度が高くなる。高齢者ブレインバンク登録例では軽度認知障害(MCI)の中ではAlzheimer型認知症より頻度が高く、また高齢者の認知症の原因としてはAlzheimer病に次いで多いとする報告もある。

▶発症年齢 平均約75～80歳

【症状】臨床症状としては記憶障害が主体であるが、易刺激性、性格変化、被害妄想、不機嫌、異常行動などの行動障害と精神症状(BPSD)がみられる。

【検査】
- 髄液：タウ、リン酸化タウは正常か、ごく軽度上昇。アミロイドβ蛋白は正常あるいは低下。
- MRI：側頭葉内側面前方(迂回回)の左右差をもった限局性萎縮とVSRAD値の上昇。
- SPECT、PET：側頭葉内側面前方の左右差を伴う血流、代謝の低下。
- Pittsburgh compound B(11C-PiB)によるPET：アミロイドβの沈着がないか、あってもAlzheimer病とは異なる沈着。

【病理】嗜銀顆粒が、迂回回、海馬CA1から嗅内野、経嗅内野(移行嗅内野)などの辺縁系にみられ(口絵-44)、4リピートリン酸化タウ蛋白が神経細胞(pretangle)およびグリア(coiled body)に沈着してみられる。

5 第17番染色体に連鎖する前頭側頭型認知症パーキンソニズム
(FTDP-17：frontotemporal dementia with parkinsonism linked to chromosome 17)

▶遺伝形式 常染色体優性遺伝(第17番染色体上のタウ遺伝子変異)
▶発症年齢 40～50歳代が多い。

【症状】
- 性格および行動変化：無感情、脱抑制、易怒性など。
- 認知機能障害：記憶は保たれるが、計画、判断、言語が障害される。
- 運動障害：パーキンソニズムが主体で、その他、核上性眼球運動障害、ジストニア、ミオクローヌス、錐体路障害など。

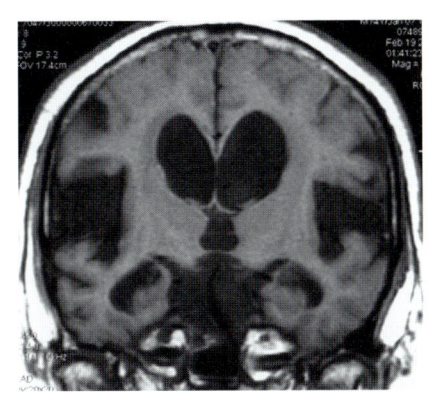

図Ⅲ-48　正常圧水頭症（MRI T1強調冠状断画像）
V字型の前角の拡大、Sylvius裂と側脳室下角の拡大および高位円蓋部の脳溝の狭小化がみられる。

【病理】神経細胞内にリン酸化タウの凝集、蓄積（tauopathy）。
【予後】平均8〜9年。

6 正常圧水頭症（NPH：normal pressure hydrocephalus）

特発性と二次的な原因（くも膜下出血、頭部外傷、髄膜炎など）によるものがある。

●3主徴
▶ **歩行障害**　初発症状。歩行は緩徐で、歩幅の減少（small step）、足の挙上低下（magnet gait）、開脚歩行の3主徴のほか、小刻み歩行や、方向転換時や椅子に座るときに不安定性がみられる。
▶ **認知機能障害**　記銘力低下、主に前頭葉機能を含む前方領域の障害が目立つ。
▶ **排尿障害（尿失禁）**　脱抑制性神経因性膀胱（尿意頻数、尿意切迫）

【検査】
- MRI所見（図Ⅲ-48）
  ・著明な脳室拡大（冠状断画像で脳梁角が90°以下のV字型の急峻な前角の拡大）。
  ・Sylvius裂の拡大。
  ・高位円蓋部の脳溝、脳槽狭小化（一部脳溝の局所的拡大）。
- RI脳槽シンチグラフィー、脳槽造影CT：意義については、今後再検討が必要。
- CSF tap test（髄液排除試験）：陽性（症状軽減）ならシャント手術の適応あり。

【治療】脳室-腹腔シャント手術が最多、その他、脳室-心房シャント、腰椎くも膜下腔-腹腔シャント。

Point
治療可能な認知機能障害
1) 頭蓋内疾患
   ・正常圧水頭症
   ・慢性硬膜下血腫
   ・脳腫瘍
2) うつ病
3) 代謝異常（内分泌異常）
   ・低血糖
   ・肝不全（肝性脳症）
   ・腎不全
   ・脱水や電解質異常
   ・低酸素脳症
   ・ビタミン欠乏症
     B_1（Wernicke脳症）、ニコチン酸（ペラグラ脳症）、B_{12}、葉酸。
   ・甲状腺機能低下症
   ・副甲状腺機能亢進症（高Ca血症）
   ・副甲状腺機能低下症（低Ca血症）
4) 中毒性疾患
   ・鉛、水銀、マンガン、タリウム、砒素などの金属。
   ・有機溶剤、有機リンなどの化学物質。
   ・アルコール中毒
5) 薬物中毒
   ・抗Parkinson病薬（トリヘキシフェニジル）、向精神薬、抗不安薬、睡眠薬など。

7 那須-ハコラ病（Nasu-Hakola disease）

進行性の若年性認知症を伴う白質脳症と多発性骨嚢胞による病的骨折を特徴とし、DNAX activating protein 12（*DAP12*）または *TREM2* 遺伝子変異を認める常染色体劣性遺伝性疾患。Polycystic lipomembranous osteodysplasia with sclerosing leukoencephalopathy（PLOSL）とも呼ばれる。

【症状】
- 無症状期：20歳代まで。
- 骨症状期（20歳代以降）：長管骨の骨端部に多発する骨嚢胞と反復性病的骨折。
- 早期精神神経症状期（30歳代以降）：脱抑制、多幸症、人格変化、行動異常などの前頭葉症状を主徴とし、その他、歩行障害、錐体路徴候、不随意運動（舞踏運動、ミオクローヌスなど）、てんかん発作など。
- 晩期精神神経症状期（40歳代以降）：進行性認知症、失外套状態。

【検査】
- CT、MRI：前頭葉優位の脳萎縮、脳室拡大、基底核石灰化、びまん性白質病変。
- 脳波：てんかん様異常脳波

E 機能性疾患

1 頭痛

A 緊張型頭痛(Tension type headache)

多くは両側性で、後頭・後頸部、前頭部あるいは頭部全体の圧迫性あるいは締め付けられる感じの持続的な鈍痛が多い。時に悪心がみられるが、嘔吐することはない。日内変動があり、午後に増悪することが多い。
▶誘因　身体的(パソコンなど)および精神的ストレス(不安や悩みなど)。
【治療】鎮痛薬、筋弛緩薬、抗不安薬、抗うつ薬。

B 片頭痛(Migraine)

若年女性に好発し、前兆(閃輝暗点、視野欠損、霧視など)のあるものとないものがある。ストレスや心理的葛藤からの解放後に起こりやすい(寝すぎて遅く起きた休日の午後など)。

● 発症機序
▶三叉神経血管説　脳血管周囲の三叉神経終末に何らかの刺激が伝わり、神経の炎症が起こる。この情報は三叉神経核に伝達され、その後、視床さらに大脳皮質に伝播され痛みとして感じられるが、その過程で脳幹や視床下部にも伝達されるため、悪心・嘔吐、光・音過敏などの自律神経系の随伴症状をきたす(Moskowitz ら)。トリプタン系薬は三叉神経終末の$5-HT_{1D}$受容体および脳血管周囲の$5-HT_{1B}$受容体に結合し、上記の異常を制御すると考えられている。

【症状】
- 頭痛の持続時間は3〜72時間(未治療あるいは治療が無効の場合)。
- 片側性
- 中等度〜重度の頭痛。
- 日常的な動作(歩行や階段昇降など)で頭痛が増悪する、あるいは頭痛のために日常的な動作を避ける。
- 悪心・嘔吐。
- 光・音過敏。

頭痛がその他の疾患によらない場合、片頭痛と診断可能。

【治療】(薬物療法)
- トリプタン系薬物(セロトニン受容体作動薬)：頭痛後できるだけ早期に服用させるのがコツ。心筋梗塞、脳梗塞、コントロールされていない高血圧、閉塞性末梢血管障害などを有する患者には禁忌。
- 鎮痛薬：非ステロイド性抗炎症薬(NSAIDs、アスピリンなど)。
- 酒石酸エルゴタミン(＋カフェイン配合剤)。トリプタン系薬物を使用するときは、24時間以上の間隔をあける(併用禁忌)。
▶予防薬　Ca拮抗薬(ロメリジン)、βブロッカー(プロプラノロール)、抗てんかん薬(バルプロ酸、トピラマート)、抗うつ薬(アミトリプチリン)。

> 妊娠中に使用可能な頭痛薬はアセトアミノフェンのみである。

> トリプタン系頭痛薬は片頭痛のみに効果があるわけではなく、くも膜下出血による頭痛などにも有効なことがある。

C 群発頭痛(Cluster headache)

▶好発年齢　中年男性(30〜40歳)
【症状】
- 片側の眼窩、眼窩上部、側頭部の眼の奥に起こり、えぐられるような、何かで突き刺されるような激しい痛みで、数日〜数週間にわたって毎日続けて起こる。就寝後1〜2時間あるいは明け方に発作的に起こる。
- 1回の持続時間は20〜90分程で、同じ側で起こる。
- 罹患側の顔面の発赤、流涙、結膜充血、鼻汁、Horner症候群などの自律神経症状を伴う。
- 前駆症状はない。
- 頭痛がないときが数か月〜数年続く。
▶誘因　アルコール、タバコ、昼寝。

【治療】発作時はトリプタン系薬物(注射)、100% 酸素吸入、その他、エルゴタミン、鎮痛薬。

D くも膜下出血による頭痛

突然の激しい頭痛(頭を割られるような)と嘔吐を伴う。意識障害のほか、項部硬直や Kernig 徴候などの髄膜刺激症状がみられることもある。

E 脳脊髄液減少症(低髄液圧症候群)による頭痛

▶ 定義　脳脊髄液腔から脳脊髄液が持続的ないし断続的に漏出することによって脳脊髄液が減少し、頭痛、頸部痛、耳鳴り、視機能障害、倦怠などさまざまな症状を呈する疾患。特に坐位や起立によって頭痛の増悪が起こり、臥位によって軽快する特徴がある。

【検査】MRI が第一選択で、びまん性の硬膜肥厚と造影効果、硬膜下水腫、小脳扁桃の下垂、脳幹(橋)の扁平化、下垂体の腫大などの所見がみられる(図Ⅲ-49)。

▶ 髄液漏出の診断　MR myelography や RI cisternography で漏出が疑われたときは、MRI(脂肪抑制 T2 強調画像および造影脂肪抑制 T1 強調画像)あるいは CT myelography(マルチスライス CT)による局在診断が必要。

【治療】自家血による硬膜外パッチ療法。

F 薬物乱用頭痛

3 か月以上の期間、定期的にエルゴタミン製剤(1 か月に 10 日以上)、トリプタン系薬剤(1 か月に 10 日以上)、鎮痛薬(1 か月に 15 日以上)などを単剤で、あるいは 1 か月に 10 日以上複合薬物(鎮痛薬とその他の頭痛薬の複合)を過剰に服用することにより誘発される頭痛。頭痛は時々で強さ、型、場所が変化し、難治性である。乱用薬物の中止後、2 か月以内に頭痛が改善する。

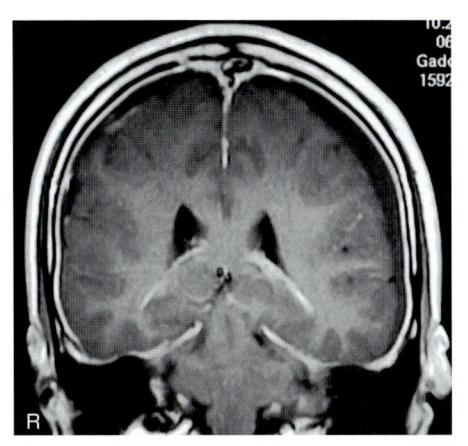

図Ⅲ-49　脳脊髄液減少症(造影 MRI、T1 強調冠状断画像)
びまん性の硬膜肥厚と造影効果および両側、特に左側の硬膜下水腫がみられる。

2 ナルコレプシー (Narcolepsy)

▶ 発症年齢　10〜35歳(通常 25 歳まで)。
▶ 病因　特発性、あるいは二次性(外傷、腫瘍など)。

【症状】
- 睡眠発作：日中に起こる突然の耐えがたい眠気と睡眠発作(15 分以内が多い)が毎日続く。
- 脱力発作(cataplexy)：笑ったり驚いたときに、突然に膝や肩の力が抜けてしまう情動時脱力発作。
- 睡眠麻痺：入眠時や覚醒起床時に、意識はあるが身体を動かそうとしても動かない状態(金縛り状態)。
- 入眠時幻覚

【検査】
- 睡眠ポリグラフ：睡眠脳波で入眠早期にレム睡眠に入る異常所見、入眠潜時が 10 分以内、レム睡眠潜時は 20 分以内などの異常。
- HLA (human leukocyte antigen) タイピング：HLA-DR2 および HLA-DQB1*0602 が陽性。
- 髄液：視床下部で産生される hypocretin (orexin) の低下。

【治療】中枢神経刺激薬(モダフィニル、メチルフェニデート、ペモリン)。

F てんかん

大脳皮質の神経細胞が異常に興奮することによって反復する発作を引き起こし、通常、脳波異常を伴う。

1 てんかん(Epilepsy)発作の分類

A 全般発作

大脳皮質全域にわたる発火の場合を全般発作と呼ぶ。全身のけいれんを引き起こす全般性強直間代発作(いわゆる大発作)や、意識消失が主体でけいれんを伴わない欠神発作(いわゆる小発作)のほかに、ミオクロニー発作、強直発作、脱力発作などが含まれる。

1) 強直間代発作(大発作)：意識障害と全身性に間代性のけいれんを起こす。強直性(病的な筋緊張亢進)けいれんが間代性(筋肉が収縮と弛緩を繰り返す)けいれんに移行するもので、てんかん大発作にみられる。
2) 欠神発作(小発作)：突然生じる意識の短い中断で、ぼんやりと一点を見つめていることが多い。時に唇をなめたり、素早いまばたきを行うような運動症状がみられる。
3) ミオクロニー発作：尿毒症、肝不全、Creutzfeldt-Jakob病に合併することが多い。短時間の筋肉の収縮によるjerky(けいれん性)な不随意運動である。若年ミオクロニーてんかんは思春期頃に発病し、光刺激でしばしば発作が誘発される(バルプロ酸が有効)。

▶ **重積発作** 全般発作が15分以上続く状態で、生命に危険が及ぶ可能性があり、救急処置が必要。

B 部分発作

脳の一部の異常興奮によって発作が始まる場合を部分発作と呼ぶ。意識障害を伴わないものを単純部分発作、意識障害を伴うものを複雑部分発作と呼ぶ。脳の一部から発火が始まり、その後、発火が大脳皮質全域に広がる場合を二次性全般化発作と呼ぶ。

● **単純部分発作**

異常活動の脳内局在により症状が異なる。運動野は不随意な反復運動、感覚野では異常感覚、視覚野なら閃光がみられる。手に始まった震えが腕や足に次々と進展していく場合をジャクソン行進(jacksonian march)という(jacksonian epilepsy)。

▶ **Todd paralysis(トッド麻痺)** 発作後一過性に運動麻痺が残ること。
▶ **向反発作(adversive seizure)** 両眼を左右いずれかの方向に回旋する発作で、両眼共同偏視が起こり、頭部や体幹の回転を伴う(回転発作)。前頭葉内側(補足運動野)病変では、病変側と反対方向へ上肢を挙上し、それを見上げるように頭部、眼球を回転させる(姿勢発作)。

● **複雑部分発作**

側頭葉てんかんが有名である。典型的には側頭葉(扁桃体や海馬)や前頭葉の異常活動を原因とする症状を示す。既視感(デジャヴュ、déjà-vu)、恐怖、記憶障害、言語障害などの前兆の後に自動症を伴う複雑部分発作(数十秒〜数十分)が生じるのが特徴である。発作期は記憶障害がある。

▶ **精神運動発作** 短時間の意識障害(もうろう状態)。
▶ **自動症** 口をもぐもぐさせたり、その場にそぐわない異常行動をする発作。

● **二次性全般化発作**

単純発作または複雑部分発作から強直間代発作に進展。前兆が存在し、意識は消失する。強直間代発作との鑑別が難しい。

2 検査

A 脳波

1 脳波の基本的事項

● **基礎波**：正常脳波は大脳皮質、視床(非特殊核)、脳幹網様体によって形成される。

　α波：8〜12 Hz、β波：13〜25 Hz、θ波：4〜7 Hz、δ波：3 Hz以下。

● **健常成人覚醒時脳波**

安静閉眼時は、後頭部優位に出現するα波および前頭部優位に出現するβ波(50 μV以下の低振幅速波)に

よって構成され、徐波としては、ごくわずかな低振幅θ波が散在する程度で、明瞭なθ波やδ波は出現しない。

● 睡眠脳波
- Stage 1（浅眠期）：低振幅θ波が不規則に混入、頭蓋頂鋭波（瘤波、vertex sharp transient）が出現。
- Stage 2（軽睡眠期）：紡錘波（spindle）とK複合波（K-complex）の出現。
- Stage 3（中等度睡眠期）：20～50%を75μV以上、2Hz以下の徐波が占める。紡錘波は、あったりなかったりする。
- Stage 4（深睡眠期）：50%を75μV以上、2Hz以下の徐波が占める。
- Stage REM（レム睡眠期）：眼球運動が出現、脳波はStage 1に類似したパターン。

● 賦活法
- 開眼：正常では、開眼によりα波は減衰する（α blocking）。ナルコレプシーでは、入眠時レム期に開眼させるとα波が出現する（逆説α blocking）。
- 光刺激：ミオクロニー発作
  ・光けいれん応答（photo-convulsive response）：光刺激で棘・徐波複合や多棘・徐波複合が誘発され、刺激をやめても短時間突発波が続いて出現し、四肢などにミオクローヌスけいれんが誘発されるてんかん性の反応である。
  ・光ミオクローヌス応答（photo-myoclonic response）：光刺激で顔面や四肢に刺激と一致した形でミオクローヌスけいれんが起こり、刺激終了と同時に消失する反応で、健常者でもある程度みられる生理的な反応である。
- 過呼吸：小発作では過呼吸中に発作波（3Hz spike and wave）が賦活され、もやもや病では過換気負荷後に遅れて徐波のバーストがみられるのが特徴。
- 睡眠：精神運動発作（側頭葉てんかん）の賦活。

2 各疾患の脳波の特徴（図Ⅲ-50）
▶ 大発作　多棘波（polyspikes）
▶ 欠神発作（小発作）　3Hz棘徐波（spike and wave）
▶ ミオクロニー発作　両側同期性対称性の多棘徐波複合（multiple spikes and wave complex）。
▶ 脳幹性昏睡　α-coma（脳幹出血）、β-coma（脳幹梗塞や循環不全）。
▶ Creutzfeldt-Jakob病（図Ⅲ-25、106頁参照）、亜急性硬化性全脳炎（103頁参照）　周期性同期性放電（PSD）

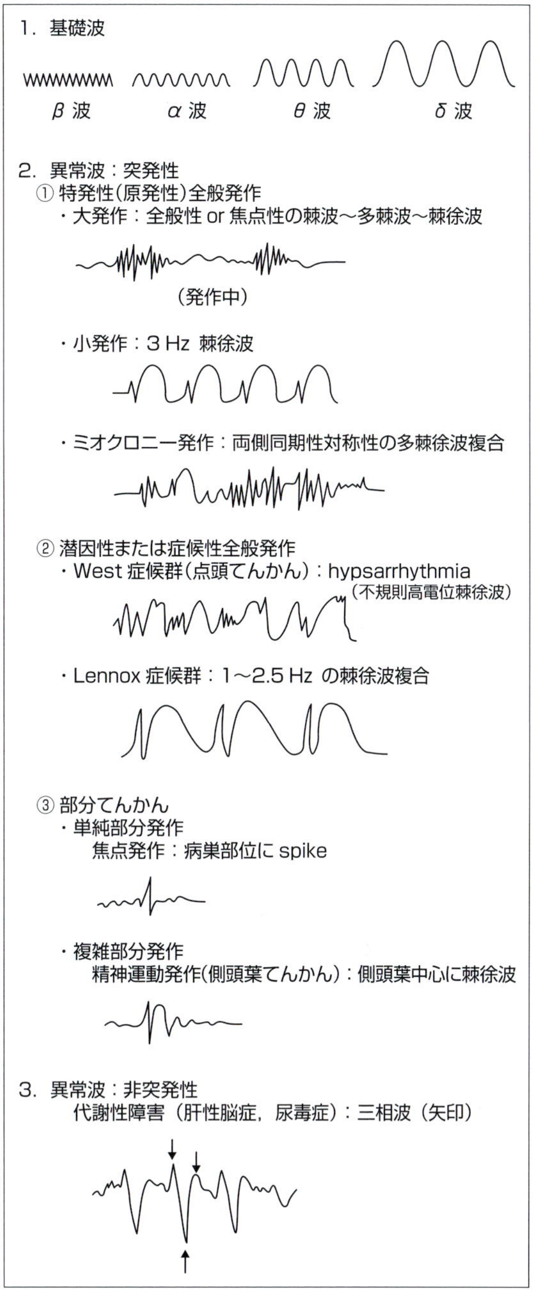

図Ⅲ-50　各疾患の脳波の特徴

▶ 単純ヘルペス脳炎　同期性一側てんかん型放電（PLEDs）（脳梗塞、脳腫瘍などでもみられる）。
▶ 肝性脳症　三相波（尿毒症や低酸素性昏睡などでもみられ、前頭部に多い）。
▶ West症候群（点頭てんかん）　4～12か月、hypsarrhythmia（すべての誘導で全く同期しない高振幅徐波、棘波、鋭波が混在してみられる脳波所見）。

- ▶ Lennox 症候群　3〜5歳、1〜2.5 Hz の棘徐波複合。

B 画像

- ▶ CT、MRI　器質的疾患の有無（脳血管障害、脳腫瘍、脳外傷など）。てんかん重積発作数日以内では、一過性に拡散強調画像（DWI）で大脳皮質や視床などに高信号域が認められる。
- ▶ SPECT、FDG-PET、脳磁図（MEG）　てんかん焦点の検索。SPECT/PET で非発作時は病巣部の血流および代謝の低下、発作時は血流および代謝の増加。

3 治療

1 英国の第一選択薬（National Institute for Clinical Excellence：NICE ガイドライン）

- ▶ 部分発作　カルバマゼピン（CBZ）、ラモトリギン（LTG）、バルプロ酸（VPA）、トピラマート（TPM）、レベチラセタム（LEV）。
- ▶ 強直間代発作　CBZ、LTG、VPA、TPM。
- ▶ 強直発作　LTG、VPA。
- ▶ 欠神発作　エトスクシミド、LTG、VPA。
- ▶ ミオクロニー発作　VPA
- ▶ WEST 症候群　ステロイド、ビガバトリン。
- ▶ Lennox 症候群　LTG、VPA、TPM。

2 重積発作の治療

ジアゼパム（あるいはフェノバルビタールまたはミダゾラム）静注→ホスフェニトイン（あるいはフェニトイン）静注→全身麻酔薬（チオペンタール、プロポフォール、ミダゾラム、デクスメデトミジン）静注。

3 治療の中止

発作消失期間が3〜5年続き、脳波が正常化している状態では、数か月かけて減量するのが一般的である。急激な減量や中止は、発作頻度の増加あるいは重積発作を引き起こす可能性がある。

4 薬物の副作用

- ▶ フェニトイン　歯肉増殖、小脳性運動失調（Purkinje 細胞の変性、前葉萎縮）。骨粗鬆症。若い女性には使用しない。
- ▶ VPA　不可逆性肝障害、食欲増進による体重増加、血中アンモニア上昇。1,000 mg/日以上服用の母親から生まれた3歳児のIQが低下しているとの報告あり。
- ▶ CBZ　眠気、アレルギー性皮膚炎、肝障害、骨髄抑制。
- ▶ フェノバルビタール　認知機能低下
- ▶ LEV　眠気、無力感、注意力・集中力・反射運動能力の低下など。
- ▶ LTG　傾眠、めまい、発疹、失神発作。認知機能への影響なし。
- ▶ TPM　傾眠、体重減少、浮動性めまい、摂食異常（無食欲、大食症候群）、腎・尿路結石。

> **新規抗てんかん薬（ガバペンチン、TPM、LTG、LEV）について**
>
> 部分発作および二次性全般化発作にはすべての新規抗てんかん薬に、また、原発性全般性強直間代発作にはガバペンチンを除くすべての新規抗てんかん薬に効果がみられている。一般に、部分発作の第一選択薬はCBZ、第二選択薬はLTGかLEV、全般発作の第一選択薬はVPAで、第二選択薬はLTG、LEVあるいはTPMであるが、新規抗てんかん薬にはこれらの旧来薬の効果を上まわる作用はない。新規抗てんかん薬は副作用の面で利点が多く忍容性も高いが、旧来薬でも副作用が目立って多いわけではない。妊娠可能年齢の女性には、VPAの催奇形性を避けるために、催奇形性が少ないLTGが推奨される。わが国では新薬の使用は原則併用療法が義務づけられているため、クロバザムなどを併用することが多い。

5 外科治療

抗てんかん薬治療が効果がない場合は外科的治療を考える。特に、海馬硬化症による側頭葉てんかんには扁桃体・海馬切除術、側頭葉前部切除術が有効（発作消失率は約70％）。

6 迷走神経刺激療法

薬剤抵抗性の難治性てんかん発作を有するてんかん患者（開頭手術が奏功する症例を除く）の発作頻度を軽減する補助療法で、迷走神経刺激装置で左頸部迷走神経を刺激することで大脳全体の発作抑制力を高める電気刺激療法である。開頭手術が不要（低侵襲性）で刺激をいつでもやめられること（可逆性）が大きな長所である。開頭手術後に残った発作に対しても効果がある。

7 抗てんかん薬の催奇形性

奇形発現率はプリミドン14.3％、VPA 11.1％、フェニトイン9.1％で、対照3.1％に比較して高率である。また、多くの抗てんかん薬は用量依存的に奇形発現率が高くなる。LTGは対照と比較しても催奇形性の発現率に差がみられないために、妊娠可能な女性に好んで選択される。

8 てんかん患者の運転免許

2002年6月に施行された新道路交通法および同施行令で、以下のいずれかの項目が主治医または臨時適性検査により確認されれば、免許取得可能である。

- 過去に5年以上発作がなく、今後発作が起こるおそれがない。
- 発作が過去2年以内に起こったことがなく、今後、X年であれば発作が起こるおそれがない。
- 1年の経過観察後、発作が意識障害および運動障害を伴わない単純部分発作に限られ、今後、症状の悪化のおそれがない。ただし、運転に支障をきたす発作が過去2年以内に起こったことがないのが前提である。
- 2年間の経過観察後、発作が睡眠中に限って起こり、今後、症状の悪化のおそれがない。

☞ **難治性てんかん**
普遍的な定義は存在しないが、一般には、抗てんかん薬2種類以上の薬物療法で発作が1年以上抑制されず、日常生活に支障をきたす状態をいう（国際抗てんかん連盟）。てんかんのおよそ1/3が薬物療法によってコントロールされない難治性てんかんである。原因が海馬硬化症（側頭葉てんかん）、脳腫瘍、大脳皮質形成障害、脳血管奇形などの場合は外科的切除による治療が見込める。

☞ **高齢者てんかんの特徴**
65歳以上（WHO定義）の高齢者てんかんの原因は脳血管障害（ヘモジデリン沈着が原因と考えられる脳出血やくも膜下出血に多い）（約30％）、神経変性疾患（Alzheimer病）、頭部外傷、脳腫瘍などで、症候性が主体である。非けいれん性のことが多く、ほとんどは複雑部分発作や単純部分発作などの局在関連（部分）てんかんである。側頭葉てんかんが多く（60〜70％）、前頭葉てんかんは約15％。複雑部分発作では、前兆がみられず、長時間（数時間〜数日間）の意識減損発作後もうろう状態が続くことも多い。前頭葉てんかんでは、過運動発作が多い。初回発作後の再発率は66〜90％と高率であるため、初回発作時から治療を開始する（成人発症例では、原則2回目の発作後に治療する）。症例の80〜90％は単剤かつ少量（漸増）で治療効果が期待できる（てんかん原性領域が強固な回路をまだ形成していないためと考えられる）。

☞ **てんかん患者の無申告での運転免許取得に新たな罰則**
てんかんの罹患を無申告のまま運転免許証の更新を行っていた運転者による事故が相次いでいることから、警察庁の有識者会議から、以下の提言がなされている。

- てんかん患者がてんかんを無申告で運転免許取得・更新を行った場合の罰則規定。
- 担当医師による任意通告。
- 一定の講習を受けることなどを条件に運転免許取り消し後3年以内の再取得ならば、学科・技能試験を免除するなどの負担軽減。

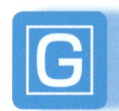

G 脱髄性疾患、白質ジストロフィー（白質脳症）

多発性硬化症（MS）と視神経脊髄炎（NMO）の頻度が高く、両者の比率は3：1である。

1 多発性硬化症 (MS：multiple sclerosis)

A 総論

中枢神経の白質に多数の脱髄斑が散在（空間的多発）し、症状の寛解、増悪が繰り返し出現（時間的多発）するのが特徴である。通常、末梢神経は障害されない。
- 疫学　北方の寒冷地に高頻度で、欧米では高く、アジア諸国（わが国も含む）では比較的低い。
- 発症年齢　15〜50歳（20〜30歳代がピーク）、女性に多い（男女比1：3）。
- 病態
  - 髄鞘構成成分のミエリン塩基性蛋白（MBP：myelin basic protein）に対する自己免疫応答異常説。
  - ウイルス感染説
- MSの臨床病型
  臨床経過による分類
- 再発寛解型　再発増悪の後に寛解期がある（MSの65〜85％）。
- 慢性進行型
  - 二次進行型：初期に再発型であった後に1年以上の持続する進行を示す（9％）。
  - 一次進行型：発症時より持続的な進行を示す（6％）。

【病理】MBPの消失を特徴とする炎症性脱髄性病変で、一般に軸索は保たれる（軸索障害は二次的所見）。

B 症状

急激な視力低下で発症することが多く、寛解・増悪型が多い（約80％）。

1 眼症状
- 球後視神経炎による視力低下　1〜2週間で回復することが多い。黄斑から出た神経線維は耳側乳頭に入り、球後では視神経の中央部を走行する。MSにおける視神経炎や球後視神経炎では、脱髄性炎症が視神経中央部に起こることが多いため、二次的に軸索まで障害されると逆行性に軸索変性が起こり（視神経萎縮）、耳側の乳頭部が蒼白に見える（乳頭耳側蒼白）（口絵-7）。
- MLF症候群（内側縦束症候群）　両側性の場合はMSの可能性が高い。

2 その他の脳神経症状、脳幹症候
顔面感覚鈍麻（Ⅴ）、両側三叉神経痛、眼球運動障害（Ⅲ、Ⅳ、Ⅵ）、両側性顔面神経麻痺、注視性眼振（Ⅷ）、構音障害、嚥下障害。

3 小脳症状
断綴言語、眼振、企図振戦（Charcot 3徴）。

4 脊髄症状
- 感覚障害　三叉神経痛（頸髄上部病変）、後索障害、Lhermitte（レルミット）徴候、有痛性強直性けいれん、錯感覚、しびれ感。
  - Lhermitte徴候：頸の前屈により誘発される背部から下肢への電撃性の疼痛（頸髄病変）。
- 運動障害　四肢の錐体路障害。

5 精神症状
多幸症が多い。

6 膀胱直腸障害
排尿中枢S2より上のレベルで障害される自動性膀胱が主体。便秘や便失禁。

7 Uthoff（ウートホフ）徴候
運動時、温熱状態（hot bath）時、血管拡張薬使用時などに、一過性に神経症状（視力障害、しびれ、麻痺など）が悪化するもので、体温が戻れば通常回復する。MSの重要な初期症状である。

C 検査

- 中心フリッカー値測定　視神経炎がある場合に低下（正常は35 Hz以上、25 Hz以下は異常）。
- 髄液　リンパ球増加（100個以下/mm^3）、急性期に蛋白の軽度上昇、圧・糖は正常。γ-グロブリン〔特に免疫グロブリンG（IgG）〕の増加、IgG indexの上昇。オリゴクローナルバンド（OB：oligoclonal band）およびMBP（急性増悪期）陽性。

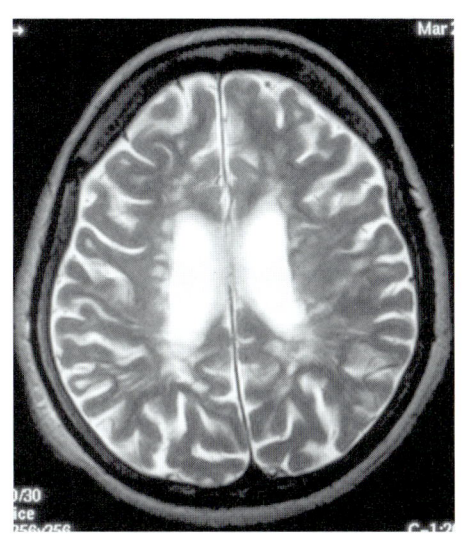

図Ⅲ-51　多発性硬化症（MRI T2 強調水平断画像）
側脳室周辺に多数の斑状の病変がみられる。

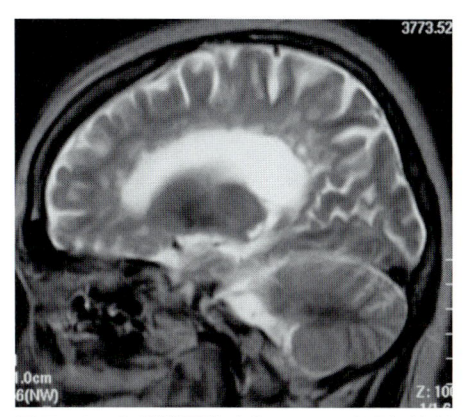

図Ⅲ-52　多発性硬化症（MRI T2 強調矢状断画像）
側脳室周辺に多数の斑状の病変がみられる。

- ▶ MRI（図Ⅲ-51、52）　大脳白質および脊髄白質に多数の斑（plaque）状の病変（T1 強調画像で低信号、T2 強調画像で高信号）、大脳白質では側脳室周辺に多い。
- ▶ 大脳誘発電位　視覚誘発電位（VEP：visual evoked potential）、体性感覚誘発電位（SEP：somatosensory evoked potential）の異常（それぞれ約 80％ に異常）。

> オリゴクローナルバンド（OB）は髄液蛋白の寒天ゲル上の電気泳動（等電点電気泳動法）で、γ 分画に認められる 1～数本の不連続な異常バンドを指す。OB は健常者にはみられない。OB 陽性は、① 中枢神経系感染症（髄膜炎、脳炎）、② 脱髄性疾患（MS：80～90％ で陽性）にみられる。

> **Dawson's finger**
> MS の病初期に MRI（T2 強調画像）で、静脈周囲の炎症性病変により側脳室に垂直に皮質へ長軸を向けた楕円形の病変（ovoid lesion）が認められ、Dawson の指と呼ばれる。

D　診断

中枢神経系に多発性病変があり、再発、寛解を繰り返し、ほかの疾患が除外されたときになされる。

E　治療

- ▶ 急性増悪期　ステロイドのパルス療法が主体、血液浄化療法。
- ▶ 再発予防、進行防止　IFN（interferon）β（1a, 1b）、copolymer-Ⅰ（glatiramer acetate）、IVIG（γ-グロブリン大量静注療法）、フィンゴリモド、免疫抑制薬（アザチオプリン、シクロホスファミド、ミトキサントロンなど）、モノクローナル抗体（ナタリズマブ）。
- ▶ 対症療法　痙性麻痺にバクロフェン、ダントロレンなど。

> フィンゴリモドは、末梢血中のリンパ球を可逆的に減少させ、自己免疫性リンパ球の中枢神経系への浸潤を阻止して炎症を抑制する免疫抑制薬で、MS の再発予防、身体障害の進行抑制に効果のある最初の経口投与薬である。

F　予後

死因は合併症によることが多い。自殺は一般集団より 7.5 倍多い（うつ状態）。直射日光やストレスは誘因になるので避ける。

2　視神経脊髄炎
（NMO：neuromyelitis optica）

中枢神経系に生じる自己免疫性、炎症性、脱髄性および再発性の疾患で、アストロサイトの足突起に存在する抗アクアポリン 4（AQP4：aquaporin 4）抗体が陽性で、圧倒的に女性に多い。

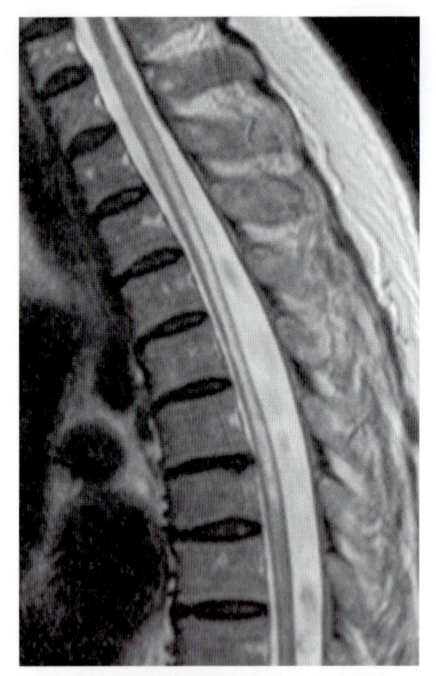

図Ⅲ-53　視神経脊髄炎（MRI T2強調矢状断画像）
3椎体以上の長い連続した胸髄病変がみられる。

表Ⅲ-23　視神経脊髄炎と多発性硬化症の相違点

	視神経脊髄炎（NMO）	多発性硬化症（MS）
発症年齢	35歳以降にピーク（平均35歳）	30歳前後にピーク（平均25歳）
男女比	1：10	1：3
わが国での有病率	約3人/10万人	約10人/10万人
視神経障害の特徴	片側の失明（約30％）、半盲、両側同時障害	中心暗点
横断性脊髄病変	約60％	稀
脊髄MRI病変	3椎体以上の長い病変（約80％）	1ないし2椎体以下の短い病変
	脊髄の中心部（灰白質）	脊髄の周辺部（白質）
髄液所見（細胞数）	増加（>50/mm³）	正常〜軽度増加（<50/mm³）
髄液オリゴクローナルバンド陽性	10〜20％	70〜90％
併存する自己免疫疾患	50〜70％	稀
血清抗AQP4抗体	80〜90％陽性	稀
再発予防、進行抑制	経口ステロイド薬、免疫抑制薬	インターフェロンβ
急性期治療	ステロイドパルス療法＋血液浄化療法	ステロイドパルス療法

▶ 概念　古くは視神経炎と横断性脊髄炎を2週間以内に発症し、病理学的に脊髄の脱髄壊死をきたす単相性疾患をDevic病と呼んでいたが、その中には再発性（視神経脊髄型多発性硬化症、OSMS：opticospinal multiple sclerosis）のものや、視神経や脊髄以外の中枢神経症候を示す症例も含まれていた。欧米では視神経と脊髄に病変の主座をおくタイプをNMOとし、特に再発性や単相性の経過の違いを考慮せず、MSとは異なる病態との考えが主流であった。一方、わが国ではOSMSはMSの亜型と考えられてきたが、その後NMOとOSMSの両者に共通してアストロサイトの足突起に存在する抗AQP4抗体が見出され、NMOとOSMSは同一の疾患で、MSとは異なる疾患であることが判明した。

【診断】
- 視神経炎
- 急性脊髄炎
- 少なくとも以下のうち2項目以上
  ・3椎体以上の長い連続した脊髄病変が脊髄MRIで認められる（図Ⅲ-53）。
  ・発病時の脳MRIでMSの診断基準に合致した所見がない。
  ・血清中のNMO IgGあるいは抗AQP4抗体が陽性。

【病理】　AQP4の消失が一次的で、アストロサイトの障害を主体とし、脱髄は二次的所見と考えられている。AQP4が豊富に発現している延髄背内側の最後野（嘔吐中枢、BBBの欠如部位）、視床下部、第3脳室、第4脳室、中脳水道周囲など、大脳や脳幹に病変を呈する（50〜60％）。
脊髄病変は主にAQP4が高密度に発現している灰白質に分布（MSでは白質に病変）。

【症状】　一般的にMSより重篤で、かつ難治性である（表Ⅲ-23）。
- 再発寛解を繰り返し、再発の度に重篤な後遺症を残すことが多い。
- 視神経炎での失明や、視交叉病変（両耳側半盲）での両側視神経障害が特徴的。
- 視野欠損は中心性視野狭窄が多いが（MSも同様）、水平性半盲が特徴的。
- 最後野病変による難治性の吃逆や嘔吐、視床下部病変によるナルコレプシーや内分泌障害。
- 自己抗体陽性例やSjögren症候群、SLE、橋本病、MGなどの自己免疫疾患の合併が多い。

【治療】
- 急性増悪期：ステロイドパルス療法、血液浄化療法。
- 再発予防：経口ステロイド薬や免疫抑制薬が有用。IFNβ製剤には再発予防効果がなく、むしろ病勢が悪化することも多いので、使用すべきではない。

> **NMOの鑑別**
> NMOの病変は大脳や脳幹にも起こり、また脊髄病変を欠く場合もあるため、脳、視神経、脊髄における病変のみではMSとNMOを鑑別できない。抗AQP4抗体が陽性でNMOの診断基準を満たさない場合はNMO spectrum disorderと呼ばれるが、NMOとして治療を行う。

3 Balo病（Balo同心円硬化症、Concentric sclerosis）

大脳白質において脱髄領域と正常領域が交互に同心円状に配列する病変を呈する、原因不明の中枢性脱髄疾患。MSと異なりU線維は保たれる。フィリピンなどの東南アジア、欧米、中国の若年女性（小児）に多い。

【症状】しばしば典型的MSに類似。錐体路症状、性格変化、行動異常、意識障害など。

【検査】
- MRI：T2強調画像で深部白質に増強効果を伴う特徴的な同心円状変化。
- 髄液：MBP高値、IgG indexやオリゴクローナルバンドは正常。

【病理】炎症性および脱髄性変化が同心円状に生じる。

4 急性散在性脳脊髄炎（ADEM：acute disseminated encephalomyelitis）

中枢神経系を散在性に急性かつ単相性に障害する炎症性脱髄疾患である。ワクチン接種後（10～14日）や水痘、麻疹、上気道感染後数日（3～7日）で発症することが多い（遅発性アレルギー）。

● 分類
- 特発性：原因不明。
- 感染後：麻疹、風疹、水痘などの感染症に続いて起こる。
- ワクチン接種後：狂犬病、日本脳炎、種痘予防接種などの後に起こる。

【症状】頭痛、嘔吐、項部硬直、意識障害、けいれん、麻痺（片麻痺、四肢麻痺）、膀胱直腸障害など（発熱は通常ない）。

【検査】
- 末血：赤沈亢進（WBCは正常～軽度増加）、CRP陽性。
- 髄液：リンパ球増加、蛋白増加。
- 脳・脊髄MRI：両側白質に多数の散在性および融合性病変（T2強調画像で高信号域）。

【病理】脱髄は一般に小静脈周囲に分布し、脳と脊髄を障害する。

【治療】副腎皮質ステロイドが主体、その他、血漿交換療法、大量免疫グロブリン療法など。

5 橋中心髄鞘崩壊（Central pontine myelinolysis）

低Na血症の急速な補正で、細胞外が急に高浸透圧となり、神経膠細胞内の脱水のため、橋の中心部に脱髄が起こる。

【症状】四肢麻痺、球麻痺、意識障害、けいれん、閉じ込め症候群（46頁参照）。

【検査】MRI：橋正中部にT2強調画像で高信号域、橋以外の白質や線条体の髄鞘も障害されうる（橋外髄鞘崩壊症、extrapontine myelinolysis）。

▶ 予防　低Na血症の補正は緩徐にすること。

6 異染性白質ジストロフィー（Metachromatic leukodystrophy）

ライソソーム酵素のarylsulfataseA（第22番染色体）の欠損によりスルファチド（sulfatide）の代謝が盛んな大脳白質、末梢神経、肝臓、腎臓などにスルファチドの異常蓄積をきたす常染色体劣性遺伝疾患。

【症状】1歳頃から発症するものが多く、四肢、特に下肢の運動障害（痙性）、構音障害、筋緊張低下、知能発育遅延、視力障害が進行する。腱反射の亢進、その後低下、消失。

【検査】
- 眼底：cherry red spot、視神経萎縮（1/3～1/2の症例でみられる）。
- 白血球、線維芽細胞：アリルスルファターゼの欠損。
- 末梢神経伝導速度：低下
- 尿：スルファチドの増加。
- 髄液：蛋白の増加。

【病理】大脳、小脳、脊髄および末梢神経の有髄線維の変性。グリア細胞、Schwann細胞、マクロファージ内の異常蓄積物はトルイジンブルー染色で赤染（神経組織は青染）し、異染性（metachromasia）を示す。

【治療】有効な治療法なし。

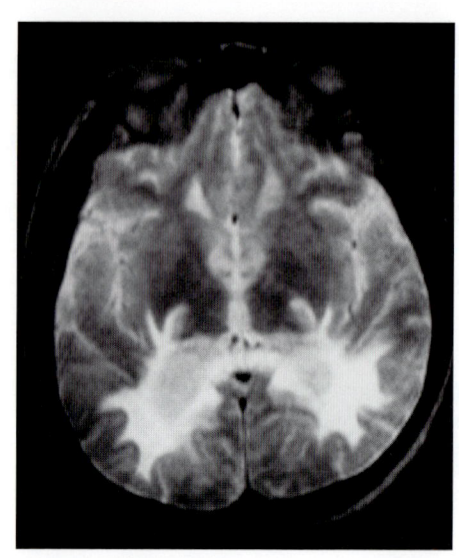

図Ⅲ-54 副腎白質ジストロフィー（MRI T2強調画像）
側頭後頭葉白質に高信号域がみられる。

7 副腎白質ジストロフィー
（ALD：adrenoleukodystrophy）

大脳白質および副腎に、極長鎖脂肪酸のペロキシソーム（peroxisome）での酸化障害により極長鎖（炭素数26以上）飽和脂肪酸が蓄積し、進行性の脱髄と副腎機能不全を呈する伴性劣性遺伝性疾患。
▶原因遺伝子　X染色体（Xq28）に存在するALD遺伝子（*ABCD1*）の異常。
【症状】4〜8歳時に皮膚、粘膜の色素沈着（黒皮症、ACTH上昇による）で発症し、次いで進行性の知能低下、歩行障害（痙性、失調性歩行）、視力・聴力低下をきたし、痙性対麻痺、除皮質状態に至る。
【検査】
- 血清：スフィンゴミエリン（sphingomyelin）中の極長鎖脂肪酸の増加。
- MRI：T2強調画像で大脳白質、特に後頭部から生じる高信号域（図Ⅲ-54）。
【病理】血管周囲のリンパ球浸潤、貪食細胞の出現などの炎症所見。
【治療】有効な方法なし（最近、病初期に同種造血幹細胞移植が有効との報告あり）。
【予後】不良で、1〜5年で死亡する。

8 Krabbe（クラッベ）病

ライソソーム酵素であるガラクトセレブロシダーゼ（β-galactocerebrosidase）（第14番染色体）の欠損により、特に大脳白質にサイコシンが蓄積することで髄鞘破壊を起こす常染色体劣性遺伝疾患。
【症状】全身性の筋強剛、錐体路徴候、末梢神経障害、盲、聾など。
【検査】
- 白血球酵素活性測定（ガラクトセレブロシダーゼ）
- 末梢神経伝導検査：神経伝導速度の低下。
- 髄液：蛋白の増加。
- MRI：T2強調画像で内包、基底核および白質にびまん性に高信号域。
- 脳波：非特異的な徐波化。
【病理】大脳、脳幹、脊髄、末梢神経の脱髄とグリオーシス。Globoid cell（histiocyte）（口絵-45）の出現が特徴。

9 Alexander病

大脳白質にアストロサイト由来のRosenthal線維が出現する*GFAP*（glial fibrillary acidic protein）遺伝子の変異による常染色体優性遺伝性疾患で、進行性の白質脳症を特徴とする。
● 乳児型
【症状】2歳未満で発症、進行性の精神運動発達遅滞、錐体路症状、進行性巨大脳症、けいれん発作を伴う。生存期間は数週〜数年。
【検査】MRIで広汎かつ対称の前頭葉優位の白質病変、T2強調画像で低信号およびT1強調画像で高信号を呈する脳室周囲のrim（縁取り）、基底核・視床の腫大ないし萎縮を伴う信号異常、多巣性腫瘍様の脳幹異常と脳幹萎縮、病変部の増強効果。
● 若年型
【症状】発症は2〜10歳代。錐体路症状、球麻痺、偽性球麻痺、運動失調などの運動障害が主体で、精神運動発達遅延は軽度。生存期間は10歳代前半〜30歳代まで。
【病理】大脳皮質表面の髄膜や皮質・白質内の血管周囲に、好酸性のRosenthal線維および脱髄がみられる（口絵-46）。
● 成人型
【症状】10歳代以降の発症。多様な症状を呈して若年型に類似するが、進行はより緩徐である。自律神経障害、睡眠障害、球麻痺、偽性球麻痺、錐体路症状、けいれん、運動失調、歩行障害、四肢麻痺など。生存期間は数年〜数十年。
【検査】MRIで延髄、頸髄の信号異常あるいは萎縮。

H 筋疾患

1 炎症性ミオパチー

A 多発筋炎(Polymyositis)および皮膚筋炎(Dermatomyositis)

骨格筋に対する自己免疫疾患で、亜急性の四肢近位部優位の筋力低下を特徴とする。
- ▶頻度　多発筋炎(30～45%)、皮膚筋炎(35～50%)。
- ▶好発年齢　多発筋炎および皮膚筋炎とも30～50歳。
- 【症状】対称性の筋力低下が多い(局所性あるいは全身性)。多発筋炎では筋痛は少なく(約15%)、通常、圧痛はみられない。登はん性起立が共通してみられ、さらに皮膚筋炎ではヘリオトロープ疹(両側上眼瞼の紫紅色調の浮腫性紅斑)とGottron徴候(手背部の角化性紫紅色紅斑)がみられる。
- 【検査】
  - ・血清:CK上昇(皮膚筋炎では上昇しないこともある)、筋酵素(AST、ALT、LDHやアルドラーゼなど)活性上昇。
  - ・尿:クレアチン増加、クレアチニン低下(筋量を反映)。
  - ・血沈亢進、CRP上昇、γ-グロブリン増加。
  - ・抗Jo-1抗体(多発筋炎、25～35%)、抗Mi-2抗体(皮膚筋炎、約10%強)。
- MRI:骨格筋の炎症部位が脂肪抑制T2強調画像で高信号域。
- 針筋電図:筋原性変化〔短持続、小振幅、多相性運動単位電位、早期動員(early recruitment)〕(図Ⅲ-55)、線維自発電位、陽性鋭波などの脱神経電位。

> 活動に参加する運動単位が増加する現象を動員(recruitment)という。筋原性疾患では最大筋収縮で早期動員がみられるが、神経原性変化では動員の減少がみられる。

- 筋生検:炎症性変化(炎症細胞の浸潤、壊死、再生)と筋原性変化(筋線維の大小不同、中心核の増加)は共通(口絵-47)。
  - ・多発筋炎:筋内鞘(筋線維束内)および血管周囲へのCD8陽性T細胞の浸潤。
  - ・皮膚筋炎:毛細血管障害による筋線維束周囲性萎縮と筋周膜および血管周囲へのCD4陽性樹状細胞(dendritic cell)の浸潤が特徴。
- ▶合併症
  - ・悪性腫瘍(約30%):高齢者の皮膚筋炎で多い(50歳以上で50%以上)。胃癌(最多)、肺癌が多い。
  - ・間質性肺炎:抗Jo-1抗体陽性患者では合併率が高い。
- 【治療】
  - ・ステロイド、効果不十分な場合は免疫グロブリン大量静注(IVIg)。
  - ・免疫抑制薬(メトトレキサート、アザチオプリン、シクロホスファミドなど)

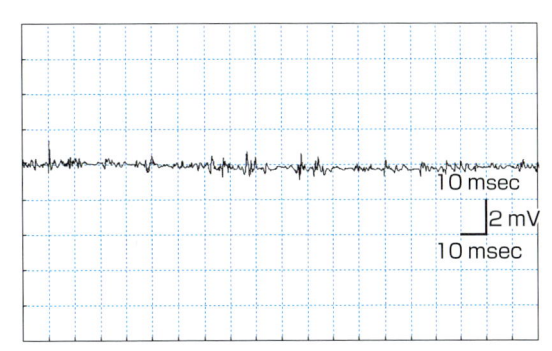

図Ⅲ-55　早期MUPリクルートメント(筋原性変化)
右前脛骨筋、随意収縮時。

B 封入体筋炎(Inclusion body myositis)

- ▶頻度　10～20%。
- ▶好発年齢　50歳以降
- ▶好発部位　手指屈筋、大腿四頭筋、前脛骨筋。
- 【症状】非対称性の筋力低下(近位筋、遠位筋)、手指および手首の屈筋(特に長母指屈筋)＞伸筋の筋力低下、大腿四頭筋＞大腿屈筋の筋力低下、球麻痺症状(嚥下障害)(30～60%)。
- 【検査】CKは正常あるいは軽度上昇(正常の10倍以下)。
- ・針筋電図:筋原性変化

表Ⅲ-24 炎症性ミオパチーの鑑別

疾患名	多発筋炎	皮膚筋炎	封入体筋炎
頻度	30〜45%	35〜50%	10〜20%
好発年齢	成人（30〜50歳）	小児および成人（30〜50歳）	50歳以降
性差	女性＞男性	女性＞男性	男性＞女性
臨床経過	数週〜数か月	数週〜数か月	緩徐進行性
症状	筋炎の症状（四肢近位部）	皮膚病変（ヘリオトロープ疹、Gottron徴候）、筋炎の症状（四肢近位部）	近位部および遠位部筋力低下、嚥下障害
筋生検	CD8陽性T細胞の筋内鞘への浸潤	筋線維束周囲性萎縮が特徴、筋周膜および血管周囲の細胞浸潤（CD4陽性T細胞、B細胞）	縁取り空胞、封入体、種々の程度の炎症細胞の筋内鞘への浸潤
その他	抗Jo-1抗体陽性、心筋炎、間質性肺炎、ほかの膠原病の合併	心筋炎、間質性肺炎、悪性腫瘍、血管炎、ほかの膠原病の合併	糖尿病、ポリニューロパチー

- 筋生検：縁取り空胞（rimmed vacuole）（HE染色、Gomoriトリクローム染色、口絵-48、49）と電顕で核内および細胞質内にフィラメント様封入体。空胞内はβ蛋白、βAPP、ユビキチン、apoE、リン酸化タウ、TDP-43などの免疫染色で陽性。筋細胞の萎縮と肥大、炎症細胞の集簇（多発筋炎よりは軽度）。

【治療】一般にステロイド、血漿交換およびIVIgに対する反応はいずれもよくない。

Point
炎症性ミオパチーの鑑別（表Ⅲ-24）

2 筋ジストロフィー（Muscular dystrophy）

遺伝性、進行性の骨格筋の筋力低下と変性を主徴とする筋疾患である。

▶ 臨床的特徴（表Ⅲ-25）
- 遺伝性
- 進行性の筋力低下・筋萎縮、脊柱側弯・後弯（外眼筋、咽頭筋は一般的には障害されない）。
- 血清CKの高値。
- 筋電図：筋原性変化（短持続、小振幅、多相性運動単位電位、早期動員）。
- 筋生検：筋線維の大小不同および変性壊死、再生、結合織増生、脂肪変性など。

▶ 遺伝形式
- 常染色体優性遺伝：顔面肩甲上腕型、肢帯型Ⅰ型。
- 常染色体劣性遺伝：先天性筋ジストロフィー、肢帯型Ⅱ型。
- 伴性劣性遺伝：Duchenne型、Becker型。

A Duchenne型

▶ 病因　X染色体短腕Xp21.2にあるアクチン（actin）と細胞膜を結合するジストロフィン（*dystrophin*）の遺伝子異常（欠失、重複、点変異など）。

▶ 疫学　男児約3,000例の出生に1例で、筋ジストロフィーの中で最も頻度が高い。

【症状】3〜5歳に歩行障害（動揺歩行あるいはアヒル歩き）で発症。登はん性起立〔Gowers（ガワーズ）徴候、大殿筋と大腿四頭筋双方の筋力低下による〕、下肢近位筋優位の筋力低下・筋萎縮、早期から下腿腓腹部の偽性筋肥大、筋球（萎縮筋の収縮時にみられる筋腹の球状の隆起）、脊柱側弯（傍脊柱筋の筋力低下）・後弯、樽型胸郭、関節拘縮を伴う屈曲性対麻痺、軽度精神発達遅滞。

【検査】
- 血清：CK、アルドラーゼ、AST、ALT、LDHなどの上昇。
- 尿：クレアチン上昇、クレアチニンの低下。
- 心電図：心筋障害（V6誘導で異常Q波）。

【病理】ジストロフィン抗体で筋細胞膜は陰性（ジストロフィン蛋白の欠損）であることが特異的（口絵-50）（口絵-16参照）。

【治療】対症療法（ステロイド、理学療法、側弯の矯正など）

▶ 予後　10歳前後で歩行不能、20歳前後で呼吸不全、心不全で死亡。

表Ⅲ-25 進行性筋ジストロフィーの鑑別

	Duchenne型 （重症型）	Becker型 （軽症型）	肢帯型	顔面肩甲上腕型	福山型
遺伝形式	伴劣	伴劣	常劣	常優	常劣
性別	男性	男性	男性＝女性	男性＝女性	男性＝女性
発症年齢	3〜5歳	小児〜成人	10〜20歳代	6〜20歳	新生児〜乳児
主な罹患筋	腰帯部	腰帯部	肩甲帯、腰帯部	顔面、肩甲帯	全身
精神発達遅滞	（＋）軽度	（−）	（−）	（−）	（＋＋）
偽性肥大	（＋）	（＋）	（±）	（−）	（−）
血清CK	↑↑	↑	↑	正常or軽度↑	↑
予後	20歳前後で死亡	25〜30歳で歩行不能	不定	良好	10歳前後で死亡

B Becker型

Duchenne型筋ジストロフィーの軽症型で、緩徐進行性である。下腿腓腹部の偽性筋肥大、登はん性起立。
【病理】ジストロフィン免疫染色で筋細胞膜上の発現は微弱でpatchy（斑状）である。

> ジストロフィン蛋白は筋細胞膜を内側から裏打ちする細胞骨格蛋白で、筋細胞膜の保持・強化、あるいは情報伝達システムなどに重要な役割を果たしていると考えられている。

> Gowers徴候には2つのタイプがある。
> 1) Duchenne型進行性筋ジストロフィーの患児では、大殿筋と大腿四頭筋の筋力低下のため、臥位から起立する場合、四つん這い姿勢から膝関節を伸展し、左右の手を交互に膝まで挙げ、膝の上を手で押さえつけて起立する。
> 2) 大殿筋のみ筋力が低下し、大腿四頭筋の筋力が保たれているときは、体幹を起こしたしゃがみ姿勢から両膝の上に手を置き、手を支えにしながら膝関節を伸展して起立する。Becker型筋ジストロフィー、LGMD、多発筋炎などでよくみられる。

C 肢帯型
（LGMD：limb-girdle muscular dystrophy）

登はん性起立、下腿腓腹部の偽性筋肥大。
▶遺伝形式
- 常染色体優性遺伝形式をとるもの：LGMD1A（原因遺伝子蛋白はmyotilin）、LGMD2（lamin A/C）その他。
- 常染色体劣性遺伝形式をとるもの
  - LGMD2A：*calpain-3* 遺伝子異常、約40％を占める。
  - LGMD2B：*dysferlin* 遺伝子異常、下腿屈筋群が障害される三好型（遠位型）ミオパチーの原因でもある。
  - その他

D 遠位型ミオパチー（Distal myopathy）

筋ジストロフィーの多くは近位筋優位の筋力低下がみられるが、遠位筋優位のものは遠位型ミオパチーと呼ばれる。

1 三好型ミオパチー

LGMD2Bと同じ染色体2pに存在する*dysferlin*遺伝子異常による常染色体劣性遺伝性疾患である。発症年齢は15〜20歳が多い。下腿屈筋群（腓腹筋とヒラメ筋）優位の障害で、早期からつま先立ちができない。CKは著明に上昇。筋病理ではジストロフィー様の変化がみられ、壊死、再生が中心である。

2 縁取り空胞型遠位型ミオパチー

常染色体劣性遺伝形式をとり、HE染色で好塩基性の顆粒で縁取られた縁取り空胞が特徴で、わが国に多

い。Gomori トリクローム変法で空胞は赤色に染色される。20歳代の発症が多く、下腿伸筋群（前脛骨筋）が早期から障害され、つま先の背屈ができない、スリッパが脱げやすいなどの症状がみられる。進行すると鶏歩となる。CK の上昇は軽度。

> **縁取り空胞(rimmed vacuole)のみられる疾患**
> 封入体筋炎、rimmed vacuole 型遠位型ミオパチー、常優肢帯型筋ジストロフィー（LGMD1A）、眼咽頭型筋ジストロフィーなど。

E 顔面肩甲上腕型（Facio-scapulo-humeral 型）

第4番染色体長腕末端(4q35)に遺伝子座がある常染色体優性遺伝性疾患で、遺伝子内の 3.3 kb の繰り返し配列が短い(正常は 50 kb 以上であるが患者は 28 kb 以下)。

【症状】上肢の挙上困難(肩甲部から上腕にかけての筋萎縮があるが、前腕より末梢では筋は保たれる：ポパイの腕)と翼状肩甲で発症。症状の進行に伴い、腰帯、下腿の筋力低下が加わる。顔面筋(眼筋、口輪筋など)の障害のため表情に乏しく、閉眼時の兎眼や笑うときの横笑いなどがみられる(側頭筋、外眼筋、咽頭筋、呼吸筋および咬筋は免れる)。網膜症や神経性難聴も合併する(約 50%)。

【検査】CK は正常あるいは軽度上昇。

【病理】軽微なものから強いジストロフィー性変化まで多様。強い反応性の細胞浸潤が多いのが特徴で、炎症性筋疾患との鑑別が困難なことがある。

F 先天性筋ジストロフィー（Congenital muscular dystrophy）

乳幼児期に筋力低下、関節拘縮、運動発達遅滞で発症し、筋病理で壊死と再生所見を認める筋ジストロフィーの総称で、細胞膜外の基底膜とその結合に関連する蛋白や糖鎖の異常により起こる。出生時に floppy infant (ぐにゃぐにゃ乳児)か、生後数か月で筋力低下や筋緊張低下を認め、死亡する。中枢神経異常を伴う福山型と、伴わない非福山型に大別される。

1 福山型

精神発達遅滞、筋力低下、脳形成不全(polymicrogyria, 多小脳回)を主徴とする常染色体劣性遺伝性疾患。先天性筋ジストロフィー症の中でわが国では最も多く、小児期進行性ジストロフィー症では Duchenne 型に次いで多い。原因は第9番染色体の *fukutin* の遺伝子異常による。

【検査】
- 血清：CK 上昇
- 頭部 MRI：厚脳回、多小脳回や白質髄鞘化の遅れが特徴的。

> **福山型筋ジストロフィー**
> 骨格筋や中枢神経の異常のほかに、最近では白内障、視神経低形成、網膜剥離などの眼症状も伴うことがわかり、骨格筋－眼－脳が系統的に障害される疾患と考えられている。

2 非福山型

精神発達遅滞を伴わない。筋細胞基底膜の構成蛋白であるラミニン2(laminin 2)の欠損型と陽性型に分類。欧米では陽性型と欠損型は1：1、わが国では 94% が陽性型。ラミニンは基底膜を細胞膜表面の α ジストログリカンに結合させる。

3 ミオトニア症候群（Myotonic syndrome）

A 筋強直性ジストロフィー（Myotonic dystrophy）

進行性の筋力低下と筋萎縮を主徴とする常染色体優性遺伝性疾患で、ミオトニア(myotonia)と骨格筋以外の中枢神経症状、骨異常、内分泌異常などの多臓器障害で特徴づけられる。

1 1型筋強直性ジストロフィー(DM1)：Steinert（シュタイネルト）病

▶ 疫学　有病率5人/10万人、成人発症のジストロフィーでは最多。

▶ 原因　第19番染色体長腕(19q13)の CTG の異常伸長、表現促進現象あり。

【症状】
- 進行性の筋力低下・筋萎縮：10 歳代後半〜20 歳代で四肢遠位部筋力低下、20 歳代後半から 30 歳代で歩行障害。頭頸部では、側頭筋・咬筋・胸鎖乳突筋の萎縮、斧様顔貌、進行すると顔面筋の筋力低下、眼瞼下垂、外眼筋麻痺、嚥下障害、呼吸筋麻痺。四肢では、遠位筋優位の障害がみられ、前脛骨筋の障害では鶏歩。
- ミオトニア：舌や母指球の叩打性ミオトニア(骨格筋が収縮した後、すぐに弛緩しない現象)。
- 多臓器障害：脳病変(認知症、性格変化、精神発達遅滞など)、白内障、感音性難聴、禿頭、骨異常(頭

蓋骨肥厚)、心伝導障害、心筋障害、糖尿病、高脂血症など。

【検査】
- 血清：CK、AST、ALT、LDHの高値、γ-グロブリン低下（IgM, IgG）。
- 心電図：房室ブロック（突然死の原因）、心房細動、心房粗動など。
- 筋電図：早期動員、低振幅多相性電位などの筋原性変化に加え、ミオトニア放電（急降下爆撃音）。
- 嚥下造影：咽頭筋麻痺、食道拡張による嚥下障害。
- 呼吸機能検査：呼吸機能不全による低酸素血症や高炭酸ガス血症。
- MRI：脳萎縮、側頭葉前方部などの白質病変。

【診断】家族歴と特異な顔貌、特徴的な筋力低下の分布、把握性ミオトニア、白内障や糖尿病などの多臓器障害の合併から疑う。叩打性ミオトニア、筋電図におけるミオトニア放電でほぼ診断されるが、遺伝子検査でCTG異常伸長を証明し確定。

【治療】筋力低下に対する治療法はない。ミオトニアにはフェニトイン、カルバマゼピン、メキシレチン（Naチャネルブロッカー）など。

【予後】緩徐進行性で1/3以下の割合で房室ブロックによる突然死に至る（心電図でのチェックが重要）。

> 筋疾患における筋力低下・筋萎縮は、通常、四肢近位筋優位であるが、筋強直性ジストロフィーや遠位型ミオパチーでは、例外的に遠位筋優位に障害される。

2　2型筋強直性ジストロフィー（DM2）：近位型筋強直性ミオパチー（proximal myotonic myopathy）

染色体3qに遺伝子座を有する。Zinc finger protein 9（*ZNF9*）のCCTG反復回数の延長による常染色体優性遺伝性疾患。30〜40歳代で発症する近位筋優位の筋障害（大腿部から始まる）、筋痛、筋強直、白内障、内分泌障害、心伝導障害など。認知機能は正常。

B　先天性筋強直性ジストロフィー

筋強直性ジストロフィーの母親から生まれた子どもに、新生児期から重度の筋力低下と筋緊張低下および中枢神経症状。

▶原因　CTGの異常伸長。

【症状】呼吸障害、哺乳障害を示すfloppy infant、新生児期から全身性の筋力低下と筋緊張低下、表情に乏しく口を半開き。重症例は乳児期に死亡。全例に精神運動発達遅滞を伴う。

C　先天性筋強直症（先天性ミオトニア）（Congenital myotonia）

1　Thomsen（トムゼン）病

常染色体優性遺伝性の疾患で、筋型Clチャネルの遺伝子（*CLCN1*）異常。

【症状】出生時より筋緊張が強く（特に下肢）、四肢の筋肥大あり。舌や母指球の叩打ミオトニア。ミオトニアは休息や寒冷で増悪し、運動（warming up）で軽快する。非進行性で、筋力低下はみられない。

【検査】
- 筋電図：典型的なミオトニア放電。
- 血清：CK正常。

【病理】タイプⅡb線維の欠損。

2　Becker病

常染色体劣性遺伝性の疾患で、筋型Clチャネルの遺伝子（*CLCN1*）異常。

【症状】Thomsen病に類似するが、発症が遅く3歳以降である。ミオトニア現象は早期には目立たないが、年齢とともに強くなる（筋強直が高度）。四肢の筋肥大あり。

4　ミトコンドリア病（Mitochondrial disorders）

ミトコンドリアの変異が原因で好気的エネルギー産生障害（ATP産生の低下）が起こり、エネルギー需要の多い脳、骨格筋、心筋などをはじめ、種々の臓器が障害される母系遺伝性疾患。嫌気的エネルギー産生機構が亢進するため、代謝産物の乳酸やピルビン酸が蓄積する。

筋症状に中枢神経症状を伴うものをミトコンドリア脳筋症という。

【症状】（共通症状）四肢の筋力低下、低身長、感音性難聴、知能低下、糖尿病。

【検査】血中・髄液中の乳酸およびピルビン酸の高値、CKは正常から軽度上昇。

- 筋生検：骨格筋に赤色ぼろ線維（Gomoriトリクローム染色で、筋鞘下に赤色の構造物と、筋線維内に糸くず状または桿状の赤い構造物がみられる）（口絵-51）、cytochrome C oxydase（CCO）陰性線維、コハク酸脱水素酵素（SDH）における血管壁の濃染。

● ミトコンドリア脳筋症（Mitochondrial encephalo-myopathy）の4大病型

1 慢性進行性外眼筋麻痺症候群（chronic progressive external ophthalmoplegia）〔KSS：Kearns-Sayre（カーンズ-セイヤー）症候群〕

20歳以前に発症。初発症状は両側性の眼瞼下垂、外眼筋麻痺が多い。

● 3主徴
▶ 外眼筋麻痺
▶ 網膜色素変性
▶ 心伝導ブロック

2 MERRF（myoclonus epilepsy associated with ragged red fibers、赤色ぼろ線維・ミオクローヌスてんかん症候群）

・ミトコンドリアDNA異常：点変異（A8344G）が多い。10歳前後に発症（小児～40歳）。

【症状】ミオクローヌス、けいれん、失調（小脳症状）、筋症状、知能障害。

【検査】
・脳波：棘徐波複合
・筋生検：赤色ぼろ線維

3 MELAS（mitochondrial encephalopathy, lactic acidosis and stroke-like episode、ミトコンドリア脳筋症、乳酸アシドーシス、脳卒中様症候群）

・ミトコンドリアDNA異常 点変異（A3243G）が多い。20歳以前に発症。

【症状】片頭痛様頭痛、嘔吐が初発症状のことが多い。脳卒中様発作が特徴。けいれん、筋力低下、知能障害。

【検査】MRI：血管の支配域に一致しない側頭・頭頂・後頭葉に多発性脳梗塞様の病変。

> ragged red fiber（赤色ぼろ線維）のみられる疾患
> ミトコンドリア脳筋症のほか、多発筋炎、甲状腺ミオパチー、神経原性萎縮など。

4 Leigh脳症

乳児期に発症。

【症状】哺乳力低下や呼吸筋力低下が初発症状。失調、筋力低下、知能低下、けいれん。

【検査】画像所見：CT、MRIで大脳基底核と脳幹部の対称性壊死病変。

5 後天性代謝性ミオパチー

A 周期性四肢麻痺（Periodic paralysis）

発作性に四肢、特に近位筋優位の対称性の弛緩性麻痺を繰り返す疾患。わが国では甲状腺機能亢進症に伴う低カリウム（K）血性四肢麻痺が多い。通常、顔筋、眼筋、球部筋、呼吸筋（横隔膜）、括約筋は侵されない。

【症状】麻痺は急激に下肢から始まり上行する。麻痺時は腱反射の低下、消失。意識障害や感覚障害を伴わない。

【検査】
・血液検査：CKは正常から軽度上昇。
・心電図：低K血性でT波減高、U波出現、高K血性では不整脈（危険）。
・筋生検：筋細胞内（筋形質、sarcoplasm）に空胞。
・誘発試験：低K血性では糖負荷、高・正K血性では経口Kを負荷し発作を誘発するが、心電図モニターをしながら行う。誘発試験は危険を伴うので、なるべく避けたほうがよい。

【治療】
・低K血性：Kの経口投与（1回量20～40 mEq）。
・高K血性：グルコン酸Ca 10～20 mL静注、アセタゾラミド。
・正K血性：NaClの経口投与あるいは生食の点滴。

● 分類
▶ 原発性（遺伝性）
・低K血性：常染色体優性、10～20歳頃に発症、男性が多い。Caチャネル遺伝子（*CACNL1A3*）の異常。発作は夜間から早朝に多く、数時間から時に数日間持続する。高炭水化物食や激しい運動後の休憩などで誘発される。
・高K血性：常染色体優性、10歳以下で発症、Naチャネルαサブユニット遺伝子（*SCN4A*）の異常。運動後の休息などで誘発され、発作は1時間以内が多い。ミオトニアあるいはパラミオトニアを伴う。
・正K血性：稀。常染色体優性、*SCN4A*の異常。症状は高K血性に類似。

> 高K血性、正K血性、先天性パラミオトニアは遺伝子*SCN4A*に共通の原因があり、3者を同一疾患と考える見方がある。

▶二次性　10〜20歳代の発症が多い
- 甲状腺機能亢進症に伴う低K血症：東洋人男性に多い。誘因は過労、過食、飲酒など。四肢近位筋の痛み、筋力低下、麻痺、cramp。
- 低K血症をきたす疾患：原発性アルドステロン症、尿細管アシドーシス、薬剤（利尿薬、甘草など）。

B　低カリウム血性ミオパチー（Hypokalemic myopathy）

原発性アルドステロン症や利尿薬などによって二次的に低K血症をきたし、亜急性（2〜3週間）に全身、特に頸部や四肢の筋力低下が起こる。経過とともに筋萎縮も伴う。

【検査】
- 血液検査：低K血症、CK高値。
- 尿検査：ミオグロビン尿
- 筋生検：筋線維の壊死が特徴。

【治療】Kの補液。

> **低K血性ミオパチーと低K血性周期性四肢麻痺の鑑別**
> 低K血性周期性四肢麻痺では、弛緩性麻痺が前兆なく突然に発症し、数時間（時に数日間）持続した後に回復する。通常CKは上昇せず、CK上昇は発作を誘発した運動による。他方、低K血性ミオパチーでは、筋力低下が亜急性にゆっくり進行すること、筋力低下が数時間以内に回復せず数日〜数週間持続すること、CK値が著明に上昇すること、尿中に筋破壊によるミオグロビンがみられること、などから鑑別可能である。

C　内分泌性ミオパチー（Steroid myopathy）

1　ステロイドミオパチー

Cushing症候群やステロイドの長期投与で、四肢近位筋優位の筋力低下と筋萎縮をきたす。
ステロイドの減量・中止で症状は改善する。

【検査】
- 血清CK正常
- 尿中クレアチン増加（％クレアチン尿の上昇）。
　％クレアチン尿＝尿中クレアチン／尿中（クレアチン＋クレアチニン）（筋萎縮進行や筋破壊の指標：健常成年男子では10％以下）。
- 筋電図：安静時活動をみない。
- 筋生検：タイプ2（白筋）線維の萎縮の筋原性変化。

> **ステロイドミオパチーと筋炎との鑑別**
> 筋炎の増悪では、CKの上昇のほか、筋力低下の部位において針筋電図で線維自発電位（fibrillation potential）および陽性鋭波（positive sharp wave）の安静時活動を認める可能性が高いが、ステロイドミオパチーではCKは正常であり、通常、針筋電図で安静時活動を伴わない。

2　甲状腺機能亢進症に伴うミオパチー
- 低K血性周期性四肢麻痺
- 甲状腺中毒性ミオパチー
▶甲状腺機能亢進症の55〜82％（50％以上）の例にみられる。
▶男女比4：1、40歳以後に多い。
【症状】近位筋の筋力低下・筋萎縮。
【検査】血清CK正常〜軽度上昇、尿中クレアチンの増加。
- 甲状腺眼症
【病態】眼窩内の甲状腺刺激ホルモン（TSH）受容体自己抗体の関与。
【症状】眼球突出、外眼筋麻痺、閉眼困難。
【検査】眼窩部CT、MRI：外眼筋の肥厚・腫大（筋の付着部ではなく、筋中央部を中心とした筋腹で目立つ）。
【治療】ステロイド、放射線療法。

3　甲状腺機能低下症に伴うミオパチー
- 小児型〔Kocher-Debre-Semelaigne（コッヘル-ドゥブレ-セムレーニュ）症候群〕
- 成人型（Hoffmann症候群）

【症状】
- 近位筋優位の筋力低下、cramp、筋痛、筋の肥大、偽性ミオトニア。
- アキレス腱反射で弛緩相の遅延（極めて特異的）。
- Mounding現象：筋をハンマーで叩打したときにみられる筋の局所的膨隆。

> **crampとspasm**
> 筋肉のれん縮で痛みを伴うものをcramp（有痛性れん縮）、痛みを伴わないものをspasm（れん縮）という。

【検査】血清CK値上昇、尿中クレアチンの上昇、髄液の蛋白増加。

I 神経・筋接合部疾患

1 重症筋無力症
（MG：myasthenia gravis）

骨格筋の神経筋接合部（NMJ：neuromuscular junction）において、抗AChR（アセチルコリン受容体）抗体により刺激伝達が障害される自己免疫性疾患（表Ⅲ-26）。

血中抗AChR抗体にはblocking抗体とbinding抗体が存在し、通常、測定しているのはbinding抗体（80〜90％の陽性率）である。

▶疫学　有病率は4〜5人/10万人で、男女比は1：2。女性は20〜40歳代、男性は50歳代以上に多い。
▶MGFA（Myasthenia Gravis Foundation of America）の重症度分類（表Ⅲ-27）

【症状】
- 初発症状：眼瞼下垂と複視（外眼筋麻痺）が多い。
- 日内変動を伴う：症状は午後に増悪。
- 易疲労性、筋力低下（休息で軽快）：四肢では近位筋優位で上肢が障害されやすい。舌咽頭筋障害で球麻痺症状、首下がり（頸部筋の障害）、重症例では呼吸筋麻痺。

【検査】
- 血中抗AChR抗体値の上昇（基準値：0.2 nmol/L以下）：全身型で80％、眼筋型で50％陽性、個々の患者で抗体価の変動と臨床経過は相関する。
- MuSK（muscle specific tyrosine kinase、筋特異的チロシンキナーゼ）抗体：抗AChR抗体陰性のMG患者の20〜70％（約40％）に陽性。
- 誘発筋電図：3〜5 Hzの低頻度反復刺激で複合筋活動電位（CMAP：compound muscle action potential）の10％以上の減衰（漸減現象：waning）（図Ⅲ-56）。
- 単一線維筋電図（single fiber EMG）：jitterの増加やインパルスのブロック。
  ・Jitter：同一の運動神経で支配される2つの筋線維から得られる信号パルスの時間軸上での変化。
- テンシロン（Tensilon、塩化エドロホニウム）試験：症状の改善あり（陽性）。テンシロンは速効性、短時間持続の抗コリンエステラーゼ（ChE）薬であり、治療には用いない。
- Ice test（cold test）。

表Ⅲ-26　重症筋無力症とLambert-Eaton症候群の鑑別

	重症筋無力症	Lambert-Eaton症候群（152頁参照）
発症年齢	女性（20〜40歳代）男性（50歳代以上）	男性（40〜70歳）
悪性腫瘍との合併	胸腺腫	肺癌（小細胞癌）
外眼筋・顔面筋の麻痺、球麻痺	しばしば（+）	稀
四肢麻痺	上肢＞下肢	体幹、下肢＞上肢
腱反射	→	↓
自己抗体	抗AChR抗体	抗VGCC抗体
誘発筋電図	3 Hz or 5 Hz反復刺激でwaning	高頻度（10 Hz以上）反復刺激でwaxing
テンシロンテスト	（+）	（−）

VGCC：voltage-gated calcium channel

表Ⅲ-27　MGFA重症度分類

Class Ⅰ		眼筋型。眼輪筋の筋力低下も含む。ほかのすべての筋力は正常
Class Ⅱ		眼以外の筋の軽度の筋力低下。眼の症状の程度は問わない。
	Ⅱa	四肢・体軸＞口腔・咽頭・呼吸筋の筋力低下
	Ⅱb	四肢・体軸≦口腔・咽頭・呼吸筋の筋力低下
Class Ⅲ		眼以外の筋の中程度の筋力低下。眼の症状の程度は問わない。
	Ⅲa	四肢・体軸＞口腔・咽頭・呼吸筋の筋力低下
	Ⅲb	四肢・体軸≦口腔・咽頭・呼吸筋の筋力低下
Class Ⅳ		高度の筋力低下。眼の症状の程度は問わない。
	Ⅳa	四肢・体軸＞口腔・咽頭・呼吸筋の筋力低下
	Ⅳb	四肢・体軸≦口腔・咽頭・呼吸筋の筋力低下
Class Ⅴ		挿管中。人工呼吸器の有無や眼の症状の程度は問わない。（通常の術後管理は除く。経管栄養のみで挿管されていない場合はⅣbに含まれる。）

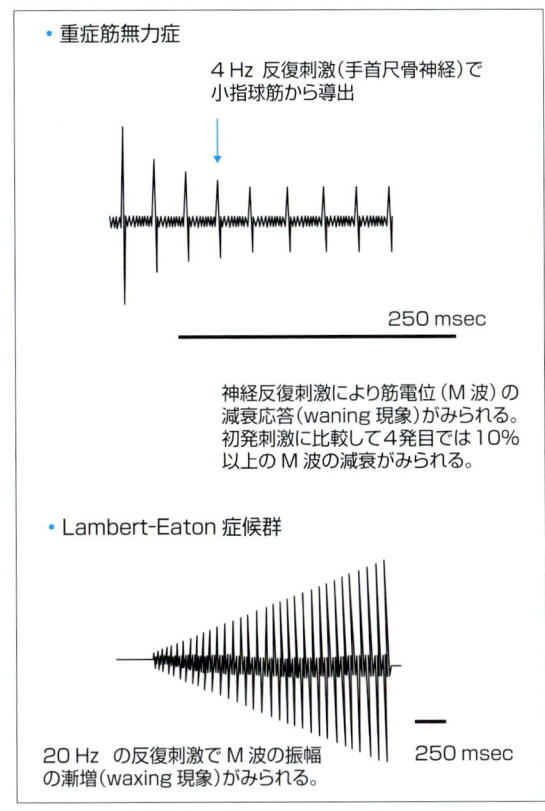

図Ⅲ-56　重症筋無力症とLambert-Eaton症候群の誘発筋電図

- その他
  - 血清CK：正常
  - 針筋電図：通常、正常（ALSとの鑑別に有用）。
- 筋生検：免疫組織学的に免疫関連物質の筋組織への沈着がみられ、電顕では、筋側にあるACh受容体が抗AChR抗体で破壊されて、後シナプス膜（運動終板）が破壊され平坦化する。MuSK-MGやLrp4（low density lipoprotein receptor-related protein 4、LDL受容体関連蛋白4）-MGでは運動終板の破壊像はみられない。

☞ MGは自己抗体の種類により、①AChR抗体陽性MG、②MuSK抗体陽性MG、③いずれの抗体も検出されないdouble seronegative MG、に分類される。最近発見されたDok-7（遺伝子異常で先天性筋無力症が発症）およびdouble seronegative MG患者の血清から報告されたLrp4がともにMuSKの活性化を起こし、シナプス後膜でのAChRのクラスター形成にかかわっている。MuSKと複合体を形成しているLrp4は神経筋接合部形成に必要なagrinの受容体で、agrinを介してMuSKが活性化され、骨格筋に作用するが、double seronegative MG患者の約10％で抗Lrp4抗体が陽性である（わが国では1％以下）。

☞ MuSK抗体陽性MGの臨床的特徴
- 成人発症が多く、圧倒的に女性に多い。
- 抗AChR抗体陽性MGと比較して眼・球症状が目立ち、クリーゼに陥りやすい。
- 抗ChE薬の効果が乏しい。
- 眼筋型MGは抗MuSK抗体陰性である。
- 胸腺腫や胸腺過形成はみられず、胸腺摘除術の適応がない。
- 血漿交換療法とステロイド治療が有効であるが、一部にステロイド薬や免疫抑制薬に反応せず筋萎縮をきたす予後不良の症例が存在する。

☞ Lrp4-MGの特徴
全身型が多く、球症状が眼症状より強い。胸腺腫合併はみられない。テンシロン試験は陰性で、Lrp4抗体のサブクラス解析ではIgG1サブクラスである。治療はMuSK-MGと同様、血漿交換療法が効果的である。

▶合併症
- 胸腺異常：過形成65％＞胸腺腫10〜15％。
- ほかの自己免疫疾患：甲状腺機能亢進症、橋本病、関節リウマチ。

【診断】
- 日内変動のある筋力低下（筋の易疲労性、休むと回復）。
- 誘発筋電図：waningがみられる。
- 抗AChR抗体：陽性
- テンシロン試験：陽性
- Ice test（cold test）：陽性
- single fiber EMG：jitterの増加、インパルスのブロック。
- 筋接合部生検：運動終板の破壊像。

☞ MGでの易疲労性の誘発
易疲労性を調べるには種々の手法がある。例えば、左右水平方向に約20〜30回眼球を反復運動させて負荷をかけると、容易に眼瞼下垂や複視が誘発できる。また、両上肢を前方に水平挙上・保持させておき、患者の上肢の上から検者が約10回ほど繰り返し力を加え負荷を与えると、患者は上肢を保持できない。

> **Ice test(cold test、冷却試験)**
> 閉眼した眼瞼の上に氷を入れた袋を2～3分間置き、眼瞼下垂が2 mm以上改善すれば陽性とする(MGでの感度90～95％、特異度100％とされているが、Fisher症候群で陽性を示した報告もあり、特異度は100％ではない)。特に、眼瞼下垂を認める症例には有用である。

【治療】
- 抗ChE薬(ChE阻害薬)：あくまで対症療法である。
- ステロイド内服：初期増悪あり、注意。
- 胸腺摘出術
  - 胸腺腫がある場合：絶対的適応
  - 胸腺腫がない場合：60歳以下、抗AChR抗体陽性、全身型であれば発症早期に行う。
  - 球麻痺症状や呼吸筋症状があれば、手術の1～2週間前に免疫グロブリン大量療法(IVIg)や血漿交換療法を併用する。

> **胸腺摘出術の非適応**
> ・60歳以上で、CT上胸腺が萎縮してほとんど認められない(特に抗Titin抗体陽性)。
> ・軽度眼症状のみ(眼筋型)で日常生活に支障なく、抗AChR抗体陰性。
> ・MuSK抗体陽性
> ・重篤な合併症(脳梗塞後の片麻痺など)。
> ・抗AChR抗体陽性でも症状がない。
> ・小児の眼筋型。

- **ステロイド大量療法**：パルス療法の適応。
  - 急性増悪期、ステロイド内服で症状コントロール困難。
  - 全身症状があり、日常生活に支障がある。
  - 抗AChR抗体陽性
- **免疫抑制薬**
  ステロイド無効例や副作用による投与困難例に用いる。タクロリムス、シクロスポリン。
- **血漿交換**
  クリーゼ(crisis)の際に使用される。
- **IVIg**
  全身型MG、高齢発症MGの増悪時、クリーゼなど。
▶ 禁忌薬
  - アミノグリコシド系抗生物質(神経筋接合部の阻害、AChの生成や放出を阻害)。
  - 精神安定薬、睡眠薬は慎重投与(呼吸抑制)。
  - D-ペニシラミン(抗AChR抗体の産生を促す)。

> MGに安全な抗生物質はマクロライド系である。その他、ペニシリン系、セファロスポリン系の経口および静注薬も安全。

2 筋無力症性急性増悪(クリーゼ) (Myasthenic crisis)

▶ 誘因　感染、ストレス、各種薬物(アミノグリコシド、麻酔薬、筋弛緩薬)、月経、妊娠、抗ChE薬過量。
【症状】呼吸困難、嚥下障害の増悪、四肢筋力低下。

> **筋無力症性クリーゼとコリン作動性クリーゼの鑑別**
> テンシロン静注で症状が改善すれば筋無力症性(MG自体の増悪)であり、改善しなければコリン作動性(抗ChE薬の過剰投与による脱分極が続きNaチャネルが不活性化)である。

【治療】いずれの場合も呼吸管理(人工呼吸器)が必要。
- 筋無力症性クリーゼ：血漿交換あるいはIVIg、ステロイドパルス療法。
- コリン作動性クリーゼ：抗ChE薬の中止と硫酸アトロピン®の静脈内投与。

3 Lambert-Eaton症候群

　神経筋接合部での神経終末の前シナプスからのアセチルコリン(ACh)の放出障害をきたす自己免疫性疾患で、反復運動で一時的な筋力回復がみられるのを特徴とする。小細胞肺癌が高率に合併する傍腫瘍性症候群に属する。
▶ 疫学　中年男性に多い。
▶ 原因　神経終末における電位依存性Caチャネルに対する自己抗体(抗VGCC抗体：抗voltage-gated Ca channel抗体)によりACh放出が障害され、神経筋接合部障害をきたす。MGと異なり、筋側のAChRは正常である。
【症状】体幹、肩甲帯、腰帯、下肢の筋力低下が主で、椅子からの起立、階段の上り、あるいは歩行障害が初発症状となることが多い。通常、MGでみられるような眼症状や球症状はみられないことが多い。口渇、便秘、勃起不全などの自律神経症状(自律神経の神経終末の神経筋接合部障害による)もみられる。
- 神経所見：腱反射の低下、消失(癌に伴う多発神経炎のため)。

【検査】
- 誘発筋電図：低頻度反復刺激（3〜5 Hz）で waning 現象、高頻度反復刺激（10 Hz 以上）で waxing 現象（MG との鑑別に有用）（表Ⅲ-26、図Ⅲ-56）。
- 抗 VGCC 抗体：陽性（90％）

【治療】
- 合併する悪性腫瘍の治療を優先。
- 塩酸グアニジンや 3,4-ジアミノピリジン：ACh の遊離を促進。
- 血漿交換

4 小児型重症筋無力症

- 新生児一過性重症筋無力症：MG の母親から出生した新生児の約 12％ が一過性の筋無力症症状を呈し、数日〜数週間で回復する。
- 先天性重症筋無力症：神経筋接合部の先天異常で、新生児期に外眼筋麻痺などで発症する。抗 AChR 抗体陰性であるが、waning 現象がみられ、テンシロン試験は陽性。経過は慢性で、後に全身型に移行する。

J 末梢神経障害

末梢神経の障害による運動、感覚あるいは自律神経の障害が包括される。
- ▶ 運動障害を主体とするもの　Guillain-Barré 症候群、慢性炎症性脱髄性多発ニューロパチー。
- ▶ 感覚神経障害を主体とするもの　代謝性ニューロパチー（糖尿病、アルコール、抗悪性腫瘍薬など）、傍腫瘍性感覚性ニューロパチー。
- ▶ 顕著な自律神経障害を伴うもの　アミロイドニューロパチー、急性自律神経ニューロパチー。

> 急性自律性感覚性ニューロパチー
> 自己免疫性機序を基盤に発症し、自律神経節と後根神経節に炎症を起こす急性免疫性疾患である。純粋感覚型である急性感覚性ニューロパチーと純粋自律神経型である急性自律神経ニューロパチーが両極をなす一連のスペクトラムに、急性自律性感覚性ニューロパチーが位置する。

1 Guillain-Barré 症候群（GBS）
（表Ⅲ-28）

急性の運動麻痺を主徴とする疾患であり、先行感染によって惹起された自己免疫性機序により、末梢神経の髄鞘あるいは軸索が障害されることによって発症する。約60％の急性期血清中に抗ガングリオシド抗体の上昇がみられ、経過とともに低下、消失する。多くは単相性の経過をたどり、自然回復する。

表Ⅲ-28　Guillain-Barré 症候群（GBS）の分類

A	脱髄型 GBS（AIDP：acute inflammatory demyelinating polyneuropathy）
B	軸索型 GBS ・AMAN（acute motor axonal neuropathy） ・AMSAN（acute motor-sensory axonal neuropathy）
C	Fisher 症候群
D	急性汎自律神経異常症（acute pandysautonomia）
E	Bickerstaff 脳幹脳炎
F	咽頭頸部上腕型 GBS

AIDP：急性炎症性脱髄性多発ニューロパチー
AMAN：急性運動性軸索型ニューロパチー
AMSAN：急性運動感覚性軸索型ニューロパチー

- ▶ 前駆症状　60～70％にみられ、マイコプラズマ、ウイルス（cytomegalovirus, varicella-zoster virus, Epstein-Barr virus）などによる上気道感染や、Campylobacter jejuni（カンピロバクター・ジェジュニ）による下痢がある。

A 脱髄型 GBS（AIDP：acute inflammatory demyelinating polyneuropathy, 急性炎症性脱髄性多発ニューロパチー）（表Ⅲ-28、29）

GBS の約70％を占める（欧米では90％、わが国では約50％）。Cytomegalovirus や Epstein-Barr virus による先行感染と関連。

- ▶ 経過　発症後、数日～2週間以内にピークがきて、その後、徐々に改善し、数週～数か月以内に治癒する単相性の経過をたどる。約15％は運動障害などの後遺症が残る。

【症状】
- 前駆症状から1～3週間後に、四肢末梢の軽度の感覚異常（手袋靴下型の感覚障害）で始まる。
- 急性の下肢から上行する脱力、弛緩性運動麻痺（四肢麻痺）を特徴とする。5％は呼吸筋障害をきたし、人工呼吸器が必要。
- 重症例は脳神経麻痺（50～80％）（両側顔面神経麻痺、外眼筋麻痺、球麻痺症状）。
- 自律神経障害：初期には軽度の自律神経症状（頻脈、血圧不安定、起立性低血圧、発汗低下、膀胱障害など）を伴うことも多いが、1週間以内に軽快する。
- 腱反射：低下、消失。

表Ⅲ-29　脱髄型・軸索型 GBS の臨床像の鑑別

	脱髄型	軸索型
先行感染	上気道炎	下痢（C.jejuni）
脳神経障害	30～40％	＜20％
感覚障害	あり	稀
自律神経障害	重症例では高頻度	稀
回復	週単位で回復	急速型と遷延型の2つのパターン
標的分子	不明	抗ガングリオシド抗体（GM1、GD1a）

【検査】
- 髄液：蛋白細胞解離（蛋白上昇、細胞数正常）、発症後1〜2週間で蛋白が増加（神経根の病変を反映）、糖正常。
- 末梢神経伝導検査：伝導速度低下（80％）、潜時延長、伝導ブロックあるいは時間的分散（temporal dispersion）（経過とともに遅延と時間的分散が著明となる）（図Ⅲ-57）。F波の遅延、消失。

> **伝導ブロックと時間的分散**
> 運動神経伝導検査で複合筋活動電位（CMAP）の近位/遠位での振幅・面積比、および近位/遠位での持続時間比を測定し、持続時間が不変で振幅・面積の低下がみられたときを伝導ブロック、持続時間が延長しかつ振幅・面積が低下した場合を時間的分散の増大と呼び、脱髄性ニューロパチーを示唆する所見である。伝導ブロックは必ず筋力低下と並行し、筋力が正常なのに伝導ブロックがあるということはありえない（検査の間違いか、筋力の測定に誤りがあるかのどちらかである）。

> **髄液で蛋白細胞解離をきたす疾患**
> ① GBS、② Fisher症候群、③ CIDP、④ DM性ニューロパチー、⑤ 腫瘍性ニューロパチー、⑥ アルコール性ニューロパチー、⑦ 脊髄くも膜下腔ブロック、⑧ 異染性白質ジストロフィー、⑨ Dejerine-Sottas病など。

B 軸索型GBS（表Ⅲ-28、29）

中国やわが国を含めてアジアに多い。脱髄型に比較して症状回復が遷延し、かつ完全回復が困難なグループがある。

1 AMAN（急性運動性軸索型ニューロパチー）
▶ 原因　*C.jejuni*の感染（下痢）による（GBS患者の約30％、わが国では約50％）。

【検査】
- 抗ガングリオシド抗体陽性：GM1、GD1aが主体。
- 末梢神経伝導検査
  ・運動神経伝導検査：CMAP低下（伝導速度は正常）。伝導ブロックがみられるときは、抗ガングリオシド抗体がRanvier絞輪の軸索鞘に沈着するためと考えられている。伝導ブロックを伴うAMANは、GBSの亜型で時間的分散やRanvier絞輪での脱髄を伴わず、伝導ブロックは速やかに解除され（2〜5週間）、軸索変性に至らない。
  ・感覚神経伝導検査：正常

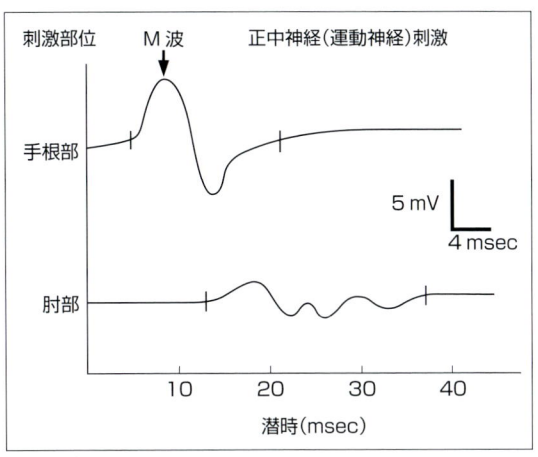

図Ⅲ-57　伝導ブロックと時間的分散
手根部を刺激したときに比べて、肘部を刺激したときのM波の複合筋活動電位（CMAP）の振幅・面積は低下（伝導ブロック）し、かつ持続時間の延長（時間的分散の増大）がみられる。

2 AMSAN（急性運動感覚性軸索型ニューロパチー）
ごく稀（AMANの約6％）。

【検査】
- 抗ガングリオシド抗体陽性：GM1、GD1aが主体。
- 神経伝導検査：AMANの変化に加えて感覚神経活動電位（SNAP）の低下も著明。

> AIDPとAMANでは、ともに運動神経終末、生理的絞扼部位（正中神経手根管部、尺骨神経肘部、総腓骨神経腓骨頭部）および神経根が障害されやすい。これらの部位は血液神経関門（blood-nerve barrier）が欠如あるいは脆弱なため、免疫グロブリンの攻撃を受けやすいからである。

【治療】（AMAN、AMSAN共通）
- 呼吸筋麻痺があるときは、気管挿管のうえ人工呼吸器装着。
- 免疫グロブリン大量静注療法（IVIg）
- 血液浄化療法：単純血漿交換、免疫吸着療法、二重膜濾過法。

IVIgと血漿交換療法の効果は同等であり、併用しても、それぞれの単独療法に比較しての優位性は認められない（併用療法は無意味）。ステロイドは、長期予後を悪化させるので推奨されない。

Point
脱髄型・軸索型GBSの臨床像の鑑別（表Ⅲ-29）

C Fisher 症候群

全外眼筋麻痺、運動失調、腱反射消失を3主徴としたGBSの一亜型。C.jejuni(20%)、H.influenzae(8%)による先行感染と関連。しばしば内眼筋(Ⅲの副交感神経成分)も障害され、散瞳と対光反射の消失を伴い全眼筋麻痺の状態になる(GBSも同様)。腸骨稜などで、しばしば振動覚の著明な低下がみられる。

【検査】
- 抗GQ1bガングリオシドIgG抗体陽性：GQ1bガングリオシドはⅢ、Ⅳ、Ⅵの眼球運動関連脳神経のRanvier絞輪周囲に存在。交叉反応でGT1aも陽性。
- 髄液：蛋白細胞解離がみられる。

【治療】GBSに準ずる。

【予後】失調は発症後1か月、複視は3か月で改善する(症状の大部分は約6か月で軽快する)。

☞ 抗GQ1b抗体および抗GT1a抗体は、①Fisher症候群、②眼球運動麻痺を伴うGBS、③Bickerstaff脳幹脳炎、などの眼症状を伴う疾患でみられ、Fisher症候群およびその関連疾患(咽頭頸部上腕型GBS)に特異的な抗体である。GT1aはⅨ・Ⅹ脳神経で強発現される。

D 急性汎自律神経異常症
(APD：acute pandysautonomia)

1週間〜数週間にわたって、無汗、起立性低血圧、瞳孔反射の麻痺、流涙や唾液分泌障害、勃起不全、膀胱直腸障害、皮膚の立毛反応や血管運動反応の消失などの自律神経障害をきたす疾患である。

▶ 病因　特発性あるいは二次性(感染性など)。
▶ 病態　交感神経と副交感神経の節後線維が主に障害される(体性感覚および運動神経は障害されない)。

【病理】腓腹神経生検で小径の有髄線維や無髄線維の脱落、神経上膜に単核球の細胞浸潤。

☞ APDの自律神経障害はGBSでみられるものと同一で、軽度の筋力低下、腱反射消失、髄液での蛋白細胞解離などGBSとの類似点も多いことから、GBSの一亜型と考えられている。

E Bickerstaff 脳幹脳炎

Fisher症候群に脳幹障害を合併した病態で、急性発症の意識障害、眼筋運動麻痺、運動失調、錐体路徴候によって特徴づけられる。経過は単相性あるいは再発寛解である。

【検査】MRI：橋、中脳、延髄にT2強調画像で高信号域がみられる。

F 咽頭頸部上腕型 GBS
(Pharyngeal-cervical-brachial weakness)

咽頭、頸部、上腕近位部に限局した筋力低下を示す軸索型GBSの局在型である。

【症状】構音障害や嚥下障害などの球麻痺症状で発症し、経過とともに頸部屈曲筋や上肢近位筋の筋力低下がみられる。

【検査】
- 腱反射：上肢腱反射の低下、消失。下肢は正常(腱反射消失のことがある)。
- 抗GT1a抗体：陽性(抗GT1a抗体はしばしば抗GQ1b抗体と交叉反応を示す)。

2 慢性炎症性脱髄性多発ニューロパチー (CIDP：chronic inflammatory demyelinating polyneuropathy)

CIDPとは、慢性進行性あるいは再発性に末梢神経の散在性脱髄が生じ、筋力低下あるいは感覚障害を示す自己免疫性の疾患であり、症状のピークが初発してから8週以降にみられる。亜急性または慢性(2か月〜数か月以上)に進行する型(慢性進行型)、再発と寛解を繰り返す型(再発寛解型)がある。

【症状】GBSとほぼ同じであるが、経過が緩徐。臨床的には約80%が運動障害優位の運動感覚障害型、10%が純粋な運動障害型、10%が感覚障害優位型である。

【検査】
- 髄液：蛋白増加、細胞数≦10/mm^3(蛋白細胞解離)。
- 末梢神経伝導検査：脱髄を反映して伝導速度遅延、伝導ブロック、時間的分散、遠位潜時の延長、F波の潜時延長、F波の消失。
- IgM M蛋白を伴う症例
  ・抗MAG(myelin-associated glycoprotein、ミエリン関連糖蛋白)抗体あるいは抗SGPG(sulfated glucuronyl paraglo boside)抗体陽性：脱髄性であ

表Ⅲ-30　HMSN の分類

HMSN Ⅰ型：Charcot-Marie-Tooth 病の脱髄型ニューロパチー（CMT1）
HMSN Ⅱ型：Charcot-Marie-Tooth 病の軸索型ニューロパチー（CMT2）
HMSN Ⅲ型：Dejerine-Sottas 病（脱髄型）（CMT3）
HMSN Ⅳ型：Refsum 病

表Ⅲ-31　HMSN の遺伝子異常

CMT1A：peripheral myelin protein 22（*PMP22*）、CMT1のサブタイプでは最多
CMT1B：myelin protein P zero（*P0*）
CMT3　：*PMP22*、*P0*、early growth response 2（*EGR2*）

り感覚障害、特に深部感覚障害優位の障害を示すのが特徴である。IVIg、ステロイド、血漿交換、シクロホスファミドなどの免疫抑制薬などは無効か一過性の効果のみで、CIDP のほかの型よりも難治性である（最近、Rituximab の有効性が報告されている）。
・抗 GD1b 抗体陽性：深部感覚を伝える後根神経節の大径ニューロンに局在、SAN（sensory ataxic neuropathy）に関与。
・MRI：馬尾神経、脊髄神経根、腕神経叢あるいは腰仙骨神経叢の Gd 造影効果や神経肥厚を認める。
・神経生検：電顕・ときほぐし法で脱髄や再髄鞘化の脱髄所見。

【治療】
・副腎皮質ステロイド
・血液浄化療法
・IVIg

上記のいずれの治療法にも反応しない難治性（40％前後）には、免疫抑制薬（シクロスポリン A、シクロホスファミドなど）。

3　多巣性運動ニューロパチー（Multifocal motor neuropathy）

運動性末梢神経障害を起こす緩徐進行性の自己免疫性疾患である。
▶好発年齢　平均 40 歳（20〜50 歳）
【症状】非対称性、多巣性の筋力低下が末梢神経領域、特に上肢の遠位部に起こる。筋力低下の割には筋萎縮が目立たず（脱髄性）、cramp、線維束性収縮がみられる。感覚神経は障害されない。
【検査】
・末梢神経伝導検査：伝導ブロックを伴う例と伴わない例あり（ガングリオシド抗体は前根と神経筋接合部の前シナプスに優位に存在するため、通常の神経伝導検査では伝導ブロックが検出できない）。
・抗 GM1 抗体：約 50％ で陽性。
【治療】IVIg（ステロイド療法や血漿交換療法は無効）。

4　遺伝性運動感覚性ニューロパチー（HMSN：hereditary motor and sensory neuropathy）

A　Charcot-Marie-Tooth 病（CMT）

HMSN の分類を表Ⅲ-30 に、原因となる遺伝子の異常を表Ⅲ-31 に示す（CMT 1 型は原因遺伝子の相異により 1A と 1B に細分化）。
CMT は、下肢遠位部に始まる筋萎縮と感覚障害の慢性進行性のポリニューロパチーを主徴とする遺伝性疾患である。HMSN や腓骨筋萎縮症（peroneal muscular atrophy）とも呼ばれる。
▶遺伝形式　主に常染色体優性遺伝。
▶発症年齢　20 歳以下
【症状】
・初発症状：左右対称性の前脛骨筋萎縮（腓骨神経支配）による垂れ足（drop foot）や鶏歩（steppage gait）。
・大腿の下部 1/3 より遠位の筋萎縮（コウノトリ型、逆シャンペンボトル型）。
・進行すると前腕遠位部と小手筋の萎縮（カフス型の筋萎縮）。
・腱反射、特にアキレス腱反射の低下。
・四肢遠位部優位の全感覚、特に振動覚の低下。
・足の変形（高アーチ、凹足）。
【検査】
・末梢神経伝導検査
　・CMT1 型：運動および感覚神経の伝導速度遅延。
　・CMT2 型：伝導遅延なしか軽度低下、CMAP と SNAP の低下。

> CMT は脱髄型でも神経線維全長にわたる均一性の脱髄病変が起こり、局在性障害の要素が少ないため、伝導ブロックや時間的分散は目立たない。

・神経生検
　・CMT1 型：脱髄障害主体（節性脱髄）、末梢神経肥厚、玉ネギ形成（onion bulb formation）（口絵-10）、（39 頁参照）。

- CMT2型：軸索障害主体、onion bulb形成は稀。
- 筋生検：神経原性変化＋筋原性変化（大小不同、中心核）。

B Dejerine-Sottas病（CMT3）

▶ 常染色体劣性遺伝
▶ 発症　乳幼児期

【症状】高度の筋力低下、圧痛のない神経肥厚。
【検査】髄液：ほかのCMTと異なり、蛋白の上昇がみられる（神経根の肥大による）。
【病理】玉ネギ形成が顕著。

> **末梢神経肥厚のみられる疾患**
> Dejerine-Sottas病、CIDP、Refsum（レフスム）病、家族性アミロイドーシス、らい性ニューロパチー、結節性多発動脈炎、von Recklinghausen病など。

C 家族性アミロイドポリニューロパチー（FAP：familial amyloid polyneuropathy）

*Transthyretin*遺伝子の異常により肝臓で変異transthyretinが合成され、これらが重合してアミロイド線維が形成された後、このアミロイド物質が脳以外の全身臓器に沈着し、主に末梢神経と自律神経を障害する常染色体優性遺伝疾患である。

▶ 疫学　FAPは4型（Ⅰ、Ⅱ、Ⅲ、Ⅳ）に分けられるが、わが国ではⅠ型（*transthyretin*変異）がほとんどで、多発神経炎、自律神経障害に加え、心臓、消化器、腎臓などの一般臓器症候がみられる。20～40歳代に多く、男女差はない。

【症状】細い有髄線維や無髄線維が障害されやすいため、初期には温痛覚のみが選択的に障害され、太い有髄線維は障害されないため、触覚や深部感覚は障害されずに解離性感覚障害のパターンを呈する。進行すると全感覚脱失、さらに進行すると運動神経障害をきたす。
- 末梢神経障害：感覚優位の手袋靴下型の多発ニューロパチー。
- 自律神経障害：膀胱直腸障害（下痢と便秘を反復など）、起立性低血圧、陰萎、排尿障害。
- その他：心障害（難治性心不全）、腎障害。

【検査】
- 生検（末梢神経、直腸、胃など）：コンゴレッド染色によってアミロイドの沈着を血管周囲や末梢神経内（神経内鞘、神経上膜および神経周膜）で証明（口絵-52）。
- 末梢神経伝導検査：伝導速度の低下。

- 筋電図：神経原性変化と筋原性変化の混在。
- 心電図：伝導障害、心不全。
- 血液：血清中に異常蛋白（*transthyretin*変異）の検出。
- 髄液：蛋白は正常～上昇。

【治療】生体肝移植が有効。特に若年者に有効で、生存期間が延長する。

> **家族性アミロイドーシスと若年性脳出血**
> アイスランド、オランダ、島根県の家系で報告されている。アミロイドの沈着は脳血管に限られ、アイスランドと日本型はγ-traceあるいはcystatin C、オランダ型ではアミロイドβ蛋白の変異体である。

Point
脳アミロイドアンギオパチーの分類（表Ⅲ-32）

5 代謝性ニューロパチー（Metabolic neuropathy）

A 糖尿病性ニューロパチー（Diabetic neuropathy）（表Ⅲ-33）

▶ 病因　末梢神経ではインスリンに関係なくグルコースが細胞内に取り込まれるため、高血糖が持続すると、多量に取り込まれたグルコースはアルドース還元酵素によって末梢神経で毒性のあるソルビトールに変換される（代謝異常）。さらに、アルドース還元酵素の増加により一酸化窒素合成酵素（NOS：nitric oxide synthase）が抑制され、その結果、一酸化窒素（nitric oxide）が減少して血管が収縮するため、神経栄養血管への血流低下が起こる（細小血管障害）。以上のように、糖尿病性ニューロパチーでは、神経組織自体の代謝異常と細小血管障害が二元的に関与している。

【病理】軸索変性が主体で、Waller変性と末梢性軸索変性が混在する。局所性の原因から、節性脱髄と神経内細小血管の血管壁肥厚および基底膜肥厚がみられる。

【症状】
- 末梢神経障害
  ・初期症状：自覚症状がなくても振動覚の低下（特に下肢）とアキレス腱反射の低下がみられる。
  ・多発神経炎（90％）：両側下肢（足趾、足底部）のしびれ、疼痛、その後上肢にも及び、手袋靴下型の感覚異常を呈する。

表Ⅲ-32　脳アミロイドアンギオパチー(アミロイド血管症)の分類

	アミロイド蛋白	前駆体蛋白	臨床病型
孤発性	アミロイドβ	アミロイドβ前駆体蛋白	Alzheimer病 特発性アミロイドアンギオパチー Down症候群
遺伝性	アミロイドβ	アミロイドβ前駆体蛋白 プレセニリン	家族性Alzheimer病 家族性Alzheimer病
	変異システインC	システインC	遺伝性脳出血 Iceland type
	変異トランスサイレチン	トランスサイレチン	家族性アミロイドアンギオパチー 髄膜-血管アミロイドーシス
	異常プリオン蛋白(PrP^{SC})	プリオン蛋白	Gerstmann-Sträussler-Scheinker症候群

表Ⅲ-33　糖尿病性ニューロパチーと尿毒症性ニューロパチーの鑑別

	糖尿病性ニューロパチー		尿毒症性ニューロパチー
病因	高血糖、それに続く代謝異常	神経栄養血管の閉塞	尿毒症毒素の蓄積
ニューロパチーの特徴	感覚系	運動系	感覚系(burning foot)
随伴異常所見	耐糖能低下、自律神経所見 (瞳孔反射の解離現象：縮瞳を伴わない対光反射消失と調節反射正常)	耐糖能低下	腎機能低下 尿毒症
発症経過	DMの経過は長く重症、緩徐発症	DMの経過は短く軽症、急性発症	尿毒症の長期持続
臨床的特徴	対称性の症状分布 髄液蛋白上昇、多発神経炎 初期に振動覚↓、腱反射↓	非対称性の症状分布 多発性単神経障害 単神経障害、多眼筋麻痺	Ccr 5 mL/分 以下 P↑、運動障害は稀

DM：糖尿病　　Ccr：クレアチニンクリアランス　　P：リン

- 単神経炎・多発性単神経炎(10%程度)：主に血管障害による。
- 脳神経障害
  - 動眼神経麻痺：眼瞼下垂、複視、対光反射消失。瞳孔は正常(動脈瘤などによる外側からの圧迫の場合は散瞳が主体)、近見反応(調節反射)も正常。

☞ Argyll Robertson瞳孔は、①縮瞳、②対光反射消失、③調節反射正常、を特徴とする。縮瞳を伴わない対光反射消失と調節反射正常という瞳孔反射の解離現象は、アミロイドニューロパチー、糖尿病性ニューロパチー、Dejerine-Sottas病などの末梢自律神経系を侵す疾患でしばしばみられる。瞳孔反射として、対光反射、調節反射(近くの物を見ると縮瞳する)および毛様体脊髄反射(顔面や頸胸部に痛覚刺激を与えたときに散瞳する)が重要である。

☞ 代謝障害(糖尿病、アルコール、抗悪性腫瘍薬)では、dying-back(逆行変性)機序による長さ依存性(length-dependent)の感覚性軸索障害により、感覚神経細胞から最も遠位にある両下肢末端からの感覚障害が起こり(neuropathy)、SNAPの低下、消失がみられる。一方、後根神経節が障害される(ganglionopathy、neuronopathy)と、四肢近位部、体幹、舌、顔面、頭皮などにnon-length-dependentなしびれ、痛み、錯感覚、全感覚障害、感覚性失調などの神経障害が起こり、SNAPは最終的に消失する(運動神経伝導検査は正常)。

- 自律神経症状
  - 循環器系：起立性低血圧、心電図R-R間隔変動係数低下(副交感神経障害)。
  - 消化器系：糖尿病性胃腸症(夜間増悪する頑固な下痢、胃腸の運動機能低下)、胃内容の排泄遅延。
  - 泌尿器系：低緊張性膀胱(弛緩性膀胱)。
  - 生殖器系：勃起不全
  - その他：発汗異常
- 脊髄後索症状(偽性脊髄癆)：運動失調、Romberg徴候陽性。

表Ⅲ-34　ビタミンB欠乏性ニューロパチーの鑑別

	原因	随伴異常所見	診断上の重要事項
脚気	ビタミンB_1欠乏	うっ血性心不全(hyperdynamic)、大径線維優位の軸索障害型(歩行障害が主体)	血中ビタミンB_1低下(<40 mg/dL)、偏食歴、アルコール歴、胃切除
アルコール性ニューロパチー	ビタミンB_1欠乏 ほかの栄養素欠乏	振戦、せん妄、時にWernicke脳症	アルコール多飲歴
亜急性脊髄連合変性症	ビタミンB_{12}欠乏	悪性貧血、錐体路症状、脊髄後索症状、末梢神経障害	血中ビタミンB_{12}低下、血中総ホモシスチン高値、Schilling試験(＋)、巨赤芽球性貧血、胃液の無酸症、胃切除
ペラグラ	ニコチン酸欠乏(ナイアシン)	皮膚炎、下痢、認知症(dermatitis, diarrhea, dementiaの3D)	―

- 糖尿病性筋萎縮症：近位筋(大腿筋)の筋力低下と筋萎縮(腰神経叢、主にL2〜L3障害)。

【検査】
- 髄液：蛋白増加
- 末梢神経伝導検査：感覚神経障害が優位で、軸索障害を反映してSNAPの低下が主体であるが、CMAPの低下もみられる。その他、F波潜時の延長、運動神経伝導速度(MCV)と感覚神経伝導速度(SCV)の低下。

【治療】
- 血糖のコントロール。
- アルドース還元酵素阻害薬
  - post-treatment neuropathy(治療後神経障害)：急激に血糖を正常化する(月に1%以上のHbA1cの改善)と、かえって神経障害が悪化し、疼痛などが増悪することがある。
- 神経性疼痛の治療：プレガバリン、カルバマゼピン、抗うつ薬(アミトリプチリンなど)、メキシレチンなど。

B 尿毒症性ニューロパチー
(Uremic neuropathy)

尿毒症性ニューロパチーについては、糖尿病性ニューロパチーとの比較によって解説する(表Ⅲ-33)。

C ビタミンB欠乏性ニューロパチー
(Vitamin B deficiency neuropathy)(表Ⅲ-34)

ビタミンBは神経細胞のエネルギー源である炭水化物の代謝に関与しているため、その欠乏は種々の末梢神経障害を生じやすい。

【症状】感覚系ニューロパチー

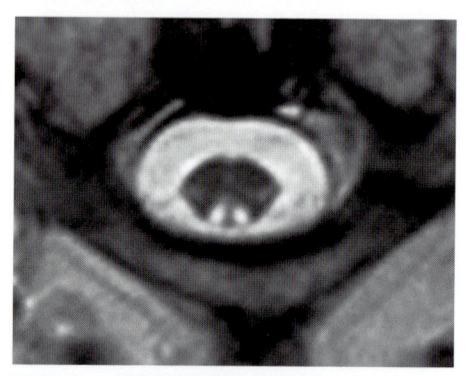

図Ⅲ-58　亜急性脊髄連合変性症(MRI T2強調横断画像)
両側の後索楔状束病変(ハの字型)と両側の錐体路病変がみられる。

☞ 胃〜十二指腸の切除あるいは疾患により銅の吸収不良が起こると、亜急性脊髄連合変性症(両側の後索楔状束と両側の錐体路)(図Ⅲ-58)と同様の症状および脊髄の病変分布がみられる。

☞ 脊髄後索と側索がともに障害される疾患として、①亜急性脊髄連合変性症、②Friedreich運動失調症、③家族性ALS(後索型)などがある。

● Wernicke脳症(Wernicke-Korsakoff脳症)

慢性アルコール中毒、栄養障害、重度の妊娠悪阻、不適切な輸液、透析などによってビタミンB_1の相対的欠乏が起こることにより生じる。

【症状】
- 突然の意識障害(せん妄)。

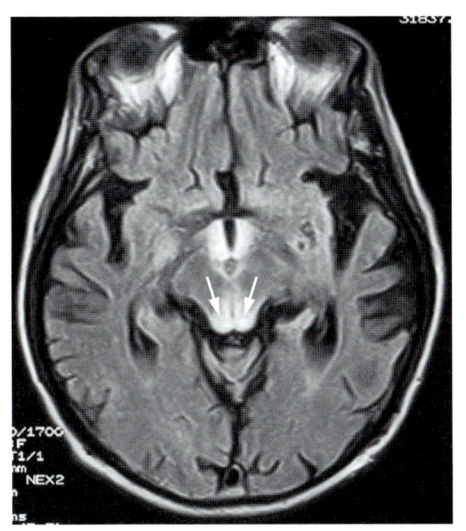

図Ⅲ-59　Wernicke脳症（MRI FLAIR画像）
中脳水道周囲の病変（矢印）

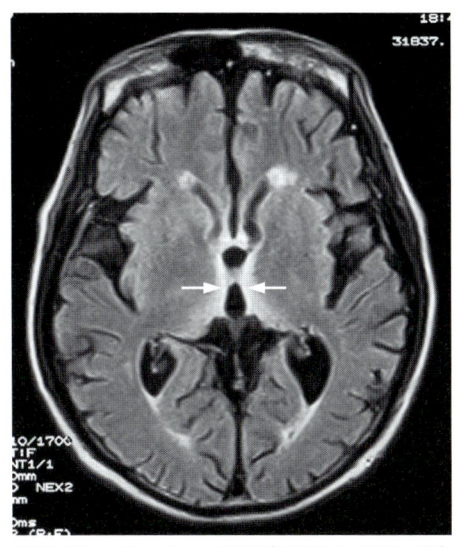

図Ⅲ-60　Wernicke脳症（MRI FLAIR画像）
視床背内側の病変（矢印）

- 眼球運動障害：外眼筋麻痺（外転神経麻痺、共同注視麻痺）、水平・垂直眼振（前庭神経核）。
- 失調性歩行：小脳（前葉）
- 末梢神経障害：腱反射の低下。
- 精神症状（Korsakoff症候群：健忘、失見当識、作話、病識の欠如が4主徴）。

【病理】乳頭体、視床の背内側、第3脳室・第4脳室・中脳水道周囲の急性壊死、小出血、毛細血管の拡張および内皮細胞の増殖。

【検査】MRI（T2強調画像およびFLAIR画像）で病変部に高信号域〔中脳水道周囲（図Ⅲ-59）、視床背内側（図Ⅲ-60）〕。

【治療】ビタミンB_1（チアミン）の投与。

- 眼症状が最も早く回復し、意識障害、次いで小脳性失調の順に回復する（未治療放置では予後不良）。
- 糖のみを投与すると、ビタミンB_1がさらに消費されるため、病状は悪化する。

▶予後　Korsakoff症候群になると、ビタミンB_1を投与しても治らなくなる。

☞ 意識障害があり、ほかに局所神経症候がないのに眼球運動障害（特にⅥ麻痺）があれば、Wernicke脳症（意識障害、外眼筋麻痺、小脳性運動失調が3主徴）を疑う。アルコール性歩行失調では、脊髄小脳変性症と異なり構音障害がみられず、失調による歩行障害のみのことが多い。

D　その他

▶抗癌剤　高頻度にみられるのは、ビンクリスチン、シスプラチン、パクリタキセル（タキソール®）による多発神経炎である。ビンクリスチンは感覚運動性の軸索ニューロパチーをきたす。シスプラチンでは後根神経節が障害され、感覚神経障害のみの感覚性ニューロパチーをきたす。パクリタキセルは微小管に作用して癌細胞を抑えるため、神経細胞の微小管も障害され、軸索型の感覚運動性の軸索ニューロパチーをきたす。

▶肝疾患　C型肝炎ウイルス感染に関連したクリオグロブリン血症が多発神経炎や多発性単神経炎を併発し、血管炎を伴った軸索障害を示すことが多い。原発性胆汁性肝硬変では、有痛性感覚性ニューロパチーがみられる。

6　癌性ニューロパチー
（Carcinomatous neuropathy）

各種悪性腫瘍に伴ってみられる感覚障害を主とするニューロパチーである。腫瘍組織の浸潤、圧迫などの直接の影響によるものではなく、何らかの遠隔効果（remote effect）によると考えられる。小細胞性肺癌によることが多い。

【検査】血液・髄液中の腫瘍組織の核抗原に対する抗体（抗Hu抗体、抗Yo抗体、抗Ri抗体など）が陽性。

- 脳脊髄液：蛋白の増加。
- 電気生理：SNAPの低下、消失(軸索障害)。

A 亜急性感覚性ニューロン症 (Subacute sensory neuronopathy)

【症状】顔面や肩甲などのnon-length-dependentな非対称性の痛みやしびれ、感覚性失調、偽性アテトーゼなど。
【検査】抗Hu抗体を伴うことが多い。
【病理】後根神経節細胞の脱落、二次性の軸索変性による後索の変性。

B 感覚運動性ニューロパチー (Sensorimotor neuropathy)

癌性ニューロパチーの中で最も多い。
【症状】四肢末梢のピリピリ感、痛みで発症することが多く、しだいに感覚鈍麻が遠位部から近位部に広がる。表在覚(温痛覚)に比較して深部感覚(関節位置覚、振動覚)が障害されやすい。
【病理】軸索の脱落が主体、その他、節性脱髄。

C 自律神経ニューロパチー (Autonomic neuropathy)

【症状】便秘、起立性低血圧など。

7 Crow-Fukase(クロウ-深瀬)症候群(POEMS症候群、高月病)

わが国に多い、多彩な全身症候と免疫グロブリン異常を伴う多発神経炎。
【症状】
- <u>P</u>olyneuropathy：必発で末梢優位の多発神経炎(運動障害＞感覚障害)。
- <u>O</u>rganomegaly：肝腫大など。
- <u>E</u>ndocrinopathy：女性化乳房、陰萎、無月経。
- <u>M</u> protein：IgG-λ、IgA-λが多い、骨髄腫。
- <u>S</u>kin changes：色素沈着、剛毛、浮腫など。

【検査】
- 血清中の血管内皮増殖因子(VEGF：vascular endothelial growth factor)の著明な高値(VEGFは強力な血管新生、血管透過性亢進などの生理的作用をもつ)。
- 骨X線検査で骨髄腫(硬化型)。
- 骨髄検査で約半数に形質細胞の軽度増加。

【治療】孤発性の形質細胞腫が存在するときは、外科的切除や放射線療法、メルファラン療法、末梢血幹細胞移植。

8 小径線維ニューロパチー (Small fiber neuropathy)

糖尿病によることが最も多いが、Sjögren症候群、アミロイドニューロパチー、アルコール性ニューロパチーや抗悪性腫瘍薬の副作用などでもみられる。
【病態】無髄性C線維(温覚、痛覚)、有髄性Aδ線維(冷覚、痛覚)などの小径線維の障害。
【症状】足趾の焼けつくような、うずくようなあるいはチクチクする痛みがあり、夜間に増悪することもある。進行すると症状は下肢から上行し、手指にも出現する。温水あるいは冷水で不快感あるいは痛み(thermal allodynia)が生じる。腱反射は正常。
【検査】末梢神経伝導検査(大径有髄線維障害の検出)を含めて電気生理学的検査は正常。皮膚生検を行い、protein gene product 9.5抗体を用いて免疫染色すると、表皮内小径線維の軸索の密度の低下、軸索の腫大や断片化などの軸索変性がみられる。電顕では、小径線維の脱落減少がみられる。

> 四肢末梢の焼けるような痛み(burning pain)、ピリピリ感、しびれ感を訴えるときには末梢神経障害が疑われるが、腱反射が正常で神経伝導検査(大径有髄線維の異常を検出するもの)が正常なときは、小径線維ニューロパチーを疑う。糖尿病、Sjögren症候群、FAP、急性自律神経ニューロパチー、Fabry病などでみられる。糖尿病による小径線維ニューロパチーは、下肢遠位部優位のlength-dependentな疼痛性のニューロパチーである。

9 Churg-Strauss(チャーグ-ストラウス)症候群

【症状】
- 血管炎による紫斑や血疱などの皮膚症状。
- 気管支喘息(80％で先行)あるいはアレルギー性鼻炎。
- 血管炎による多発性単神経炎(約80％)(軸索障害)、特に腓骨神経障害。

【検査】
- 末梢血好酸球増加
- MPO-ANCA(ミエロペルオキシダーゼに対する抗好中球細胞質抗体)陽性(40～50％)。

【治療】ステロイド、IVIg。

10 亜急性脊髄視神経ニューロパチー (SMON : subacute myelo-optico-neuropathy)

▶原因　キノホルム中毒

【病理】末梢神経、脊髄後索および側索、視神経の軸索変性。

【症状】
- 腹部症状が先行：腹痛、下痢、緑便。
- 感覚障害：亜急性の末梢神経障害の異常感覚（両下肢末端からジンジンするような痛み）、深部感覚障害。
- 筋力低下、錐体路症状。
- 視神経障害：両側性で重篤な場合は失明。
- 自律神経障害：膀胱直腸障害、発汗障害、下肢の冷感。
- その他：緑色舌苔（緑毛舌）、緑尿。

末梢神経障害のタイプ
① 軸索障害型：中毒性、代謝性（糖尿病、アルコール、抗悪性腫瘍薬、ビタミンB_1欠乏）、血管障害性、癌性（小細胞性肺癌）、Sjögren 症候群、GBS（軸索型）、CMT（軸索型）、有機物質（n-ヘキサン）など。
② 髄鞘障害型：GBS（脱髄型）、CIDP、CMT（脱髄型）、多巣性運動ニューロパチーなど。

---

11 単神経障害 (Mononeuropathy)

A 顔面神経麻痺 (Facial palsy)

▶顔面神経の走行（図Ⅰ-72、30頁参照）

▶Bell 麻痺　特発性の末梢性顔面神経麻痺をいう。兎眼、Bell 現象。

▶主原因は HSV-1 ウイルスによるとされている。

【症状】部位による症状の差異。
1) 鼓索神経分岐部より末梢の障害：顔面筋麻痺のみ。
2) 鼓索神経分岐部よりあぶみ骨筋神経分岐部の障害：
 1) ＋味覚障害＋唾液分泌障害。
3) あぶみ骨筋神経分岐部から膝神経節の障害：2) ＋あぶみ骨筋反射の異常（聴覚過敏）。
4) 膝神経節より橋の核までの障害：3) ＋涙分泌障害。

【治療】ステロイド

▶予後　良好

表Ⅲ-35　特発性三叉神経痛と続発性三叉神経痛の鑑別

	特発性	続発性
好発神経	第2枝＞第3枝	第1枝
疼痛の性質	間欠的	持続的
誘発点	明らか	明らかではない
感覚異常	伴わない	伴う

B Ramsay Hunt 症候群

水痘・帯状疱疹ウイルスが再賦活化されて生じる。

【症状】① 外耳孔の帯状ヘルペス性発疹、② 末梢性顔面神経麻痺、③ 内耳障害（感音難聴）、が3主徴。

【治療】アシクロビル、バラシクロビル。

▶予後　Bell 麻痺より不良。

C 片側顔面れん縮 (Hemifacial spasm)

▶原因
- 顔面神経が脳幹を出る部位で血管（前下小脳動脈＞後下小脳動脈）に接触圧迫されることで生じる。
- 末梢性顔面神経麻痺の後遺症。

【症状】一側性の顔面のけいれん（感覚は正常）が眼輪筋に始まり、口輪筋に広がる。

【治療】ボツリヌス療法、神経血管減圧術（Jannetta の手術）。

12 神経痛 (Neuralgia)

A 三叉神経痛 (Trigeminal neuralgia)

▶三叉神経痛　第2枝＞第3枝＞第1枝（症候性）の順に多い（図Ⅰ-68、28頁参照）。

▶特発性　第2枝あるいは第3枝が多い。

▶続発性　第1枝が多い。感染（帯状疱疹ヘルペス）、蛇行動脈、副鼻腔炎など。

▶特発性と続発性の鑑別（表Ⅲ-35）

【症状】発作的に神経の走行にそっての激痛が数秒〜数分続く。寛解時は無症状。通常、痛みの誘発点（trigger point）が存在する（図Ⅱ-25、73頁参照）。

【検査】
- MRA：血管（上小脳動脈＞前下小脳動脈・椎骨動脈）の神経への圧迫。
- 瞬目反射（blink reflex）：求心性神経線維はⅤ、遠心路はⅦで、症候性では潜時の延長。

【治療】
- カルバマゼピン（テグレトール®）、プレガバリン（リリカ®）。
- 神経節（Gasser 神経節）のブロック。
- 神経血管減圧術（Jannetta の手術）：上小脳動脈を神経から解離、固定する。
- ガンマナイフ、サイバーナイフ：三叉神経根の橋への進入部に放射線照射。

B 舌咽神経痛（Glossopharyngeal neuralgia）

嚥下時、発声時に誘発される咽頭、口蓋垂、扁桃腺、舌の後部1/3、耳管および喉頭粘膜の神経痛で、大多数は後下小脳動脈の圧迫による。

【治療】神経血管減圧術、後下小脳動脈を神経から解離、固定する。

> 神経血管減圧術は顔面れん縮、三叉神経痛、舌咽神経痛に対して行われる。

C 坐骨神経痛（Ischialgia, Sciatica）

L5 あるいは S1 の椎間板ヘルニアや脊椎すべり症などの脊髄神経根病変によることが多い。それぞれの神経走行にそった痛みがみられる。

▶症候
- Valleix の圧痛点（坐骨神経にそった圧痛点）。
- Lasègue 徴候
- Bragard 徴候
- Flip 徴候：活動性の腰椎椎間板ヘルニア。
- 長母趾伸筋の筋力低下：L5 根障害
- アキレス腱反射の低下、消失：S1 根障害
- 脊柱側弯：痛みを回避する姿勢保持による。

D 神経痛性筋萎縮症（Neuralgic amyotrophy）

【病態】腕神経叢の炎症と考えられ、神経自己免疫的機序が推定されている。大部分は非遺伝性で散発例である。

▶前駆症状　約1/4で先行感染症を伴う。その他、運動、手術、周産期、ワクチン接種など。

▶発症年齢　20〜60歳代の男性に多い。

【症状】
- 激痛：神経痛様の突然の激痛が両肩甲骨間、肩部、上腕外側、時には前腕外側に起こり、数時間〜3週間続いた後に痛みは軽快する。激痛が治まった後あるいは発症時から、筋力低下と筋萎縮（多発性単ニューロパチー）が進行することが多い。通常、筋萎縮は片側の棘上筋や棘下筋にみられるが、三角筋や上腕二頭筋にも及ぶことがある。
- 感覚障害：80％に軽度の感覚障害を伴う。肩あるいは上腕外側の触覚や温痛覚障害が主体で、深部覚障害はみられない。

【検査】
- 針筋電図：脱神経所見（陽性棘波、線維性収縮、線維束性収縮）。
- 神経伝導検査：軸索障害が主体であるが、異常を認めることは少ない（15％）。後期には SNAP の低下。

【治療】鎮痛療法（NSAIDs＋長持続性麻薬性鎮痛薬）。

▶予後　多くは3年以内に回復する。数〜十数％に再発がみられる。

13 絞扼性ニューロパチー（Compression neuropathy）

上肢末梢神経の走行および触診部位（図Ⅲ-61）

A 手根管症候群（Carpal tunnel syndrome）

手首の屈筋支帯下（手根管部）での正中神経の圧迫による。

▶疫学　手関節を反復して動かす職業人（マッサージ師、コンピュータプログラマー、研磨労働者など）や、血液透析によるアミロイドーシス、関節リウマチ（RA）、甲状腺機能低下症、糖尿病性ニューロパチーなどに併発する。

【症状】手掌側の第1〜3指（第4指の内側）のしびれ・痛みが主症状。夜間にしびれの増悪で覚醒するのは特異的。長期にわたって圧迫が続くと、母指球筋、特に短母指外転筋の筋力低下と筋萎縮をきたす。他覚的には第2、3指末端で感覚鈍麻がみられることがある。

- Tinel 徴候：手根管部を通る正中神経の圧迫で、末梢へしびれが放散。
- Phalen 徴候：手首を伸展あるいは屈曲することにより、神経支配領域にしびれが出現、増悪がみられる（図Ⅲ-62）。

【検査】
- 末梢神経伝導検査：正中神経の運動神経伝導検査で遠位潜時延長、伝導速度遅延、CMAP 低下。感覚神経伝導検査で遠位潜時の延長、伝導速度遅延、SNAP 低下。

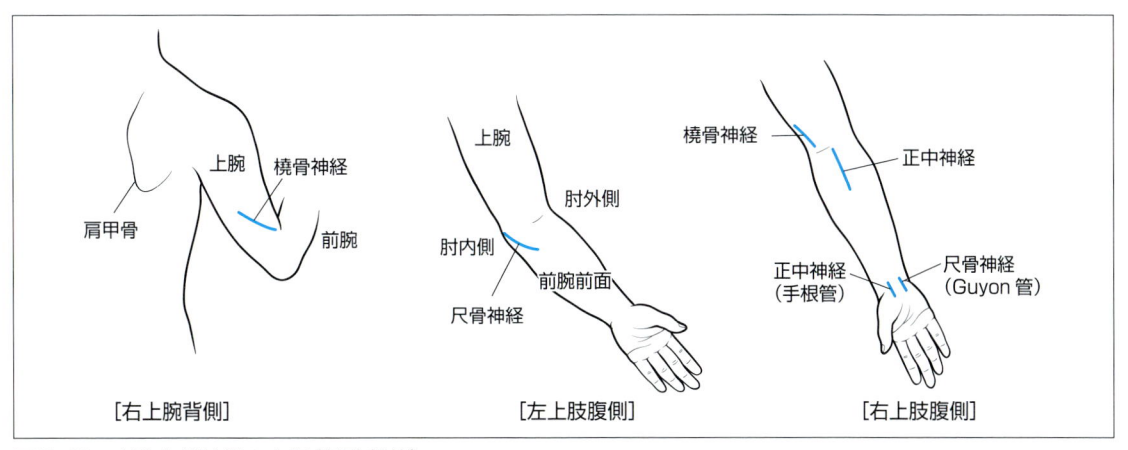

図Ⅲ-61 上肢末梢神経の走行(触診部位)

- 正中神経のインチング法：圧迫部位で伝導速度の遅延、M波(CMAP)の振幅低下。
- MRI：圧迫部位における正中神経の腫脹。

【治療】
- 安静：副子固定による局所安静。
- 薬物療法：鎮痛薬、ステロイドの局所注入。
- 手術療法：短母指外転筋の筋力低下・筋萎縮、電気生理学的に顕著な異常所見がみられるときは適応となる。掌側手根靱帯の縦切あるいは経内視鏡的に手根管部での正中神経の除圧をはかる。

● 正中神経の走行と障害部位

正中神経→回内筋症候群→前骨間神経症候群→手根管症候群(母指球筋)。

▶ 回内筋症候群　手根管症候群と異なり、① 夜間痛がない、② 異常感覚が母指球部にもある(手根管に入る前に分枝)、③ 手根管部で Tinel 徴候なし、④ 手関節を挟んで伝導速度は正常。
▶ 前骨間神経症候群　前腕近位屈側の灼熱痛。母・示指で丸を作らせる(perfect O test)と、正しい円ができない。感覚障害はない。

B 肘部管症候群 (Cubital tunnel syndrome)

肘部で尺骨神経が圧迫されるため生じる。
▶ 原因　骨棘、靱帯の肥厚、肘部管内外のガングリオンなど。

【症状】
- 感覚障害：第 4、5 指の掌側と背側のしびれ、痛み、感覚低下。
- 運動障害：第 1 背側骨間筋と小指外転筋の筋力低下・筋萎縮、第 4、5 指の中手指関節(MCP：metacarpophalangeal)の過伸展、近位指節間関節(PIP)と遠位指節間関節(DIP)の軽度屈曲(鷲手)〔虫様筋、骨間筋、深指屈筋が麻痺しているが、橈骨神経支配の総指伸筋(第 2〜5 指の MCP の伸展)は正常〕。
- Froment(フロマン)徴候：母・示指で紙をつまんで左右に引っぱるようにさせると、内転筋の障害側の母指が屈曲する(新聞徴候ともいう)。
- Elbow flexion test(Wadsworth テスト)：坐位で 3 分間肘を最大屈曲、手関節を最大背屈(さらに、脇をつけて上腕を外旋、前腕を回内)させ、しびれ感、痛みが再現するかをみる。

【検査】肘部管のインチング法で伝導時間の遅延。CMAP および SNAP の低下。

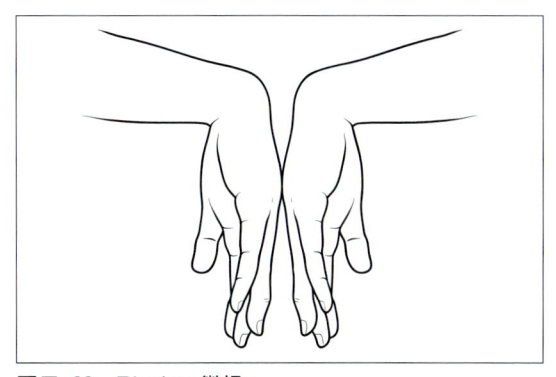

図Ⅲ-62 Phalen 徴候
手関節を 1 分間以上屈曲位に保持。症状の増悪がみられた場合を陽性と判定する。

☞ 尺骨神経は肘を回って末梢に向かい、手首近くの茎状突起より中枢側5～8cm（前腕遠位ほぼ1/3）で分岐し、手背および手掌を支配する。手掌に向かう尺骨神経は手関節部のGuyon（ギヨン）管を通って深枝（小指外転筋などの運動枝）と浅枝（手掌第4、5指の感覚枝）に分岐する。したがって、茎状突起より中枢側で分岐する前の障害では、手掌および手背尺側の両方に感覚障害が生じる。Guyon管部位での圧迫では感覚障害は手掌尺側のみに生じ、手背尺側には生じない。

C 橈骨神経麻痺 (Radial nerve palsy)

浅枝は知覚枝（背側指神経）で主に手背橈骨の感覚〔第1～3(4)指〕を支配し、深枝（後骨間神経）は運動枝で手首の伸展を司る。上腕下部の橈骨神経を圧迫することにより下垂手（wrist drop）が起こり、手背橈側にしびれ感を伴うことがある（他覚的感覚障害は伴わない）。土曜日の夜に深酒してそのまま肘掛椅子やベンチで眠り橈骨神経を圧迫することで起こることから、Saturday night palsy、またハネムーンで腕枕することによって生じることからハネムーン麻痺とも呼ばれる。

【検査】
- 筋電図：支配筋に脱神経所見と振幅の低下。
- 末梢神経伝導検査：CMAPの低下と潜時の延長。

D 総腓骨神経麻痺 (Common peroneal nerve palsy)

腓骨骨頭部での圧迫（坐位で足を組んだ状態）により前脛骨筋（深腓骨神経支配）(L5)の麻痺が起こり、下垂足が生じる。鶏歩がみられる。

【検査】末梢神経伝導検査で前脛骨筋のCMAP低下。

☞ 前脛骨筋麻痺による鶏歩は、総腓骨神経麻痺のほか、L5の根障害でもみられる。L5の根障害では後脛骨筋（脛骨神経支配）の筋力も低下するので、足首の内反力低下がみられることから鑑別される。

E 胸郭出口症候群 (Thoracic outlet syndrome)

鎖骨下動脈あるいは腋窩動脈および腕神経叢が胸郭出口で圧迫されると、頸部、肩部、上肢などの痛み、しびれ感、脱力などの症候をきたす。

【検査】
- Allen試験：一側の上腕を横に水平に上げ、肘を直角に曲げ、さらに頭を反対側に向ける。脈拍が減弱あるいは消失すれば、その側の胸郭出口症候群（斜角筋症候群）が疑われる。
- Morley試験：胸鎖乳突筋が鎖骨に付着する部位の外側を圧迫すると、圧痛とともに前腕から末梢にかけて尺骨神経の部位に痛みが放散する（斜角筋症候群や頸肋）。
- Adson試験：両手の橈骨動脈を触知しながら頭部を背屈させ、頭を痛む側に回転させて深く息を吸い込んで止める。橈骨動脈の脈拍が減弱・消失するとともに、しばしば前腕から末梢にかけて尺骨神経の部位に痛みが放散する（斜角筋症候群）。

K 全身性疾患に伴う脳脊髄病変

1 可逆性後頭葉白質脳症
(RPLS：reversible posterior leukoencephalopathy syndrome)，(PRES：posterior reversible encephalopathy syndrome)

RPLS あるいは PRES とは、後頭葉を中心とした皮質下白質の血管性浮腫（血管内皮細胞の障害）により、頭痛、けいれん、意識障害、視力障害などの症状を呈する可逆性の症候群。原因として高血圧症、妊娠高血圧症候群、シクロスポリン脳症、タクロリムス脳症、頸動脈内膜剥離術やバイパス手術などの血行再建術後の過灌流症候群などがある。MRI T2 強調画像で、後頭葉優位の皮質下白質や基底核を中心に高信号域を認める。また、前頭葉、基底核、脳幹、小脳に病変を認めることもある。

2 低酸素脳症 (Hypoxic encephalopathy)

一般に白質に比較して灰白質が障害されやすく、特に大脳皮質のほか、基底核、視床、海馬、脳幹、小脳が障害される。大脳皮質の障害は特に後頭葉と側頭葉の watershed zone（分水嶺）や海馬（CA1>CA3）に生じやすく、皮質では神経細胞の多い第 3 層に次いで第 5、6 層が選択的に障害されやすく（神経細胞のエネルギー代謝の相違による）、皮質内に帯状の壊死層（大脳皮質の層状壊死）としてみられる。T1 強調画像で高信号域が認められる（壊死層内の変性蛋白、マクロファージからの過剰なフリーラジカル、マンガン沈着などによる）。

☞ **遅発性神経細胞壊死 (delayed neuronal death)**
海馬の Sommer 扇形部（CA1 に相当）が、虚血に対して選択的脆弱性を示すことはよく知られている。スナネズミの総頸動脈を 5 分間閉塞すると、4 日以降に海馬 CA1 に神経細胞の広範な壊死が遅れて起こる。

3 低血糖 (Hypoglycemia)

大脳皮質は均一かつ表層が障害されやすい。海馬では CA1 と歯状回が障害されやすい。小脳と脳幹は通常は病変を免れる。拡散強調画像（DWI）では、脳梁膨大部などの白質に拡散低下が起こり、海馬を含む大脳皮質に DWI でみかけの拡散係数（ADC）低下を伴う層状壊死（高信号域）がびまん性に生じる。

4 基底核のマンガン沈着

長期間の中心静脈栄養、肝性脳症などで淡蒼球の内節にマンガン沈着が生じ、T1 強調画像で高信号域を呈する。

5 サルコイドーシス (Sarcoidosis)

約 5% に肉芽腫性髄膜炎の形で中枢神経系病変をきたし、鞍上部などの脳底に多いが、脳表や脊髄病変を呈する場合もある。

【症状】 髄膜炎様症状、顔面神経麻痺、尿崩症など。

【検査】
- 検査所見：ACE、リゾチーム、可溶性 IL-2 レセプターの上昇。
- 画像所見：脳底（視床下部など）、脳神経および軟膜の造影効果、硬膜炎など。肉芽腫は T2 強調画像および DWI で低信号を呈する。

6 全身性エリテマトーデス
(Systemic lupus erythematosus)

CNS ループス（15〜75%）には、びまん性の機序（記憶力障害などの認知機能障害、けいれん）によるものと、血管閉塞性機序（脳梗塞）によるものがある。

【症状】 認知機能障害（約 80%）、脳血管障害（2〜15%）（抗リン脂質抗体との関連）、けいれん、精神症状。

【検査】 画像所見：T2 強調画像で非特異的な白質の小さな高信号域、しばしば造影効果あり。

7　神経 Behçet 病
(Neuro-Behçet disease)

神経系病変は約 30% でみられる。
▶中枢神経病変
- 急性型：髄膜炎、脳幹脳炎。
- 慢性進行型：神経症状（片麻痺、小脳症状、錐体路症状など）と精神症状（認知症など）。

【検査】
- 髄液所見：リンパ球の増加（急性期は好中球増加のことがある）、蛋白上昇、糖正常、IL-6 の上昇。
- 画像所見：脳幹部の T2 強調画像で高信号域のほか、基底核、視床、視床下部に病変。急性期には Gd で造影増強効果をみることがある。

【病理】静脈を中心とする血管周囲の炎症性反応。

8　Sjögren 症候群

A　ニューロパチー（約 80%）

1 感覚性ニューロパチー
軸索障害型を示す。老齢の女性に多い（80% 以上）。

- **感覚失調性ニューロパチー**（約 40%）

後根神経節障害による。感覚性ニューロパチーの中で最多で、深部覚障害による四肢、体幹の失調をきたす。Romberg 徴候陽性。

【検査】
- 末梢神経伝導検査：MCV と CMAP は正常、SCV は正常であるが、SNAP は低下、消失。
- MRI：T2 強調画像で後索の高信号域。
- 神経生検：大径有髄線維の脱落。

- **感覚性（感覚運動性）多発ニューロパチー**

Length-dependent の四肢末梢の感覚障害で、軸索障害型を示す。頻度は感覚失調性ニューロパチーと同様に高い。

- **小径線維ニューロパチー**（SFN：small fiber neuropathy）（約 20%）

後根神経節障害の病態が示唆されている。

【症状】四肢のジンジンする異常感覚と痛み。筋力低下や深部感覚障害は伴わない。

【検査】
- 末梢神経伝導検査：正常
- 神経生検：腓腹神経で小径有髄線維が選択的に脱落。

☞ **Small fiber neuropathy (SFN)**
Sjögren 症候群に関連する SFN は non-length-dependent で、感覚障害はしばしば下肢近位部に出現し、上皮下の小径線維（small fiber）の脱落は下肢近位優位にみられる。一方、DM や特発性の SFN では、感覚障害および小径線維の脱落は下肢遠位優位で、かつ上皮下の小径線維脱落も下肢遠位優位であり、近位部は通常、末期まで保たれる。

- **多発性単神経炎**（約 10%）

血管炎による軸索変性。

【症状】感覚障害（表在および深部感覚）と運動障害、比較的急激に発症。

【検査】
- 末梢神経伝導検査：CMAP と SNAP は低下あるいは誘発不能、MCV と SCV は正常で軸索障害型を示す。
- 神経生検：大径・小径有髄線維密度が低下した軸索変性像と壊死性血管炎（血管周囲への細胞浸潤とフィブリノイド変性）。

2 脳神経障害
▶三叉神経障害
▶多発性脳神経障害

B　中枢病変

▶脳脊髄炎、視神経炎　多発性硬化症様病変（5〜30%）

【症状】亜急性〜慢性、再発寛解型や慢性進行型、脳神経症状、小脳症状、四肢の麻痺や感覚障害、横断性脊髄炎。

【検査】MRI：T2 強調画像で大脳白質、脳幹、小脳に高信号域、脊髄腫大と長軸状の病変。

【病理】大脳白質の小静脈優位の血管炎あるいは血管症、神経細胞脱落、多発性壊死巣、血管のフィブリノイド壊死など。

☞ 多発性硬化症（MS）と Sjögren 症候群が合併してみられたときに脳・脊髄病変を Sjögren 症候群に伴うものとして扱うのか、MS に伴うものとして扱うのかについては結論が出ていない。また、視神経脊髄炎でみられる抗 AQP4 抗体が、脊髄炎を伴う Sjögren 症候群でも陽性になることがあり、両者の関連性についてはまだよくわかっていない。

9 橋本脳症 (Hashimoto encephalopathy)

橋本病に伴う精神・神経症状としては甲状腺機能低下に伴う粘液水腫性脳症が有名であるが、甲状腺機能とは無関係に生じる自己免疫性脳症は橋本脳症と呼ばれる。

【症状】意識障害、けいれん、認知機能障害、精神症状(幻覚、せん妄)、不随意運動(振戦、ミオクローヌス、舞踏病様運動、アテトーゼ)、小脳性失調など。脳神経麻痺、脊髄症、自律神経障害はほとんどみられない。

【検査】
- 髄液：蛋白や IgG の上昇。
- MRI：異常を認めることが少ない(18%)。
- 脳波：基礎波の徐波化や突発波。
- 血液検査：抗 N 末端 α-エノラーゼ抗体(NH2-terminal of alpha-enolase autoantibodies)陽性(感度 約50%、特異度 約90%)。

【治療】ステロイドが有効。

10 リウマチ性多発筋痛症 (Polymyalgia rheumatica)

約20%で側頭動脈炎(巨細胞性動脈炎)を認め、失明の危険性があるため直ちに治療する。

【症状】肩(70～95%)、殿部や頸部など(50～70%)の四肢近位部の疼痛または朝のこわばり。

【検査】赤沈亢進、CRP増加、血清MMP-3(マトリックスメタロプロティナーゼ)の亢進。その他、エコー、MRI、シンチグラフィー、PETなどで罹患部に炎症所見を認める。

【治療】ステロイド(重症例ではステロイドパルス療法)。ステロイド抵抗性のとき、免疫抑制薬の併用。

11 血管炎症候群 (Vasculitis syndrome)

A 大型血管炎

大動脈とその主要分枝。

▶ **大動脈炎症候群(高安病)** 女性に多く(男女比1：10)、20歳代がピーク。大動脈とその分枝血管、肺動脈に狭窄や閉塞。若年発症の脳梗塞の鑑別疾患として重要。

【検査】
- 赤沈亢進、CRP陽性、白血球増加。
- 頸動脈エコー：マカロニ徴候(内膜肥厚と血管狭窄)。

【診断】MRAや3DCTで血管の狭窄や閉塞の確認。
【治療】ステロイド

▶ **側頭動脈炎** 浅側頭動脈を含む外頸動脈の血管炎(口絵-18)。好発部位は浅側頭動脈や眼動脈の肉芽腫性血管炎で、失明のほとんどは眼動脈(short posterior ciliary artery)閉塞による anterior ischemic optic neuropathy(AION)である。視力障害が起こると回復しにくいので、直ちにステロイドによる治療を開始する。

【検査】
- MRA、3DCT：血管壁不整、狭小化、狭窄。
- エコー：血管内腔周囲に hypoechoic halo。
- FDG-PET：血管壁にそった集積。

【診断】 浅側頭動脈の生検で巨細胞を含む血管炎の証明。

B 中型血管炎

内臓臓器に向かう主要動脈とその分枝。

▶ **結節性多発動脈炎** 発熱、体重減少、筋痛、関節痛、四肢のしびれ、多発性単神経炎(60～70%)(軸索障害)。

▶ **Buerger病** 下肢の閉塞性動脈硬化症による閉塞性血栓性血管炎。間欠性跛行がみられるが、神経学的な異常はみられない。

C 小型血管炎

細動脈、毛細血管、細静脈。

● **ANCA(抗好中球細胞質抗体)関連血管炎**

▶ **顕微鏡的多発血管炎** MPO-ANCA(P-ANCA)が60～80%で陽性。

【症状】
- 全身の炎症症状(発熱、体重減少、関節痛、筋痛、出血)。
- 腎症状(急速進行性糸球体腎炎)
- 肺症状(肺出血または間質性肺炎)
- 神経症状(脳出血、脳梗塞、多発性単神経炎)

▶ **Wegener肉芽腫** PR3-ANCA(C-ANCA)が70～80%で陽性。

【3徴候】
- 上・下気道の壊死性肉芽腫性炎症。
- 全身の壊死性肉芽腫性炎症。
- 壊死性半月体形成腎炎

▶ **Churg-Strauss症候群** MPO-ANCAが40～50%で陽性(162頁参照)。

12 ポルフィリン症 (Porphyria)

　ポルフィリンはヘムの主要な前駆物質であり、ヘモグロビン、ミオグロビン、カタラーゼなどの主要な構成成分である。ヘム合成回路（ポルフィリン合成回路）の酵素欠損のため、ヘムの生成不足が起こり、有害な中間代謝物が蓄積して症状を起こす常染色体優性遺伝性疾患で、若い女性に好発する。通常は無症状であるが、薬剤やストレスなどが誘因となり、肝臓の合成酵素（porphobilinogen deaminase）の欠損あるいは活性低下によりポルフィリン体の前駆物質である porphobilinogen および δ-ALA（aminolevulinic acid）が蓄積するために神経症状を起こす。

【症状】
- 腹部症状：腹痛、悪心・嘔吐、便秘、下痢。その他、発汗、頻脈、血圧の動揺などの自律神経症状。
- 脳症：頭痛、幻覚、けいれん、興奮、錯乱などの精神症状。
- ポリニューロパチー：急性弛緩性四肢麻痺を主体とする感覚運動性ポリニューロパチーで、Guillain-Barré 症候群に類似。

【検査】
- 尿：発作時に porphobilinogen（赤褐色尿の原因）の尿中濃度上昇。
- 髄液：蛋白は正常あるいは軽度上昇。
▶ ポルフィリン症に禁忌の薬剤　バルビツール酸、フェニトイン、サルファ薬など。

L 中毒性障害

1 重金属中毒

1 鉛
- **急性中毒** 悪心・嘔吐、下痢、腹痛（鉛疝痛）。
- **慢性中毒** 運動優位の多発ニューロパチー。手指の伸展を命じると、総指伸筋麻痺によって第3・4指は垂れてしまうが、総指伸筋に加えてそれぞれ固有の示指伸筋、小指伸筋によっても支配されている第2・5指は伸展が可能なため、2本の角が突き出たような手の形になる（角を作る手）。

2 無機水銀
姿勢時振戦、構音障害、運動失調。

3 有機水銀
水俣病、Hunter-Russel症候群（求心性視野障害、構音障害、運動失調）、姿勢時振戦、難聴、末梢神経障害、認知機能低下。

4 砒素
腹部症状で発症。四肢末梢の痛みを伴う錯感覚（ジンジン感）、感覚優位の軸索型の多発ニューロパチーで、表在感覚（温痛覚）よりも深部感覚障害（振動覚や関節位置覚）が強く障害される。

5 タリウム
腹部症状で発症、数日後から四肢末端のしびれ、痛みを伴う感覚性多発ニューロパチーと自律神経症状（頻脈と高血圧）。

6 マンガン
Manganese madness、パーキンソニズム、ジストニア。

> **深部感覚優位のニューロパチー**
> - 癌性ニューロパチー（感覚運動性ニューロパチー）
> - Sjögren症候群に伴う深部感覚障害性（感覚失調性）ニューロパチー。
> - 慢性特発性失調性ニューロパチー（chronic idiopathic neuropathy）(Dalakas)
> - 抗MAG/SGPG抗体陽性の脱髄性ニューロパチー。
> - 砒素中毒など。

2 有機物質による中毒

1 n-ヘキサン
接着剤の吸入、感覚優位の軸索型の多発ニューロパチー。
- **神経生検** 軸索の巨大な腫大が特徴。

2 トルエン
シンナーの吸入、精神錯乱、小脳性失調、多発ニューロパチー。
【検査】MRI T2強調画像で内包後脚や大脳深部白質の高信号域。

3 エタノール
- **慢性中毒**
  - Wernicke脳症：ビタミンB_1欠乏
  - Central pontine myelinolysis（橋中心髄鞘崩壊）：低Na血症の急激な補正、四肢麻痺。
  - Marchiafava-Bignami（マルキアファーヴァ-ビニャミ）病：脳梁前半の脱髄、認知機能障害。
  - 小脳萎縮（前葉）：歩行失調、上肢は正常。
  - 多発ニューロパチー：下肢遠位感覚優位の混合型で、軸索変性が主体。
  - 視神経萎縮：中心暗点
  - ミオパチー：筋崩壊によるCK上昇、筋痛。
- **離脱症状**
  - 振戦
  - 幻覚
  - けいれん
  - 振戦せん妄

4 メタノール
視神経網膜炎

5 有機リン中毒（サリン）
AChE（アセチルコリンエステラーゼ）を阻害するために生じる。
- **自律神経症状** 胃腸障害、ムスカリン様症状（縮瞳、細気管支の分泌亢進、上気道のけいれん）、ニコチン様症状（頻脈）。
- **中枢神経症状** 最終的に脳に達し、意識障害、けいれん、延髄呼吸中枢の抑制。
- **神経筋接合部のブロック** 筋麻痺

【検査】血清コリンエステラーゼ活性の低下。
【治療】アトロピン、抗けいれん薬(ベンゾジアゼピン系：ジアゼパムなど)、PAM (2-pyridine aldoxime methiodide)。重症例には血漿吸着療法。

3 薬物中毒

1 抗悪性腫瘍薬
▶ メトトレキサート　白質脳症
▶ フルオロウラシル(5-FU およびその誘導体)　白質脳症
▶ シクロスポリン　脳症、Behçet 病における神経症状の誘発あるいは増悪。
▶ タクロリムス　急性腎不全、高血圧、RPLS (PRES)、高血糖。

2 コルヒチン
横紋筋融解症、ミオパチー、末梢神経障害。

3 クロフィブラート
スタチンとの併用で横紋筋融解症の誘発。

4 D-ペニシラミン
ACh 受容体の阻害で重症筋無力症類似の弛緩性麻痺。

5 抗ウイルス薬
インターフェロンやアシクロビルは抑うつ、不安などの精神症状あるいは幻覚やけいれんなどの脳症。

6 ジギタリス
消化器症状(悪心、嘔吐)、徐脈、視覚異常(黄視など)。抑うつ、無気力、失見当識、錯乱などの脳症。

7 抗てんかん薬
▶ フェニトイン
- 神経症状：不随意運動、眼振(血中濃度 20 μg/mL)、歩行失調(血中濃度 30 μg/mL)、意識障害(血中濃度 40 μg/mL 以上)。
- 代謝障害：ポリニューロパチー(葉酸の低下による)。

▶ バルプロ酸　過量投与で振戦、意識障害。
▶ カルバマゼピン　めまい・失調、意識障害。

4 その他中毒

1 一酸化炭素
▶ 非間欠型　軽症では頭痛、めまい、筋痛など。重症では健忘、昏迷、意識障害、不随意運動(アテトーゼなど)、筋強剛、失外套症候群。
▶ 間欠型　寛解後 1〜3 週間で再び意識混濁、健忘症候群をきたす。

【病理】両側淡蒼球の壊死、急性期は白質の血管周囲の微細な出血巣、慢性期は白質の広範な脱髄巣。
【検査】CT で両側淡蒼球の低吸収域、MRI で両側淡蒼球に T1 強調画像で低信号域、T2 強調画像で高信号域。

2 ボツリヌス中毒
ボツリヌス菌(毒素)による食品中毒で神経終末からの ACh の放出を阻害。腹部症状の先行と全身性の弛緩性筋麻痺や球麻痺症状。

M 神経内科における禁忌事項

1. 腰椎穿刺
   ① 脳圧亢進時
   ② 出血傾向(血小板数5万以下/mm³)や抗凝固薬治療中。
   ③ 穿刺部位に感染症がある場合。
   ④ 敗血症などの全身感染症のある場合。
2. MRI検査の禁忌
   ① 心臓ペースメーカー装着者、金属製の心臓人工弁。
   ② 磁性脳動脈瘤クリップ術後患者(移動して再出血の可能性あり、最近は非磁性体で撮影可能になっている)。
   ③ 眼窩内磁性異物(砲弾破片など)(硝子体出血で失明の可能性)。
   ④ 人工内耳(磁性体)
   ⑤ 深部脳刺激装置(Parkinson病患者)
   ⑥ 妊娠初期または妊娠の可能性のある患者:有害事象の報告はないが、特に妊娠前半期は避ける。
   ● 造影剤(Gd)の使用禁忌
     ・Gd造影剤に過敏症の既往のある患者。
     ・気管支喘息のある患者(造影剤副作用としての死亡率が高い)。
     ・重篤な腎障害(無尿など)のある患者。
   ● 持ち込み不可
     ・磁性金属物体(酸素ボンベ、ストレッチャー、車椅子、ハサミ、点滴架台など)
     ・電子機器類:注入ポンプ、携帯電話など(故障の可能性がある)。
     ・磁気カード(データの消去)。
3. CT検査の禁忌:妊婦、ヨード造影剤とビグアナイド系経口血糖降下薬の併用。
4. 血管造影検査:腎機能低下患者
5. tPA:主な禁忌事項
   ① 発症が4.5時間以上。
   ② NIHSS (National Institutes of Health stroke scale)が4以下。
   ③ 出血:頭蓋内、消化管、尿路、骨折、後腹膜、喀血など。ワルファリン内服中でINR>1.7。
   ④ 血圧:180/105 mmHg以上
   ⑤ 血糖:>400 mg/dL あるいは<50 mg/dL。
   ⑥ CTでearly CT signが大脳半球(テント上)の1/3以上の多葉性の脳梗塞。
   ⑦ 頭蓋内出血の既往、脳腫瘍、脳AVM、動脈瘤(大動脈瘤と微小動脈瘤は除く)。
   ⑧ 3か月以内の脳梗塞の既往、頭蓋内または脊髄の手術歴。
   ⑨ 血小板:10万以下/mm³
6. 大きな脳塞栓症で出血性脳梗塞の可能性があるときの抗血栓・抗凝固療法。
7. ワルファリン投与中の納豆、青汁、健康食品のクロレラ(多量のビタミンKを含む)など。
8. ダビガトラン、リバーロキサバン:腎機能障害(透析中、Ccr 15〜30 mL/分未満)、出血性素因、アゾール系抗真菌薬服用中など。
9. 抗Parkinson病薬の突然の中止:悪性症候群
10. 抗コリン薬の禁忌:緑内障、前立腺肥大症、心疾患。
11. 気管支喘息の持病のある本態性振戦患者へのβブロッカー(アロチノロール)の投与。
12. 抗てんかん薬の急激な中止:重積発作
13. MAO-B阻害薬との併用:三環系抗うつ薬、SSRI、SNRIなど(セロトニン症候群)。
14. 重症筋無力症のときの回避すべき薬物
    ・ベンゾジアゼピン(BZ)系抗不安薬:ジアゼパム、エチゾラム、トリアゾラム、アルプラゾラムなど(抗弛緩作用、抗コリン作用)。
    ・抗てんかん薬(BZ系):クロナゼパム(抗筋弛緩作用、抗コリン作用)。
    ・抗Parkinson病薬:トリヘキシフェニジル(抗コリン作用)
    ・排尿障害治療薬:プロピベリン、オキシブチニン、ソリフェナシン(抗コリン作用)。
    ・薬剤誘発性筋無力症:アミノグリコシド系抗生物質、ポリミキシンB、キニジン、D-ペニシラミン。
15. 低Na血症の急速な補正:橋中心髄鞘崩壊
16. 周期性四肢麻痺でのKCl製剤のアンプルの静脈注射。
17. もやもや病が既知の患者で脳波での過呼吸賦活試験。
18. ALSなどの難治性疾患における自殺幇助、人工呼吸器装着ALS患者の依頼による尊厳死のための人工呼吸器離脱。
19. 低酸素血症を示す中等症ALS患者に、直ちに高濃度酸素吸入:CO_2ナルコーシスの誘発。
20. 同意のないおよび未発症例の遺伝子検索。

和文索引(五十音順)

口絵の数字は口絵(図)の番号を示した。

あ

亜急性感覚性ニューロン症　162
亜急性硬化性全脳炎　103, 135
亜急性脊髄視神経ニューロパチー
　　(SMON)　163
亜急性脊髄連合変性症　160
アキレス腱反射　60
悪性症候群　116
　　3主徴　116
アシネルジー　76
足の到達動作試験　75
アシュネル眼球圧迫試験　77
アステリキシス　63
アダムキーヴィッツ動脈　33
圧覚　39
圧迫性動眼神経麻痺　53
アテトーゼ　63
アテローム血栓性脳梗塞　80
アテローム血栓性脳梗塞型(TIAの病型)　86
アポリポ蛋白E遺伝子多型　127
アマンタジン　115
アミロイドβ　127
アミロイドβ前駆体蛋白　127
アミロイドアンギオパチー
　　　　　　口絵 19, 90, 128
アミロイド血管症　90, 159
アミロイドニューロパチー
　　　　　　口絵 52, 158
アラン・デュシェンヌの手　66
アルツハイマー神経原線維変化
　　　　　　口絵 38, 127
アルツハイマー病　口絵 35～38, 125

い

医原性CJD　107
意識混濁　46
意識障害　46
異常感覚　68
異常感覚性大腿神経痛　73
異常眼球運動　55
異染性白質ジストロフィー　141
位置覚(異常)　68
一眼半水平注視麻痺症候群　23

一過性黒内障　51
一過性全健忘　51
一過性脳虚血発作　86
　　アテローム血栓性脳梗塞型
　　　　(TIAの病型)
　　心原性脳塞栓型(TIAの病型)
　　ラクナ梗塞型(TIAの病型)
一酸化炭素中毒　172
遺伝性運動感覚性ニューロパチー
　　　　　　　　157
遺伝性疾患　51
　　X連鎖優性遺伝
　　X連鎖劣性遺伝
　　常染色体優性遺伝
　　常染色体劣性遺伝
　　母性遺伝
遺伝性脊髄小脳失調症　122
遺伝性プリオン病　106
易疲労性　151
意味性失語　47, 129
咽頭頸部上腕型GBS　156
咽頭喉頭の体性感覚　31
インフルエンザ脳症　100

う

ヴァレイの圧痛点　73
ヴィラレ症候群　59
ウィリス動脈輪　13, 81
ウイルス性髄膜炎　97
ウートホフ徴候　138
ウェスタンブロット　16
ウエストナイル脳炎　100
ヴェルニッケ脳症　160, 161
ヴェルネ症候群　59
動く足趾　63
兎の口症候群　63
牛海綿状脳症　105
運動失調　19
運動失調性構音障害　75
運動失調不全片麻痺　82
運動神経　38
運動性失語　47
運動線維の経路　19
運動前野　19
運動ニューロン疾患　108, 129
運動麻痺の鑑別　65

運動野　19

え

エイズ脳症・脳炎　103
エタノール中毒　171
遠位型ミオパチー　145
塩化エドロホニウム試験　150
遠隔記憶　50
遠隔機能障害　16, 26
炎症性ミオパチー　143
　　多発筋炎
　　皮膚筋炎
　　封入体筋炎
遠心系交感神経　40
遠心系副交感神経　41
延髄　24
　　Dejerine症候群　25
　　Wallenberg症候群　24
エンタカポン　115

お

横溢性尿失禁　78
横隔神経　34
凹足　66
黄斑回避　21, 52
横紋筋　43
大型血管炎　169
　　側頭動脈炎
　　大動脈炎症候群
　　高安病
オヌフロヴィッツ核　34
斧状顔貌　146
オリーブ橋小脳萎縮症　118
オリゴクローナルバンド　139
温度覚(異常)　68
温度眼振試験　57

か

カーテン徴候　58
カーノハン圧痕　18
カーンズ-セイヤー症候群　148
下位運動ニューロン　20
開散麻痺　55
回旋性眼振　55

外転神経　28, 52
　　　　機能解剖　28
　　　　障害　52
回転性めまい　57
　　　　Ménière 病
　　　　前庭神経炎
　　　　良性発作性頭位めまい
回転発作　134
回内筋症候群　165
海馬の血管支配　20
海綿状奇形　93
海綿静脈洞（症候群）　12, 59
解離性感覚障害　28, 70
解離性小手筋萎縮　109
下オリーブ核の偽性肥大　16
下顎神経　29
下顎反射　56, 59
　　　　亢進　61
踵膝試験　75
鏡現象　126
下眼瞼向き眼振　55
鉤手　66
可逆性後頭葉白質脳症　167
可逆性脳血管れん縮症候群　87
核・核下性眼球運動障害の鑑別　55
核間性眼筋麻痺　53
核上性眼球運動障害の鑑別　55
角膜下顎反射　56
下肢筋の肥大　66
下肢三重屈曲現象　61
下肢静止不能症候群　63, 121
下肢の Barré 徴候　62
家族性 Alzheimer 病　127
家族性 CJD　106
家族性 Parkinson 病　116
家族性アミロイドポリニューロパチー　158
家族性筋萎縮性側索硬化症　112
家族性痙性対麻痺　123
片足立ち　75
滑車神経　28, 52
　　　　機能解剖　28
　　　　障害　52
寡動無動　114
下部橋型 Foville 症候群　24
花弁状斑　口絵 21, 106
カルバマゼピン（中毒）　172
カルビドパ　115
カロリック試験　57
簡易知能検査　47
感音性難聴　57
感覚解離　29
感覚障害　36, 68
　　　　サドル状　70

視床性　72
脊髄性　69
大脳皮質性　73
脳幹性　72
末梢神経性　68
感覚消失　68
感覚神経　38
感覚性失語　20
眼窩尖端症候群　59
眼球浮き運動　56
眼球運動障害の鑑別　55
眼球運動測定異常　56
眼球共同偏倚　56
眼球クローヌス　56
眼球クローヌス，ミオクローヌス　101
眼球沈み運動　56
眼球の運動失調　75
眼球ミオクローヌス　55
間欠性跛行　65
　　　　鑑別
眼瞼下垂　53
眼瞼れん縮　53
眼振　55
眼神経　28
癌性髄膜炎　98
癌性ニューロパチー　161
　　　　亜急性感覚性ニューロン症　162
　　　　感覚運動性ニューロパチー　162
　　　　自律神経ニューロパチー　162
肝性脳症　135
観念運動失行　20
観念失行　20
顔面肩甲上腕型筋ジストロフィー　146
顔面神経　30, 56
　　　　運動神経　56
　　　　機能解剖　30
　　　　障害　56
　　　　睫毛徴候　57
　　　　空涙症候群　57
　　　　聴覚過敏　56
　　　　兎眼　56
　　　　ワニの涙症候群　57
顔面神経麻痺　163
　　　　中枢性　57
　　　　末梢性　57
　　　　両側性末梢性顔面神経麻痺　57
寒冷昇圧試験　77

き

キアリ型奇形　71
記憶障害　20, 50
　　　　一過性全健忘　51
　　　　遠隔記憶　50
　　　　逆行性健忘　51
　　　　近時記憶　50
　　　　健忘症　51
　　　　作話　51
　　　　即時記憶　50
　　　　陳述記憶　50
　　　　手続き記憶　50
　　　　前向性健忘　51
偽性球麻痺　58
拮抗性失行　49
基底核　21
　　　　マンガン沈着　167
機能性疾患　132
記銘障害　20
逆向性健忘　51
ギャルサン症候群　59
吸引反射　56
嗅神経　26, 51
　　　　機能解剖　26
　　　　障害　51
求心系自律神経　41
求心路，内臓からの　31
急性運動感覚性軸索型ニューロパチー（AMSAN）　155
急性運動性軸索型ニューロパチー（AMAN）　155
急性炎症性脱髄性多発ニューロパチー（AIDP）　154
急性化膿性髄膜炎　97
急性硬膜外血腫　93
急性散在性脳脊髄炎（ADEM）　141
急性自律性感覚性ニューロパチー　154
急性頭蓋内圧亢進症　18
急性脊髄前角炎　104
急性中毒　171
急性汎自律神経異常症　156
球脊髄性筋萎縮症　112
球麻痺　58
橋　23
　　　　Millard-Gubler 症候群　24
　　　　一眼半水平注視麻痺症候群　23
　　　　下部橋型 Foville 症候群　24
　　　　構音障害・手不器用症候群　24
　　　　小脳橋角症候群　24
　　　　上部橋型 Foville 症候群　24
　　　　閉じ込め症候群　23

内側縦束症候群　23
傍正中橋網様体症候群　23
境界領域脳梗塞　80
胸郭出口症候群　166
狂牛病　105
狂犬病　100
橋出血　87
胸髄の横断面　33
恐水病　100
橋中心髄鞘崩壊　141
協調運動障害　20
強直間代発作　134
棘孔　12
挙睾筋反射　61
ギラン-モラレ三角　55
筋　41
　　横紋筋　43
　　骨格筋　43
　　心筋　43
　　随意筋　43
　　正常筋の組織像
　　　　　　　　口絵 11〜16, 43
　　赤筋　42
　　タイプ 2C 線維　42
　　白筋　42
　　不随意筋　43
　　平滑筋　43
近位型筋強直性ミオパチー　147
筋萎縮　66
筋萎縮性側索硬化症　108
　　家族性　112
禁忌事項　173
　　βブロッカー
　　遺伝子検索
　　過呼吸賦活試験
　　血管造影検査
　　抗 Parkinson 病薬
　　抗凝固療法
　　抗血栓療法
　　抗コリン薬
　　抗てんかん薬
　　高濃度酸素吸入
　　抗不安薬
　　自殺幇助
　　周期性四肢麻痺
　　重症筋無力症
　　造影剤(Gd)
　　低 Na 血症
　　排尿障害治療薬
　　ベンゾジアゼピン
　　もやもや病
　　薬剤誘発性筋無力症
　　腰椎穿刺
　　ワルファリン投与中

筋強剛　67, 114
筋強直性ジストロフィー　146
筋緊張亢進　66
近時記憶　50
筋ジストロフィー　144
　　Becker 型　145
　　Duchenne 型　口絵 50, 144
　　遠位型ミオパチー　145
　　顔面肩甲上腕型ジストロフィー
　　　　　　　　146
　　肢帯型筋ジストロフィー　145
　　先天性筋ジストロフィー　146
　　非福山型筋ジストロフィー
　　　　　　　　146
　　福山型筋ジストロフィー　146
　　縁取り空胞型遠位型ミオパチー
　　　　　　　　145
　　三好型ミオパチー　145
筋疾患　143
筋性動脈　13
筋組織　口絵 11〜16
緊張型頭痛　132
筋無力症急性増悪(クリーゼ)
　　　　　　　　152
　　コリン作動性クリーゼ
筋力低下　36
筋力と支配神経(中枢)の関係　34

く

矩形波眼球運動　55
口尖らし反射　56, 60
屈曲性対麻痺　66
凹み手徴候　62
くも膜　12
くも膜下腔　12
くも膜下出血　90
　　頭痛　133
　　中脳周囲(非動脈瘤性)　91
　　嚢状動脈瘤　90
　　脳動脈瘤破裂の重症度の分類
　　　　　　　　91
　　紡錘状動脈瘤　90
　　腰椎穿刺　90
クラッベ病　口絵 45, 142
グラデニーゴ症候群　59
クリーゼ　152
クリューヴァー-ビューシー症候群
　　　　　　　　20
クロイツフェルト-ヤコブ病　105
　　医原性
　　家族性
　　孤発性
　　変異型

クロウ-深瀬症候群　162
クロード症候群　23
クロフィブラート(中毒)　172
群発頭痛　132

け

頸静脈孔　12
頸髄　33
　　運動系と感覚系の部位
　　神経根の位置関係
痙性対麻痺　66
痙性歩行　65
頸動脈の模式図　81
軽度認知障害(MCI)　126
頸部後屈姿勢　66
頸部前屈姿勢　66
頸部痛　73
血液神経関門(BNB)　17
血液脳関門(BBB)　16
血液脳脊髄液関門　12
結核性髄膜炎　98
血管炎症候群　169
　　大型血管炎
　　小型血管炎
　　中型血管炎
血行力学性脳梗塞　80
欠神発作　134
結節性多発動脈炎　169
血栓性脳梗塞　80
ケネディ-オルター-スン症候群
　　　　　　　　112
ケルニッヒ徴候　74, 96
原始反射　56
原発性側索硬化症　108
腱反射　66, 67
健忘失語　47
健忘症　51

こ

抗 NMDA 受容体脳炎　102
抗 VGKC 抗体辺縁系脳炎　102
抗悪性腫瘍薬(中毒)　172
行為の抑制障害　49
抗ウイルス薬(中毒)　172
好塩基性封入体　口絵 26, 113
構音障害　24, 75, 82
　　運動失調性　75
　　手不器用症候群　24, 82
交感神経, 遠心系　40
咬痙　56
高血圧性脳症　90
高血糖性舞踏病　121

抗好中球細胞質抗体(ANCA)関連
　　血管炎　169
抗コリン薬　115
　　　禁忌　173
後索症候群　69
交叉性遠隔性小脳機能障害　16
交叉性温痛覚消失　72
高次脳機能検査　47
甲状腺眼症　149
甲状腺機能亢進症に伴うミオパチー
　　　　149
甲状腺機能低下症に伴うミオパチー
　　　　149
甲状腺中毒性ミオパチー　149
構成失行　49
後脊髄小脳路　38
口舌顔面失行　49
交代性 Horner 症候群　118
皇帝ペンギン徴候　116
抗てんかん薬　136
　　　禁忌　173
　　　催奇形性　136
　　　中毒　172
後天性代謝性ミオパチー　148
　　　甲状腺眼症　149
　　　甲状腺機能亢進症に伴うミオパチー　149
　　　甲状腺機能低下症に伴うミオパチー　149
　　　甲状腺中毒性ミオパチー　149
　　　周期性四肢麻痺　148
　　　ステロイドミオパチー　149
　　　低 K 血性周期性四肢麻痺　149
　　　低 K 血性ミオパチー　149
　　　内分泌性ミオパチー　149
後頭神経痛　73
後頭葉　20
　　　視覚運動失調　21
　　　視覚性失認　21
　　　視覚性注意障害　21
　　　視覚性てんかん　21
　　　色彩失認(大脳性色盲)　21
　　　純粋失読　21
　　　精神性注視麻痺　21
　　　相貌失認　21
　　　同名性半盲，黄斑回避を伴なう　20
皮質盲　21
向反発作　134
項部硬直　96
興奮性神経伝達物質　16
興奮毒性，グルタミン酸　15
鉤ヘルニア　18
後方型認知症　125

硬膜　12
絞扼性ニューロパチー　164
　　　回内筋症候群　165
　　　胸郭出口症候群　166
　　　斜角筋症候群　166
　　　手根管症候群　164
　　　上肢末梢神経の走行　165
　　　前骨間神経症候群　165
　　　総腓骨神経麻痺　166
　　　肘部管症候群　165
　　　橈骨神経麻痺　166
　　　フロマン徴候　165
抗リン脂質抗体症候群　89
高齢者てんかんの特徴　137
小型血管炎　169
　　　Churg-Strauss 症候群　162, 169
　　　Wegener 肉芽腫　169
　　　顕微鏡的多発血管炎　169
　　　抗好中球細胞質抗体(ANCA)関連血管炎　169
小刻み歩行　65
語義性失語　129
コッヘル-ドゥブレ-セムレーニュ症候群　149
古典型 ALS　108
孤発性 CJD　105, 106
孤発性筋萎縮性側索硬化症　108
　　　原発性側索硬化症
　　　古典型 ALS
　　　進行性球麻痺
　　　脊髄性進行性筋萎縮症
こむら返り　63
コリン作動性クリーゼ　152
コルサコフ症候群　161
コルヒチン(中毒)　172
コレ-シカール症候群　59

さ

細動脈　13
再発寛解型(MS)　138
錯感覚　68
作話　51
鎖骨下動脈盗血症候群　95
坐骨神経痛　73, 164
サザンブロット　16
サドル状感覚障害　70, 72
詐病の鑑別　65
サリン(中毒)　171
サルコイドーシス　99, 167
猿手　66, 109
三叉神経　28, 56
　　　運動神経(障害)　56

下顎反射　56
角膜下顎反射　56
感覚神経(障害)　56
機能解剖　28
吸引反射　56
口尖らし反射　56
原始反射　56
咬痙　56
傍三叉神経症候群　56, 59
三叉神経血管説　132
三叉神経障害　168
三叉神経痛　56, 73, 163

し

ジェンナリ線条　19
視覚運動失調　21
視覚構成障害(構成失行)　49
視覚性失認　21, 50, 52
視覚性注意障害　21
視覚性てんかん　21
視覚路の血流支配　26
色彩失認　21
ジギタリス(中毒)　172
識別感覚異常　68
嗜銀顆粒性認知症　口絵 44, 130
軸索型 GBS　155
軸索輸送　39
軸索流　39
シクロスポリン(中毒)　172
自己抗体陽性疾患　102
篩骨　12
指示試験　75
四肢麻痺　36
視床　22
　　　視床症候群　22
　　　視床性失語　22, 49
　　　視床性失立失歩　22
　　　視床性認知症　22
　　　視床手　22
　　　デジュリン-ルシー症候群　22
　　　ピアノ演奏の指　22
歯状核赤核淡蒼球ルイ体萎縮症(DRPLA)　121, 123
視床下部　22
視床出血　87
視床症候群　22
視床性感覚障害　72
　　　視床痛　72
　　　深部感覚障害　72
　　　手口感覚症候群　22, 72
　　　ヒペルパチー　22, 72
視神経　51
　　　一過性黒内障　51

和文索引

黄斑回避　52
機能解剖　26
　視覚性失認　52
　視野障害　52
　周辺視野狭窄　52
　障害　51
　視力障害　51
　相貌失認　52
　側頭動脈炎　51
　中心暗点　52
　同名半盲　52
　半盲　52
　網膜性片頭痛　52
　四分盲　52
視神経萎縮　138
視神経炎　168
視神経管　12
視神経脊髄炎　139
視神経脊髄型多発性硬化症　140
ジスキネジア(ジスキネジー)　63
ジストニア(ジストニー)　63
ジストニア歩行　65
姿勢異常　66
　凹足(槌状趾)
　下肢筋の肥大
　屈曲性対麻痺
　痙性対麻痺
　頸部後屈姿勢
　頸部前屈姿勢
　除脳硬直
　除皮質硬直
　伸展性対麻痺
　体幹屈曲
　弓なり(反張)姿勢
姿勢反射障害　114
姿勢発作　134
肢節運動失行　20
指尖容積脈波　77
肢帯型筋ジストロフィー　145
膝蓋腱反射　60
失外套症候群　46
失語(症)　口絵 17, 47, 129
　意味性　47, 129
　語義性　129
　視床性　22
　分類　47
失行　20, 49
　口舌顔面失行　49
　視覚構成障害(構成失行)　49
　着衣失行　49
実質性梅毒　99
失書　49
失調性歩行　75
失読　49

失読失書　49
失認　50
　視覚性失認
　触覚性失認
　相貌失認
　地誌的(前向性)見当識障害
　聴覚性失認
　ナビゲーション障害
　街並失認
　道順障害
　ランドマーク失認
失立失歩　65
自動症　134
シナプス　15
自発性眼振　55
自発性めまい　58
四分盲　52
斜角筋症候群　166
ジャクソンてんかん　19
若年性脳血管障害　95
視野欠損　20
ジャコ症候群　59
周期性四肢麻痺　148
重金属中毒　171
　急性中毒
　タリウム(中毒)
　鉛(中毒)
　砒素(中毒)
　マンガン(中毒)
　慢性中毒
　無機水銀(中毒)
　有機水銀(中毒)
重症筋無力症　150
　易疲労性　151
　塩化エドロホニウム試験　150
　禁忌　173
　テンシロン試験　150
　冷却試験　152
重積発作，てんかんの　134
　治療　136
周辺視野狭窄　52
終末動脈　13
主幹動脈　13
手根管症候群　35, 164
手指屈筋反射　60
シュタイネルト病　146
出血性脳梗塞　82, 173
腫瘍随伴性小脳変性症　101
純粋運動性片麻痺　82
純粋感覚性脳卒中　82
純粋失書　49
純粋失読　21
瞬目反射　163
上位運動ニューロン(徴候)　20, 62

上顎神経　29
上眼窩裂(症候群)　12, 59
上眼瞼向き眼振　55
小径線維(small fiber)ニューロパチー　162, 168
小径線維　28
症候性パーキンソニズム　116
上行性ヘルニア　18
上肢の Barré 徴候　62
上肢末梢神経の走行　165
常染色体優性遺伝　51
常染色体劣性遺伝　51
焦点性感覚発作　20
小動脈　13
小児型重症筋無力症　153
小脳　25
　遠隔機能障害　26
　苔状線維　25
　登上線維　25
小脳遠心路　26
小脳求心路　25
小脳橋角症候群　24
小脳系の異常　75
　アシネルジー(小脳性協働収縮不能)　76
　足の到達動作試験　75
　運動失調性構音障害　75
　踵膝試験　75
　片足立ち　75
　眼球の運動失調　75
　指示試験　75
　失調性歩行　75
　書字障害　75
　脛叩き試験　75
　線引試験　75
　大字症　75
　つぎ足歩行　75
　手回内回外試験　75
　手回内試験　75
　膝叩き試験　75
　膝立て試験　76
　肘固定障害　75
　指鼻試験　75
小脳後葉(小脳半球、小脳外側)病変　26
小脳出血　87
小脳性協働収縮不能　76
小脳性歩行　65
小脳前葉(上虫部)病変　26
小脳半球病変　26
小脳病変　26
小脳扁桃ヘルニア　18
上部橋型 Foville 症候群　24
小舞踏病　120

小歩症　65
小発作　134
静脈洞血栓症　94
上腕三頭筋反射　59
上腕二頭筋反射　59
植物状態　46
書字障害　75
触覚　39
　　異常　68
触覚性失認　50
除脳硬直　66
除皮質硬直　66
自律神経　39
　　遠心系交感神経　40
　　遠心系副交感神経　41
　　求心系自律神経　41
　　排尿　41
自律神経機能検査　77
　　寒冷昇圧試験
　　交感神経系の反射機能試験
　　指尖容積脈波
　　心電図 R-R 間隔変動検査
　　心拍変動
　　副交感神経系の反射機能試験
自律神経支配, 内臓の　31
自律神経障害　78
　　立毛筋反射
自律神経ニューロパチー　162
真菌性髄膜炎　98
神経・筋接合部疾患　150
神経 Behçet 病　168
神経細胞　口絵5, 口絵6, 口絵8, 14
神経組織　13
神経痛　73, 163
　　異常感覚性大腿神経痛　73
　　頸部痛　73
　　後頭神経痛　73
　　坐骨神経痛　73, 164
　　三叉神経痛　73, 163
　　瞬目反射　163
　　神経痛性筋萎縮症　164
　　舌咽神経痛　73, 164
　　変形性股関節症による疼痛　74
　　肋間神経痛　73
神経痛性筋萎縮症　164
神経伝達物質　16
神経梅毒　99
　　ゴム腫
　　進行麻痺
　　脊髄癆
　　梅毒性動脈炎
心原性脳塞栓型 (TIA の病型)　86
心原性脳塞栓症　80

進行性核上性麻痺 (PSP)
　　　　　　　　口絵30, 口絵31, 116
進行性球麻痺　108
進行性多巣性白質脳症 (PML)　103
進行性非流暢性失語　129
進行麻痺　99
振戦　63
　　Parkinson 病　113
伸張反射　35
心電図 R-R 間隔変動検査　77
伸展性対麻痺　66
振動覚 (異常)　68
心拍変動　77
深部感覚 (異常)　68
　　位置覚 (異常)
　　振動覚 (異常)
　　母指さがし試験
　　母趾さがし試験
深部感覚経路　37
深部感覚障害　72
深部感覚障害性ニューロパチー
　　　　　　　　　　　　171
深部脳刺激　115

す

髄液　17
　　流れ
髄液所見, 髄膜炎の　96
髄液糖値　96
遂行機能障害　51
錐体外路系の異常　66
　　運動麻痺　66
　　筋緊張亢進　66
　　腱反射　66, 67
　　姿勢異常　66
　　体幹の筋強剛　67
　　膝倒し法　67
　　不随意運動　66
錐体路　20
錐体路徴候　62
　　Mingazzini 試験
　　下肢の Barré 徴候
　　凹み手徴候
　　上位運動ニューロン徴候
　　上肢の Barré 徴候
　　第 5 指徴候
垂直性注視眼振　55
垂直注視　54
水頭症　131
髄膜　12
髄膜炎　96
　　Mollaret　99
　　ウイルス性　97

　　癌性　98
　　急性化膿性　97
　　結核性　98
　　項部硬直　96
　　サルコイドーシス　99
　　真菌性　98
　　髄液所見　96
　　髄液糖値　96
　　髄膜刺激症状　96
　　プロカルシトニン　97
　　ペア血清　97
髄膜血管性梅毒　99
髄膜刺激症状　96
睡眠脳波　135
　　浅眠期
　　軽睡眠期
　　中等度睡眠期
　　深睡眠期
　　レム睡眠期
睡眠発作　133
睡眠麻痺　133
すくみ足歩行　65
頭痛　132
　　緊張型頭痛　132
　　くも膜下出血による　133
　　群発頭痛　132
　　三叉神経血管説　132
　　低髄液圧症候群による　133
　　脳脊髄液減少症による　133
　　片頭痛　132
　　薬物乱用　133
ステロイドミオパチー　149
脛叩き試験　75
スピロヘータ感染症　99
　　実質性梅毒
　　神経梅毒
　　進行麻痺
　　髄膜血管性梅毒
　　脊髄癆
　　梅毒性動脈炎
　　無症候性神経梅毒
　　ライム病

せ

正円孔　12
性機能障害　78
静座不能　63
静止時振戦　114
正常圧水頭症　131
正常筋の組織像　43
精神運動発作　134
精神性注視麻痺　21
赤筋　42

和文索引

赤色ぼろ線維　口絵 51, 147
脊髄　32
　　　運動系　33
　　　感覚系　36
　　　血管支配　33
　　　動脈　34
脊髄炎　104
脊髄横断症候群　69
脊髄空洞症　71
脊髄硬膜動静脈瘻　95
脊髄自動反射　61
脊髄小脳変性症　121
脊髄小脳路　38
脊髄ショック　69
脊髄性感覚障害　69
　　　Brown-Séquard 症候群　69
　　　解離性感覚障害　70
　　　後索症候群　69
　　　サドル状感覚障害　70, 72
　　　脊髄横断症候群　69
　　　脊髄空洞症　71
　　　脊髄ショック　69
　　　脊髄中心症候群　71
　　　前脊髄動脈症候群　72
　　　仙部回避　71
　　　宙吊り型解離性感覚障害　71
脊髄性筋萎縮症　112
脊髄性自動運動　64
脊髄性進行性筋萎縮症　108
脊髄性ミオクローヌス　64
脊髄前角細胞　口絵 8
脊髄中心症候群　71
脊髄動静脈瘻　95
脊髄癆　99
舌咽神経　31, 58
　　　機能解剖　31
　　　障害　58
舌咽神経障害　58
舌咽神経痛　58, 73, 164
舌下神経　32, 58
　　　機能解剖　32
　　　障害　58
舌下神経管　12
切迫性尿失禁　78
セレギリン　115
線維筋性形成異常症　93
線維束性収縮　62
前向性健忘　51
前骨間神経症候群　165
線条体　21
線条体黒質変性症　118
全身性エリテマトーデス　167
前脊髄小脳路　38
前脊髄動脈症候群　33, 72

穿通動脈　13
前庭神経炎　57
先天性筋強直症　147
先天性筋強直性ジストロフィー
　　　147
先天性筋ジストロフィー　146
先天性ミオトニア　147
前頭前皮質(前頭前野)　19
前頭側頭型認知症　口絵 41, 108, 129
　　　Pick 病　口絵 42, 129
　　　意味性(語義性)失語　129
　　　運動ニューロン疾患
　　　　　口絵 43, 129
　　　進行性非流暢性失語　129
　　　前頭葉変性型　129
前頭側頭型認知症パーキンソニズム
　　　130
前頭側頭葉変性症　129
前頭葉　19
　　　運動前野
　　　運動野
　　　前頭前皮質(前頭前野)
　　　前頭葉眼窩部(眼窩回)
前頭葉下面　20
全般発作(てんかん)　134
線引試験　75
仙部回避　71
前方型認知症　129
せん妄　46

そ

造影剤(ガドリニウム Gd)の使用禁忌　173
総腓骨神経麻痺　166
相貌失認　21, 50, 52
即時記憶　50
塞栓性脳梗塞　80
足底反応　60
側頭動脈炎　口絵 18, 51, 169
側頭葉　20
　　　Klüver-Bucy 症候群
　　　海馬の血管支配
　　　感覚性失語(Wernicke 失語)
　　　記銘記憶障害
　　　視野欠損
　　　側頭葉てんかん
　　　聴覚性失認
　　　辺縁系
続発性三叉神経痛の鑑別　163
側方(水平)注視　53
側方注視眼振　55
ゾニサミド　115
空涙症候群　57

た

第 5 指徴候　62
体幹屈曲　66
大径線維　28
大後頭孔　12
大後頭孔ヘルニア　18
対光反射　27
大字症　75
代謝性ニューロパチー　158
　　　亜急性脊髄連合変性症　160
　　　アミロイド血管症　159
　　　糖尿病性ニューロパチー　158
　　　尿毒症性ニューロパチー
　　　　　159, 160
　　　脳アミロイドアンギオパチー
　　　　　159
　　　ビタミンB欠乏性ニューロパチー　160
帯状回後部　20
帯状回前部　20
帯状回ヘルニア　18
苔状線維　25
体性感覚, 咽頭喉頭の　31
体性感覚神経　30
対側顔面神経麻痺, Wallenberg 症候群での　25
大動脈炎症候群　169
大脳　19
大脳基底核変性疾患　113
大脳性色盲　21
大脳皮質下出血　87
大脳皮質基底核変性症(CBD)
　　　口絵 32, 口絵 33, 117
大脳皮質性感覚障害　73
タイプ 2C 線維　42
大発作　134
唾液分泌　30, 31
　　　顔面神経の　30
　　　舌咽神経の　31
高月病　162
高安病(大動脈炎症候群)　169
タクロリムス(中毒)　172
多系統萎縮症　口絵 34, 117, 121
　　　オリーブ橋小脳萎縮症　118
　　　線条体黒質変性症　118
多巣性運動ニューロパチー　157
脱髄型 GBS　154
脱髄性疾患　138
脱力発作　133
他人の手徴候　49
多発筋炎　口絵 47, 143

多発性硬化症　口絵7, 138, 168
　　　Dawson の指　139
　　　Uhtoff 徴候　138
　　　運動障害　138
　　　オリゴクローナルバンド　139
　　　感覚障害　138
　　　再発寛解型　138
　　　視神経萎縮　138
　　　精神症状　138
　　　中心フリッカー値測定　138
　　　内側縦束症候群　138
　　　乳頭耳側蒼白　口絵7, 138
　　　フィンゴリモド　139
　　　膀胱直腸障害　138
　　　慢性進行型　138
多発性硬化症様病変　168
多発性単神経炎　168
多発性脳神経障害　168
玉ネギ形成　口絵10, 39, 157
玉ネギ様の感覚解離　29
タリウム(中毒)　171
単純部分発作　134
単純ヘルペス脳炎　101, 135
単神経障害　163
弾性動脈　13
蛋白質　14
　　　生成
　　　品質管理
単麻痺　36

ち

地誌的(前向性)見当識障害　50
遅発性ウイルス感染症　103
　　　AIDS 脳症・脳炎
　　　亜急性硬化性全脳炎
　　　進行性多巣性白質脳症
遅発性神経細胞壊死　167
遅発痛　68
チャーグ-ストラウス症候群　162
着衣失行　49
中型血管炎　169
　　　Buerger 病
　　　結節性多発動脈炎
注視眼振　55
中心暗点　52
中心フリッカー値測定　138
中枢病変(Sjögren 症候群)　168
　　　視神経炎
　　　多発性硬化症様病変
　　　脳脊髄炎
宙吊り型解離性感覚障害　70, 71
中毒性障害　171

中脳　23
　　　Benedikt 症候群
　　　Claude 症候群
　　　Parinaud 症候群
　　　Weber 症候群
　　　中脳型 Foville 症候群
中脳周囲くも膜下出血　91
肘部管症候群　165
聴覚　30
聴覚過敏　56
聴覚性失認　20, 50
長経路徴候　93
聴力障害　57
直腸障害　78
陳述記憶　50

つ

槌状趾　66
対麻痺　36
痛覚(異常)　68
ツェルマーク-ヘリング頸動脈洞圧
　迫試験　77
つぎ足歩行　75
つまみ-押し識別感覚　68

て

低カリウム血性周期性四肢麻痺
　　　　　　　　　　　　149
低カリウム血性ミオパチー　149
低血糖　167
低酸素脳症　167
低髄液圧症候群による頭痛　133
手回内回外試験　75
手回内試験　75
手口感覚症候群　22, 72
デジュリン-ルシー症候群　22
手続き記憶　50
デュレー出血　18
てんかん　134
　　　Todd 麻痺　134
　　　回転発作　134
　　　強直間代発作　134
　　　欠神発作　134
　　　向反発作　134
　　　姿勢発作　134
　　　自動症　134
　　　重積発作　134
　　　小発作　134
　　　精神運動発作　134
　　　全般発作　134
　　　大発作　134
　　　単純部分発作　134

　　　点頭てんかん　135
　　　二次性全般化発作　134
　　　脳波　134
　　　光けいれん応答　135
　　　光ミオクローヌス応答　135
　　　賦活法　135
　　　複雑部分発作　134
　　　部分発作　134
　　　ミオクロニー発作　134
てんかん患者の運転免許　137
点眼テスト　53
てんかんの治療　136
　　　外科治療
　　　抗てんかん薬
　　　抗てんかん薬の催奇形性
　　　重積発作の治療
　　　迷走神経刺激療法
テンシロン試験　150
伝導失語　47
テント切痕ヘルニア　18

と

頭位変換眼球反射　54
動眼神経　27, 52
　　　機能解剖　27
　　　障害　52
動眼神経の走行　27
道具の強迫的使用　49
瞳孔　53
　　　異常
　　　瞳孔観察
　　　瞳孔偏倚
頭後屈反射　59
　　　出現亢進　61
橈骨神経麻痺　166
登上線維　25
頭頂葉　20
　　　運動失調
　　　協調運動障害
　　　視野欠損
　　　焦点性感覚発作
　　　皮質性感覚障害
　　　非優位半球障害
　　　複合感覚障害
　　　優位半球障害
糖尿病性動眼神経麻痺　53
糖尿病性ニューロパチー　158
糖尿病性舞踏病　121
島皮質　22
同名性半盲，黄斑回避を伴う　20
同名半盲　52
動揺歩行　65
兎眼　56

トキソプラズマ脳症　口絵20, 100
特発性三叉神経痛　163
閉じ込め症候群　23, 46
トッド麻痺　134
ドパミン受容体作動薬　115
ドパミン前駆物質　115
　　カルビドパ
　　ベンセラジド
　　レボドパ(L-dopa)
虎の目徴候　119
トルエン(中毒)　171
トルコ鞍　12
ドロキシドパ(ノルアドレナリン前駆物質)　115

な

内頸動脈海綿静脈洞瘻　92
内耳神経　30, 57
　　Ménière病　57
　　Rinne試験　57
　　Weber試験　57
　　温度眼振試験(カロリック試験)　57
　　回転性めまい　57
　　感音性難聴　57
　　機能解剖　30
　　自発性めまい　58
　　障害　57
　　前庭神経炎　57
　　聴力障害　57
　　めまい　57
　　誘発性めまい　58
　　良性発作性頭位めまい　57
内耳道　12
内臓　31
　　求心路
　　自律神経支配
内側縦束症候群　23, 138
内分泌性ミオパチー　149
内包　21
那須-ハコラ病　131
ナビゲーション障害　50
鉛(中毒)　171
ナルコレプシー　133
　　睡眠発作
　　睡眠麻痺
　　脱力発作
　　入眠時幻覚
難治性てんかん　137
軟膜　12
軟膜皮質動脈　13

に

二次性全般化発作　134
二次性パーキンソニズム　116
ニッスル小体　14
二点識別感覚　68
二点同時刺激識別感覚　68
日本脳炎　100
ニモジピン　87
乳酸アシドーシス　148
乳頭耳側蒼白　口絵7, 138
入眠時幻覚　133
ニューロパチー(Sjögren症候群)　168
　　small fiber neuropathy
　　感覚失調性ニューロパチー
　　感覚性(感覚運動性)多発ニューロパチー
　　感覚性ニューロパチー
　　三叉神経障害
　　小径線維ニューロパチー
　　多発性単神経炎
　　多発性脳神経障害
尿毒症性ニューロパチー　159, 160
鶏歩行　65
人形の目現象　54
認知機能障害, 高度の　46
認知症　125
　　視床性　22

ね・の

ネプリライシン　127
脳アミロイドアンギオパチー　128, 159
脳炎　100
　　インフルエンザ脳症
　　ウエストナイル脳炎
　　狂犬病
　　恐水病
　　トキソプラズマ脳症
　　日本脳炎
脳回　19
脳幹　23
脳幹性感覚障害　72
脳幹性昏睡　135
脳幹聴覚誘発電位　31
脳血管障害　80
　　若年性　95
脳溝　19
脳梗塞　80
　　アテローム血栓性脳梗塞　80
　　境界領域脳梗塞　80
　　血行力学性脳梗塞　80
　　血栓性脳梗塞　80
　　心原性脳塞栓症　80
　　塞栓性脳梗塞　80
　　脳塞栓　80
　　皮質層状壊死　85
　　ペナンブラ　85
脳死の判定基準　47
脳出血　87
　　橋出血　87
　　視床出血　87
　　小脳出血　87
　　大脳皮質下出血　87
　　脳出血部位の鑑別診断　88
　　被殻出血　87
　　微小出血　88
　　ラクナ出血　88
嚢状動脈瘤　90
脳静脈系　13
脳神経　26, 51
　　機能解剖　26
　　障害　51
脳神経系の覚え方　59
脳神経症候群　59
　　Collet-Sicard症候群
　　Foster-Kennedy症候群
　　Garcin症候群
　　Gradenigo症候群
　　Jackson症候群
　　Jacod症候群
　　Raeder症候群
　　Ramsay Hunt症候群
　　Schmidt症候群
　　Vernet症候群
　　Villaret症候群
　　海綿静脈洞症候群
　　眼窩失端症候群
　　上眼窩裂症候群
脳脊髄液(CSF)　17
脳脊髄液減少症による頭痛　133
脳脊髄炎　168
脳脊髄病変, 全身性疾患に伴う　167
　　Sjögren症候群　168
　　可逆性後頭葉白質脳症　167
　　基底核のマンガン沈着　167
　　血管炎症候群　169
　　サルコイドーシス　167
　　神経Behçet病　168
　　全身性エリテマトーデス　167
　　遅発性神経細胞壊死　167
　　低血糖　167
　　低酸素脳症　167
　　橋本脳症　169

脳脊髄病変，全身性疾患に伴う（つづき）
　　ポルフィリン症　170
　　リウマチ性多発筋痛症　169
脳塞栓（症）　80, 173
嚢虫症　104
脳動静脈奇形　92
脳動脈解離　91
脳動脈系　13
　　Willis 動脈輪の定義
　　筋性動脈
　　細動脈
　　終末動脈
　　主幹動脈
　　小動脈
　　穿通動脈
　　弾性動脈
　　軟膜皮質動脈
　　皮質下動脈
　　皮質内動脈
脳動脈瘤破裂の重症度の分類　91
脳膿瘍　104
脳波　134
　　基礎波　134
　　健常成人覚醒時脳波　134
　　睡眠脳波　135
　　賦活法　135
脳梁離断症候群　20
ノザンブロット　16
ノルアドレナリン前駆物質　115

は

パーキンソン病　口絵27〜29, 113
　　重症度分類　114
梅毒性動脈炎　99
排尿　41
白筋　42
白質ジストロフィー　138
白質脳症　138
橋本脳症　169
長谷川式簡易知能評価スケール，改訂　47
はためき様眼球動揺　55
ハチドリ徴候　116
発汗試験　78
発汗障害　78
パペッツ回路　22, 125
バリズム　63
パリノー症候群　23, 54
バルプロ酸（中毒）　172
破裂孔　12
反射　59
　　Babinski の手技　60

Brissaud 徴候　61
Chaddock の手技　60
Hoffmann 反射　60
Marie-Foix の手技　61
Trömner 反射　60
Wartenberg 反射　60
アキレス腱反射　60
下顎反射　59
下肢三重屈曲現象　61
逆転　60
挙睾筋反射　61
口尖らし反射　60
膝蓋腱反射　60
手指屈筋反射　60
上腕三頭筋反射　59
上腕二頭筋反射　59
脊髄自動反射　61
足底反応　60
頭後屈反射　59
病的反射（錐体路病変）　60
腹壁反射　61
腹筋反射　60, 61
防御反射　61
肋弓反射　61
腕橈骨筋反射　60
反射性尿失禁　78
半側空間無視　50
反張姿勢　66
ハンチントン病　120
パントテン酸キナーゼ関連神経変性症（PKAN）　119
晩発性小脳皮質萎縮症（LCCA）　122
反復発作性失調症（episodic ataxia）　124
半盲　50, 52

ひ

ピアノ演奏の指　22
被殻出血　87
光けいれん応答　135
光ミオクローヌス応答　135
肥厚性硬膜炎　104
膝倒し法　67
膝叩き試験　75
膝立て試験　76
肘固定障害　75
皮質下動脈　13
皮質性感覚障害　20
皮質性小脳萎縮症　121
皮質層状壊死　85
皮質内動脈　13
皮質盲　21

微小出血　88
ヒステリーの鑑別　65
砒素（中毒）　171
ビタミンB欠乏性ニューロパチー　160
ヒトTリンパ球向性ウイルス脊髄症　105
非動脈瘤性くも膜下出血　91
皮膚筋炎　143
腓腹神経　口絵9, 38
非福山型筋ジストロフィー　146
皮膚書字覚　68
皮膚書字試験　68
皮膚の神経分布　36
ヒペルパチー　22, 68, 72
非優位半球障害　20
表在感覚（異常）　68
　　異常感覚
　　温度覚（異常）
　　錯感覚
　　触覚（異常）
　　遅発痛
　　痛覚（異常）
　　ヒペルパチー
表在感覚経路　36
表在性鉄沈着症　58
病態失認　50
病的反射（錐体路病変）　60
品質管理，蛋白質の　14

ふ

フィンゴリモド　139
封入体筋炎　口絵48, 口絵49, 143
フェニトイン（中毒）　136, 172
フォヴィル症候群　23, 24
賦活法，脳波の　135
腹圧性尿失禁　78
複合感覚（異常）　68
　　つまみ－押し識別感覚
　　二点識別感覚
　　二点同時刺激識別感覚
　　皮膚書字覚
　　皮膚書字試験
　　立体覚消失
　　立体認知
複合感覚障害　20
副交感神経，遠心系　41
副交感神経系の反射機能試験　77
複雑部分発作　134
副神経　31, 58
　　機能解剖　31
　　障害　58
副腎白質ジストロフィー　142

和文索引　*185*

輻輳麻痺　54
福山型筋ジストロフィー　146
不随意運動　62
　　アステリキシス　63
　　アテトーゼ　63
　　動く足趾　63
　　兎の口症候群　63
　　下肢静止不能症候群　63
　　こむら返り　63
　　固有脊髄性ミオクローヌス　64
　　ジスキネジア　63
　　ジストニア（ジストニー）　63
　　振戦　63
　　静座不能　63
　　脊髄髄節性ミオクローヌス　64
　　脊髄性自動運動　64
　　脊髄性ミオクローヌス　64
　　線維束性収縮　62
　　バリズム　63
　　舞踏運動　63
　　片側顔面れん縮　63
　　本態性振戦　63
　　ミオキミー　63
　　ミオクローヌス　63
　　ミオリトミア（ミオリトミー）
　　　　63
不随意筋　43
縁取り空胞型遠位型ミオパチー
　　145
腹筋反射　60, 61
部分発作　134
ブラウン-セカール症候群　69
プリオン病　105
　　Gerstmann-Sträussler-
　　　Scheinker 症候群　106
　　Kuru　105
　　医原性 CJD　107
　　遺伝性プリオン病　106
　　牛海綿状脳症　105
　　家族性 CJD　106
　　狂牛病　105
　　孤発性 CJD　105
　　変異型 CJD　106
振り子様眼振　55
ブリソー徴候　61
フルオロウラシル（中毒）　172
プロカルシトニン　97
フロマン徴候　165

へ

ペア血清　97
平滑筋　43
平衡覚　31

ペナンブラ　85
変異型 CJD　106
辺縁系　20
辺縁系脳炎　101
　　抗 NMDA 受容体脳炎　102
　　抗 VGKC 抗体辺縁系脳炎　102
　　自己抗体陽性疾患　102
　　単純ヘルペス脳炎　101
　　傍腫瘍性辺縁系脳炎　101
変形性股関節症による疼痛　74
片頭痛　132
ベンセラジド　115
片側顔面れん縮　63, 163
片側身体失認　50
ベンゾジアゼピン（禁忌）　173
片麻痺　36

ほ

防御反射　61
膀胱障害　78
　　横溢性尿失禁
　　切迫性尿失禁
　　反射性尿失禁
　　腹圧性尿失禁
傍三叉神経症候群　56
傍腫瘍性神経症候群　101
傍腫瘍性辺縁系脳炎　101
紡錘状動脈瘤　90
傍正中橋網様体症候群　23
歩行障害　65
　　Parkinson 歩行
　　間欠性跛行
　　間欠性跛行の鑑別
　　痙性歩行
　　ジストニア歩行
　　失立失歩
　　小脳性歩行
　　小歩行（小刻み歩行）
　　すくみ足歩行
　　動揺歩行
　　鶏歩行
　　迷路性歩行
母指さがし試験　68
母趾さがし試験　68
母性遺伝　51
ボツリヌス中毒　172
ポリオ　104
ポリオ後症候群　105
ポリオ後遅発性筋萎縮症　105
ポルフィリン症　170
本態性振戦　63
本態性パーキンソニズム　113
寡動無動　114

筋強剛　114
姿勢反射障害　114
静止時振戦　114

ま

まだら痴呆　125
街並失認　50
睫毛徴候　57
末梢 COMT 阻害薬　115
末梢神経　38
末梢神経障害　154
　　タイプ　163
末梢神経性感覚障害　68
　　神経根性分布型　69
　　多発性単ニューロパチー型　69
　　単ニューロパチー型　68
　　手袋靴下型　69
マンガン（中毒）　171
マンガン沈着，基底核の　167
慢性炎症性脱髄性多発ニューロパ
　チー（CIDP）　156
慢性硬膜下血腫　92
慢性進行型（MS）　138
慢性進行性外眼筋麻痺症候群　148
慢性頭蓋内圧亢進症　18
　　Duret 出血
　　Kernohan 圧痕
　　鉤ヘルニア
　　上行性ヘルニア
　　小脳扁桃ヘルニア（大後頭孔ヘ
　　　ルニア）
　　帯状回ヘルニア
　　テント切痕ヘルニア
慢性中毒（中毒）　171

み

ミオキミー　63
ミオクローヌス　63, 101
　　固有脊髄性　64
　　脊髄髄節性　64
　　脊髄性　64
ミオクロニー発作　134
ミオトニア症候群　146
　　筋強直性ジストロフィー　146
　　先天性筋強直性ジストロフィー
　　　147
　　先天性筋強直症　147
ミオリトミア（ミオリトミー）　63
味覚　30, 31
　　顔面神経の　30
　　舌咽神経の　31
道順障害　50

ミトコンドリア DNA 異常　148
ミトコンドリア脳筋症　148
　　4 大病型
ミトコンドリア病　口絵 51, 147
ミヤール-ギュブレール症候群　24
脈絡叢　17
三好型ミオパチー　145
ミンガッツィーニ試験　62

む

無機水銀(中毒)　171
無症候性神経梅毒　99
むずむず脚症候群　121
無動性無言　46

め

迷走神経　31, 58
　　機能解剖　31
　　障害　58
迷走神経刺激療法　136
迷路性歩行　65
メタノール(中毒)　171
メトトレキサート(中毒)　98, 172
めまい　57
めまい感　58
メンキーズ病　119

も

網膜性片頭痛　52
モノアミン酸化酵素阻害薬(MAO-B)　115
　　MAO-B の禁忌　173
もやもや病(禁忌)　93, 173
モラレ髄膜炎　99

や

夜間勃起障害　78
薬剤誘発性筋無力症(禁忌)　173
薬物中毒　172
　　D-ペニシラミン
　　カルバマゼピン
　　クロフィブラート

抗悪性腫瘍薬
抗ウイルス薬
抗てんかん薬
コルヒチン
ジギタリス
シクロスポリン
タクロリムス
バルプロ酸
フェニトイン
フルオロウラシル
メトトレキサート
ヤコブレフ回路　125

ゆ

湯浅・三山型 ALS　108
優位半球障害　20
有機水銀(中毒)　171
有機物質による中毒　171
　　n-ヘキサン
　　エタノール
　　サリン
　　トルエン
　　メタノール
　　有機リン
有棘赤血球舞踏病　120
有痛性強直性れん縮　64
有痛性れん縮　149
誘発性めまい　58
指鼻試験　75
弓なり姿勢　66

よ

腰椎穿刺　17, 90
　　禁忌　173
　　ワルファリン投与中　173
翼状肩甲　66
抑制性神経伝達物質　16

ら

ライム病　99
ラクナ梗塞　82
　　運動失調不全片麻痺

感覚運動性脳卒中
構音障害・手不器用症候群
純粋運動性片麻痺
純粋感覚性脳卒中
ラクナ梗塞型(TIA の病型)　86
ラクナ出血　88
卵円孔　12
ランドマーク失認　50

り

リウマチ性多発筋痛症　169
立体覚消失　68
立体認知　68
立毛筋反射　78
リポフスチン　14
流涙　30
良性発作性頭位めまい　57
両側外転神経麻痺　55
両側性末梢性顔面神経麻痺　57
両麻痺　36

れ

冷却試験　152
レヴァイン-クリチュリー症候群　120
レーダー症候群　56
レボドパ(L-dopa)　115
レム期睡眠行動異常症　114
れん縮　149

ろ

老人斑　口絵 37, 127
老人斑のステージ分類　128
肋間神経痛　73
肋弓反射　61

わ

ワルファリン投与中の禁忌　173
鷲手　66
ワニの涙症候群　57
腕橈骨筋反射　60

欧文索引

α-synuclein 陽性封入体
　　　　　口絵 29, 口絵 34
γ ループ　38
1 型筋強直性ジストロフィー　146
2 型筋強直性ジストロフィー　147
^{123}I-metaiodobenzylguanidine
　（MIBG）　77

A

ABCD^2 スコア　86
achromasia　口絵 32
acute anterior poliomyelitis　104
acute disseminated
　encephalomyelitis（ADEM）　141
acute pandysautonomia　156
Adamkiewicz 動脈　33, 34
Adams-Stokes 症候群　47
ADEM　141
Adie 瞳孔　53
adrenoleukodystrophy（ALD）　142
Adson 試験　166
adversive seizure　134
agnosia　50
AIDP（acute inflammatory
　demyelinating polyneuropathy）
　　　　　154
AIDS 脳症・脳炎　103
akathisia　63
Alexander 病　口絵 46, 142
alexia with agraphia　49
alien hand sign　49
Allen 試験　166
ALS（禁忌）　173
Alzheimer 神経原線維変化　127
Alzheimer 病　125
AMAN（acute motor axonal
　neuropathy）　155
AMSAN（acute motor-sensory
　axonal neuropathy）　155
amyloid angiopathy　90
amyotrophic lateral sclerosis（ALS）
　　　　　口絵 22～26, 108
ANCA 関連血管炎　169
anosognosia　50
anterior spinal artery syndrome
　　　　　33, 72

anti-NMDA receptor encephalitis
　　　　　102
anti-phospholipid antibody
　syndrome　89
anti-VGKC antibody-associated
　encephalitis　102
Anton 症候群　21
APP（amyloid β precursor
　protein）　127
apraxia　49
arachnoid　12
Aran-Duchenne の手（猿手）
　　　　　66, 109
Argyll Robertson 瞳孔　53, 159
argyrophilic grain dementia
　（disease）　130
arterial dissection　91
arteriovenous malformation　92
Aschner 眼球圧迫試験　77
astasia-abasia　65
astereognosis　68
asterixis　63
astrocytic plaque　口絵 33
asymptomatic neurosyphilis　99
asynergia　76
ataxic hemiparesis　82
athetosis　63
atraumatic needle　18
auditory agnosia　50
autonomic neuropathy　162

B

Babinski 徴候　60, 66
Balint 症候群　21
ballism　63
Balo 病（Balo 同心円硬化症）　141
Barré 徴候　62
BBB（血液脳関門）　12, 16
Becker 型筋ジストロフィー　145
Becker 病　147
Behçet 病　99
Bell 現象　55
Bell 麻痺　55, 163
Benedikt 症候群　23
Bergmann glia　25
Betz 巨細胞　19

Bickerstaff 脳幹脳炎　156
Binswanger 病　89
blink reflex　163
blood-brain barrier（BBB）　12, 16
blood-cerebrospinal fluid barrier
　　　　　12
blood-nerve barrier（BNB）　17
border-zone infarct　80
Braak　128
　　Lewy 小体の進展ステージ分類
　　　　　114, 128
　　NFT のステージ分類　128
　　老人斑のステージ分類　128
Bragard 徴候　164
branch atheromatous disease
　（BAD）　83
Brissaud 徴候（反射）　61
Broca 失語　47
Broca 野　口絵 17, 20
Broca 領域　口絵 17
Brown-Séquard 症候群　69
Brudzinski 徴候　96
Bruns 眼振　55
BSMA　112
bucco-lingual-facial apraxia　49
Buerger 病　169
bulbospinal muscular atrophy
　（BSMA）　112
Bunina 小体　口絵 22
burning pain　162

C

CAA（脳アミロイドアンギオパ
　チー）　128, 159
CADASIL　89
calf cramp　63
camptocormia　66
CARASIL　89
carcinomatous meningitis　98
carcinomatous neuropathy　161
carotid-cavernous fistula　92
carpal tunnel syndrome　164
cavernous malformation　93
CBD　117
central pontine myelinolysis　141
cerebral abscess　104

cerebral autosomal dominant arteriopathy with subcortical infarcts and leukoencephalopathy (CADASIL) 89
cerebral autosomal recessive arteriopathy with subcortical infarcts and leukoencephalopathy (CARASIL) 89
cerebral embolism 80
cerebral hemorrhage 87
cerebral infarction 80
cerebrospinal fluid(CSF) 17
cervical line 36
Chaddock 反射 60
CHADS₂ スコア 82
Charcot-Marie-Tooth 病(CMT) 口絵 10, 157
Charcot 関節 99
Chiari I 型奇形 71
chorea 63
chronic inflammatory demyelinating polyneuropathy (CIDP) 156
chronic progressive external ophthalmoplegia 148
chronic subdural hematoma 92
Churg-Strauss 症候群 162, 169
CIDP 156
Claude 症候群 23
cluster headache 132
CMT3 158
Collet-Sicard 症候群 59
common peroneal nerve palsy 166
compression neuropathy 164
concentric sclerosis 141
congenital muscular dystrophy 146
congenital myotonia 147
convergence palsy 55
corectopia 53
corticobasal degeneration(CBD) 117
cramp 149
Creutzfeldt-Jakob 病(CJD) 105, 135
crocodile tears syndrome 57
crossed cerebellar diaschisis (交叉性遠隔性小脳機能障害) 16
Crow-Fukase 症候群(POEMS 症候群) 162
CSF 17
CT 検査の禁忌 173

cubital tunnel syndrome 165
Cushing 現象 18
cysticercosis 104
Czermak-Hering 頸動脈洞圧迫試験 77

D

D-ペニシラミン(中毒) 172
Dawson's finger 139
declarative memory 50
Dejerine 症候群(延髄内側症候群) 25
Dejerine-Roussy 症候群 22
Dejerine-Sottas 病(CMT3) 158
delayed neuronal death 167
dementia with Lewy bodies 128
dentato-rubro-pallido-luysian atrophy(DRPLA) 121
dermatomyositis 143
Devic 病 140
diabetic chorea 121
diabetic neuropathy 158
diagonistic apraxia 49
diaschisis 16
distal myopathy 145
divergence palsy 55
dizziness 58
DLB 128
doll's eye phenomenon 54
double simultaneous stimulation 68
dressing apraxia 49
DRPLA(歯状核赤核淡蒼球ルイ体萎縮症) 123
Duchenne 型筋ジストロフィー 口絵 50, 144
Duret 出血 18
dysarthria-clumsy hand syndrome 24, 82
dyskinesia 63
dystonia 63
dystrophin 免疫染色 口絵 16, 口絵 50, 43

E

Edinger-Westphal 核 27
elbow flexion test 165
Encephalitis 100
episodic ataxia(反復発作性失調症) 124
excitatory amino acid transporter 2 (EAAT2) 15

executive dysfunction 51
eye of the tiger 徴候 119

F

Fabry 病 95
facial palsy 163
facio-scapulo-humeral 型 146
familial amyloid polyneuropathy (FAP) 158
familial amyotrophic lateral sclerosis(FALS) 112
familial Parkinson 病 116
familial spastic paraplegia(FSP) 123
fasciculation 62
fibromuscular dysplasia 93
finger-to-nose test 75
Fisher 症候群 156
Flip 徴候 164
florid plaque 口絵 21
flutter-like oscillation 55
Foster-Kennedy 症候群 59
Foville 症候群 23, 24
Friedreich 足 66
Friedreich 失調症 123
Froment 徴候 165
frontotemporal dementia(FTD) 129
with parkinsonism linked to chromosome 17 130
frontotemporal lobar degeneration (FTLD) 108, 129
FTD 129
FTDP-17 130
fungal meningitis 98

G

Garcin 症候群 59
general paresis 99
Gennari 線条 19
Gerstmann 症候群 20
Gerstmann-Sträussler-Scheinker 症候群 106
Glasgow Coma Scale(GCS) 46
glossopharyngeal neuralgia 164
glutamate transporter 1(GLT-1) 15
Gradenigo 症候群 59
graphesthesia 68
Guillain-Barré 症候群(GBS) 154
　Bickerstaff 脳幹脳炎 156
　Fisher 症候群 156

咽頭頸部上腕型　156
急性汎自律神経異常症　156
軸索型　155
脱髄型　154
Guillain-Mollaret triangle　55

H

Hallervorden-Spatz 病　119
HAM　105
HAM/TSP　105
hand pronation test　75
hand pronation-supination test　75
Hashimoto encephalopathy　169
heading disorientation　50
heart rate variability(HRV)　77
hemiasomatognosia　50
hemifacial spasm　63, 163
hemispatial neglect　50
herpes simplex encephalitis　101
Hoffmann 症候群　149
Hoffmann 反射　60
Holmes 型遺伝性失調症　122
Hoover 徴候　65
Horner 症候群　41, 53, 118
　交代性　118
human T-lymphotropic virus type I associated myelopathy(HAM)　105
　tropical spastic paraparesis (HAM/TSP)　105
humming bird sign　116
Hunt and Kosnik(重症度分類)　91
Huntington 病　120
hyperpathia　22, 68, 72
hypertensive encephalopathy　90
hypertrophic pachymeningitis　104
hypoglycemia　167
hypokalemic myopathy　149
hypoxic encephalopathy　167

I

ice test(cold test)　152
inclusion body myositis　143
influenzal encephalitis　100
ischialgia　164

J

Jackson 症候群　59
Jacksonian epilepsy(ジャクソンてんかん)　19

Jacoby 線　17
Jacod 症候群　59
Japan Coma Scale(JCS)　46
Japanese B encephalitis　100
jolt accentuation　96

K

Kayser-Fleischer 角膜輪　119
KCl 製剤(禁忌)　173
Kearns-Sayre 症候群(KSS)　148
Kemp テスト　74
Kennedy-Alter-Sung 症候群　112
Kernig 徴候　74, 96
Kernohan 圧痕　18
kinky-hair disease　119
Klüver-Bucy 症候群　20
knee-bending test　76
knee-tapping test　75
Kocher-Debre-Semelaigne 症候群　149
Korsakoff 症候群　161
Krabbe 病　口絵 45, 142
Kuru　105

L

L-dopa(レボドパ)　115
lacunar infarction　82
Lambert-Eaton 症候群　150, 152
laminar necrosis　85
Lasègue 徴候　74, 164
late cortical cerebellar atrophy (LCCA)　122
Leigh 脳症　148
Levine-Critchley 症候群　120
Lewy 小体　口絵 28, 口絵 29
Lewy 小体型認知症(DLB)　128
limb-girdle muscular dystrophy (LGMD)　145
limbic encephalitis　101
line drawing test　75
locked-in syndrome　23, 46
Lrp4-MG　151
Lyme disease　99

M

Machado-Joseph 病　122
macrographia　75
malignant syndrome　116
Mann-Wernicke 肢位　66
MAO-B(モノアミン酸化酵素阻害薬)　115

MAO-B 阻害薬との併用(禁忌)　173
Marie-Foix の手技　61
Mariotte の盲点　52
MCI(軽度認知障害)　126
medial longitudinal fasciculus syndrome(MLF 症候群)　23, 138
MELAS　148
memory disorders　50
Ménière 病　57
meningitis　96
meningovascular syphilis　99
Menkes 病(kinky-hair disease)　119
meralgia paresthetica　73
MERRF　148
metabolic neuropathy　158
metachromatic leukodystrophy　141
MGFA 重症度分類　150
MIBG 心筋シンチグラフィー　77
migraine　132
mild cognitive impairment(MCI)　126
Millard-Gubler 症候群　24
Mingazzini 試験　62
Mini-Mental State Examination (MMSE)　47
minipolymyoclonus　117
mitochondrial disorders　147
mitochondrial encephalomyopathy　148
mitochondrial encephalopathy, lactic acidosis and stroke-like episode(MELAS)　148
MLF 症候群(内側縦束症候群)　23, 138
MMSE　47
Mollaret 髄膜炎　99
mononeuropathy　163
Morley 試験　166
motor neuron disease(MND)　108, 129
moving toe　63
moyamoya disease　93
MRI 検査の禁忌　173
MS　138
MSA-C　118
MSA-P　118
multifocal motor neuropathy　157
multiple sclerosis(MS)　138
multiple system atrophy(MSA)　117, 121
muscular dystrophy　144

MuSK 抗体陽性　151
myasthenia gravis(MG)　150
myasthenic crisis　152
myelitis　104
myoclonus　63
myoclonus epilepsy associated with ragged red fibers(MERRF)　148
myokymia　63
myorhythmia　63
myotonic dystrophy　146

N

n-ヘキサン(中毒)　171
narcolepsy　133
Nasu-Hakola disease(那須-ハコラ病)　131
neuralgia　163
neuralgic amyotrophy　164
neurofibrillary tangle(NFT)　127
neuromyelitis optica(NMO)　139
neurosyphilis　99
Nissl 小体　14
NMO　139
normal pressure hydrocephalus(NPH)　131

O

ocular bobbing　56
ocular dipping　56
ocular dysmetria　56
olivopontocerebellar atrophy(OPCA)　117, 118
one-and-a-half syndrome　23, 54
onion bulb formation　口絵10, 39, 157
Onufrowicz 核　34
OSMS(opticospinal multiple sclerosis)　140

P

painful tonic seizure　64
pantothenate kinase-associated neurodegeneration(PKAN)　119
Papez circuit　22, 125
paraneoplastic limbic encephalitis(PLE)　101
paraneoplastic neurological syndrome(PNS)　101
Parinaud 症候群　23, 54
Parkinsonian syndrome　116
Parkinson 症候群　116

Parkinson 病　113
　α-synuclein 陽性 Lewy 小体　口絵29, 114
　4 大症状　114
　中脳の肉眼像　口絵27, 114
　ユビキチン陽性 Lewy 小体　口絵29, 114
Parkinson 歩行　65
past-pointing test　75
Patrick 徴候　74
PBP　108
penumbra　85
periodic paralysis　148
Phalen 徴候　164, 165
pharyngeal-cervical-brachial weakness　156
photo-convulsive response　135
photo-myoclonic response　135
pia mater　12
Pick 病　129
　Pick 嗜銀球　口絵42, 130
pinch-press discrimination　68
Pittsburgh compound B(11C-PiB)　127
PKAN(パントテン酸キナーゼ関連神経変性症)　119
PLS　108
PML　103
POEMS 症候群　162
polymyalgia rheumatica　169
polymyositis　143
porphyria　170
posterior reversible encephalopathy syndrome(PRES)　167
post-polio syndrome　105
precentral knob　19
primary lateral sclerosis(PLS)　108
prion disease　105
procalcitonin　97
procedural memory　50
progressive bulbar palsy(PBP)　108
progressive multifocal leukoencephalopathy(PML)　103
progressive non-fluent aphasia(PNFA)　129
progressive supranuclear palsy(PSP)　116
propriospinal myoclonus　64
prosopagnosia　50
proximal myotonic myopathy　147

pseudolaminar necrosis　85
PSP　116
　corticobasal syndrome　117
　parkinsonism　117
　progressive non-fluent aphasia　117
　pure akinesia with gait freezing　117
　with cerebellar ataxia　117
pure agraphia　49
pure motor hemiplegia　82
pure sensory stroke　82
purulent meningitis　97

Q

Queckenstedt 試験　17
Quincke 針　18

R

rabbit syndrome　63
rabies　100
radial nerve palsy　166
Raeder 症候群　56, 59
ragged red fiber　148
Ramsay Hunt 症候群　59, 163
REM sleep behavior disorder　114
restless legs syndrome　63, 121
reversible cerebral vasoconstriction syndrome(RCVS)　87
reversible posterior leukoencephalopathy syndrome(RPLS)　167
REZ　29
Richardson 症候群　117
Rinne 試験　57
Romberg 徴候　71
root entry zone　29
root exit zone　29
round body　口絵23, 111

S

sacral sparing　71
sarcoidosis　167
Schmidt 症候群　59
sciatica　164
semantic aphasia　47, 129
senile plaque　127
sensorimotor neuropathy　162
shin-tapping test　75
Shy-Drager 症候群　118

sinus thrombosis　94
Sjögren 症候群　168, 171
skein-like inclusions　口絵 25
skin writing test　68
sleep behavior disorder　114
slow virus infection　103
SMA　112
small fiber neuropathy　162, 168
SMON　163
snout reflex　60
Sonoo（園生）abductor sign　66
spasm　149
spectacular shrinking deficit（SSD）　82
spinal arteriovenous fistula　95
spinal automatism　64
spinal muscular atrophy（SMA）　112
spinal myoclonus　64
spinal progressive muscular atrophy　108
spinal segmental myoclonus　64
spinal shock　69
spinocerebellar degeneration　121
split hand　109
SPMA　108
sporadic ALS　108
Sprotte 針　18
square wave jerk　55
SSPE　103
standard needle　18
Steinert 病　146
stereognosis　68
steroid myopahty　149
Stewart-Holmes 徴候　75
stiff person 症候群　102
stretch reflex　35
striatonigral degeneration（SND）　117, 118
subacute myelo-optico-neuropathy（SMON）　163
subacute sclerosing panencephalitis（SSPE）　103
subacute sensory neuronopathy　162

subarachnoid hemorrhage　90
subclavian steal syndrome　95
susceptibility-weighted imaging（SWI）　93
Sydenham 舞踏病　120
systemic lupus erythematosus（SLE）　167

T

tabes dorsalis　99
tactile agnosia　50
tandem gait　75
TDP-43 プロテノパチー　112
TDP-43 陽性　口絵 24, 口絵 43
Tensilon 試験　150
tension type headache　132
thalamic aphasia　49
Thomsen（トムゼン）病　147
thoracic outlet syndrome　166
TIA　86
Tinel 徴候　164
Todd paralysis　134
Tolosa-Hunt 症候群　59
toxoplasmosis　100
tPA（禁忌）　173
Trömner 反射　60
transient ischemic attack（TIA）　86
trigeminal neuralgia　163
tropical spastic paraparesis（TSP）　105
tuberculous meningitis　98
tufted astrocyte　口絵 31
two-point discrimination　68

U

ubiquitin　口絵 29
Uhtoff 徴候　138
uremic neuropathy　160

V

Valleix の圧痛点　73

Valsalva 試験　77
variant CJD　106
vasculitis syndrome　169
Vernet 症候群　59
vertigo　57
vestibulo-ocular reflex　54
Villaret 症候群　59
viral meningitis　97
visual agnosia　50
visual constructive disturbance　49
vitamin B deficiency neuropathy　160
voltage-gated potassium channel　102
VSRAD　127

W

Wadsworth テスト　165
Wallenberg 症候群　24, 25, 72
Waller 変性　16
Wartenberg 反射　60
watershed infarct　80
Weber 試験　57
Weber 症候群　23
Wegener 肉芽腫　169
Wernicke 失語　20, 47
Wernicke 脳症　160, 161
Wernicke-Korsakoff 症候群　22, 125
West 症候群　135, 136
West Nile encephalitis　100
Willis 動脈輪　81
　定義　13
Wilson 病　63, 119

X・Y

X 連鎖優性遺伝　51
X 連鎖劣性遺伝　51
Yakovlev circuit　125